サムライメソッドやわらぎ

めざめよカラダ！ "骨絡調整術"

平直行
Naoyuki Taira

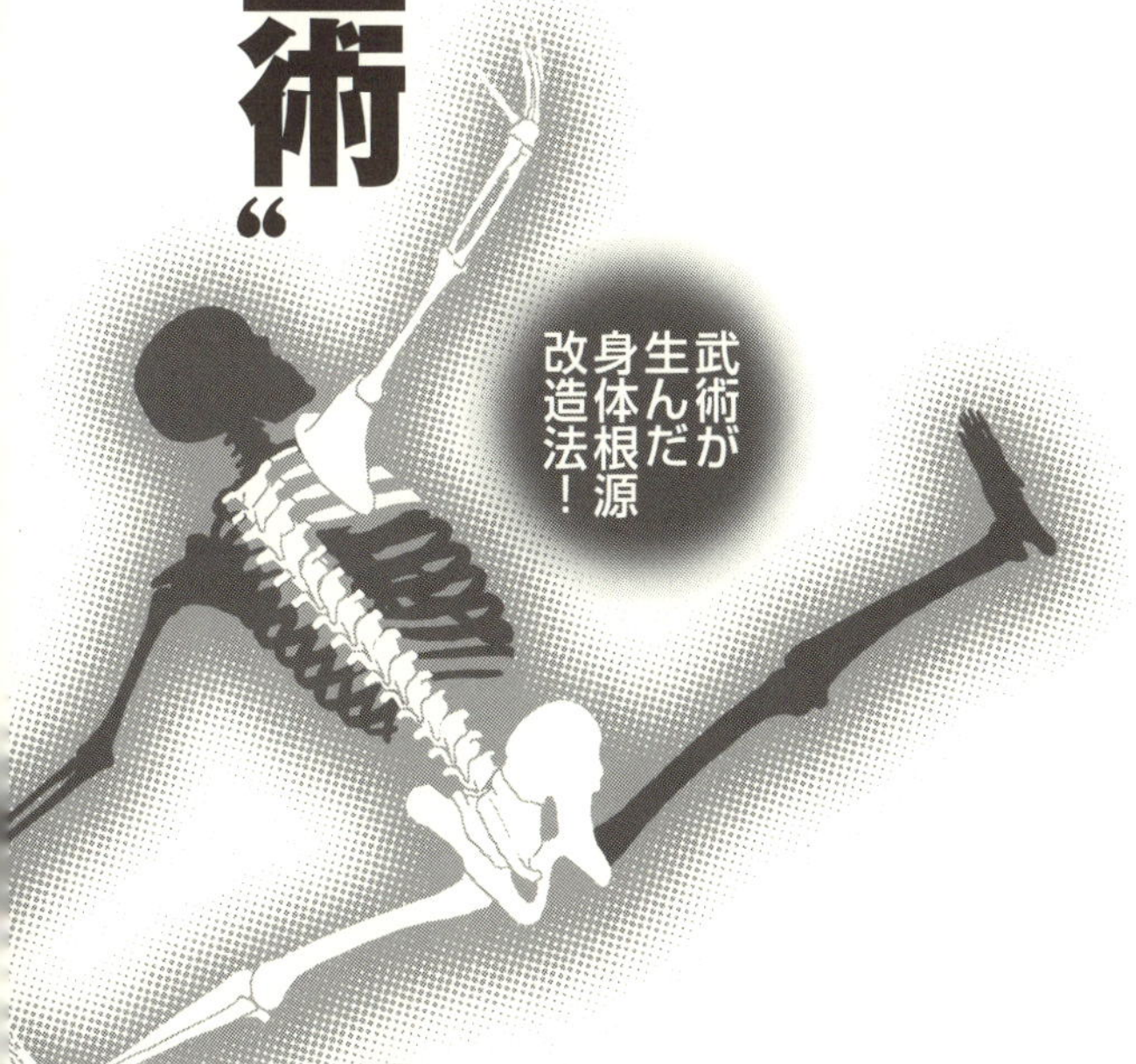

骨を連動させて、体の深部を動かす秘術

BAB JAPAN

はじめに

○不思議な導き

私がプロレスラーを目指して仙台から上京した春に旧UWFが旗揚げした。もう30年も前になるのでご存知ない読者も多いかと思うが、それまでの予定調和のプロレスから、格闘技を前面に押し出したこの旧UWFという新団体の流れが後にK―1に繋がり、やがて真剣勝負の格闘技の全盛時代を迎える。その流れのほとんどの現場に私はいた。私以外にそんな選手は知らない。

その後私は施術の世界にも入ることになる。仙台発祥の操体法を学び、やがて伊達藩のお留め武術である柳生心眼流を島津兼治先生から学び始めた。そのどれも自分で考えたのではなく、不思議な導きのような何かが私を呼んでくれたように感じる。どう考えてもそうとしか思えない。体を鍛え始めたのは中学3年生だった。はじめは鍛え方なんか知らない。ただ自分で考えて体を動かし続けた。思い返すとその頃から私はいつも考えていたのだ。人の体はどうやれば効率良く動かせるのかを。

格闘技のプロは過酷な練習と試合を繰り返す。興行のメインを務めたり、格闘技雑誌の表紙になるような選手は過酷に体をいじめ抜く。その結果過酷なプロの世界で上まで上り詰める事ができる。格闘技で上に行くには努力だけでは足りない。普通の人ができないような身体操作ができて、そこに至るために必要な過酷なトレーニングを続け、普通の人なら壊れるような段階を壊れずに進める強い体がなければ格闘技の世界で上には行けない。

はじめに

過酷なプロの試合と練習を続ければ、どんなに強い選手でも故障が増え、やがて体は満身創痍になる。そして限界を迎え選手はプロを引退する。私も引退した理由は体が動かなくなったから。膝の怪我をはじめに、それをかばいながら続けたプロの時間が私の腰や首、……体中をボロボロにした。首はもう回らない。車の運転でバックの車庫入れをする時、首は後ろを振り返れない。首が回らないから全身で後ろを振り向こうとする。腰も背中も膝もどこもかしこも故障だらけになった私は後ろを見るという簡単な人の動きとしての基本を、全身を使ってもできないほどに痛んでいた。トレーニングをやっても体は元に戻らずに、鍛えても痛い箇所は徐々に増えていった。その結果引退を決めた。

引退してから出会った操体法、太氣拳、柳生心眼流と階段を上がるように体の仕組みを理解して実践してきた。少しずつ体が良くなってくる。やり方を変えただけで体は元に戻るのだ。

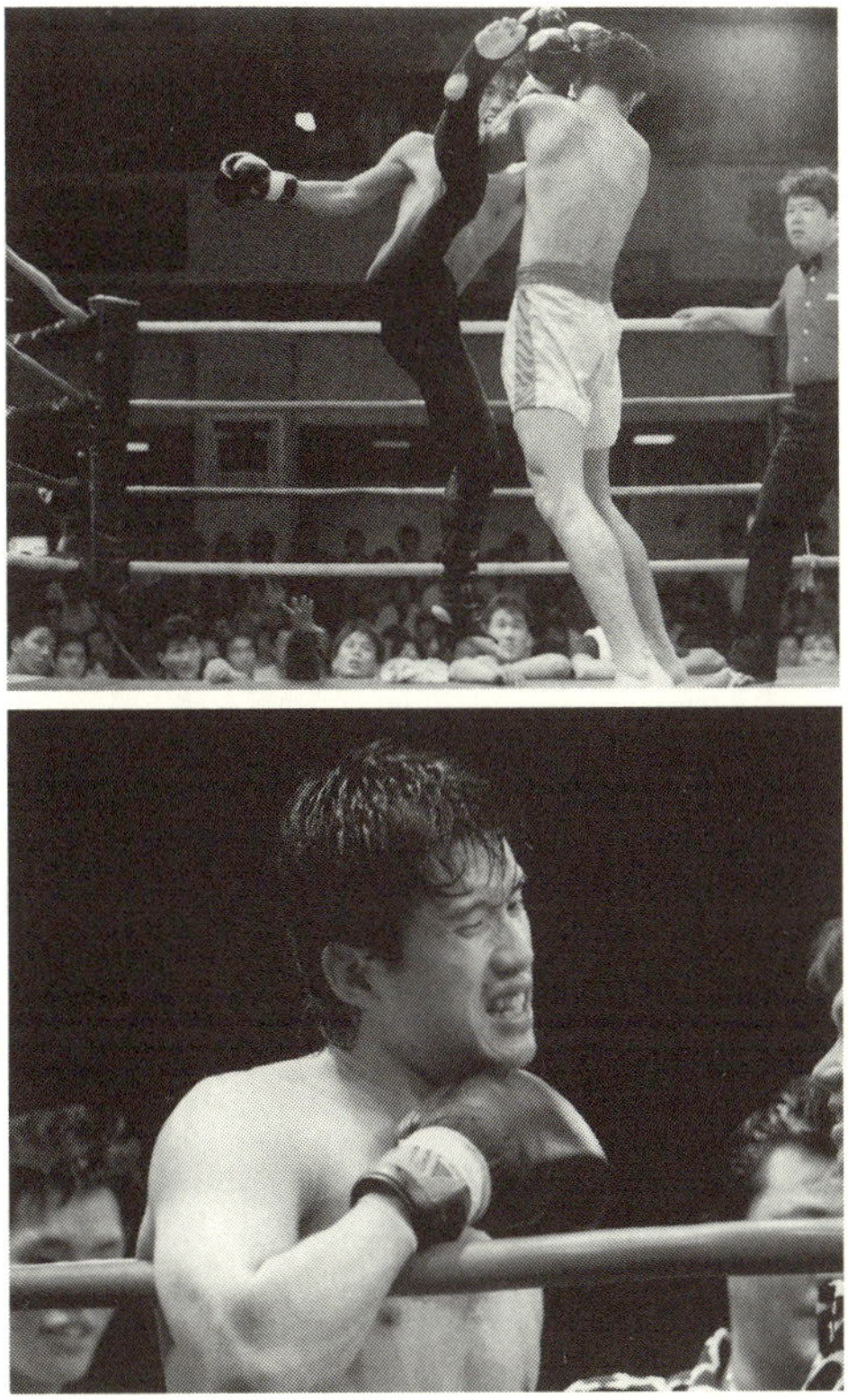

プロのリング（シュート・ボクシング）に昇っていた頃。

一度痛めた体を元に戻すというのは基本的に難しい。それができれば選手は引退しないでも済む。引退してからのご縁と出会いで私はその難しい作業を段階的に進むことができ、どんどん元気になってきた。引退してから何度も試合に誘われたりもした。ほとんどの現役選手が望んでも出場できないような大きな興行にも、引退しているのに誘われたりした。

私は不思議な流れの中にいる。そんな気がしてならない。格闘技のプロとして体をいかに動かすのかをずっと学び考え実践してきた。本当に調子が良い時には、時間が止まる。時間というよりは空間が止まる感覚がある。もちろんいつもそんな事ができた訳ではない。ホンの数回そんな感覚を試合中に感じた事があるのだ。

試合中には、普通は考えながら動く。しかし本当に調子が良い時には不思議な事が起こる。考える前に勝手に体が動く。その後から自分の意識が追いかけるのだ。気がつくと相手は失神している。その時には自分の感覚は全くない。自分は闘う相手と自分をどこか知らない不思議な場所から見ている。こんな作り話のような経験を私はした事がある。

一度壊れた体が元に戻っていったこの時期、ありがたみが人の何倍もわかるような気がした。引退した頃やする前には、寝ても座っても体が変なのだ。首はいつも辛く気分も悪い。首が悪いから背中も変な感じがする。膝も腰も悪いから同じ体勢で長くいられない。寝ても座っても立っていても同じ体勢でいられないしいつも気分が悪い。元々私は体が元気で強い。そこに戻ってゆく嬉しさは言葉で上手く表現できないほどに素晴らしい。

体の調子が良くなり柳生心眼流の奥義を教えて頂けるようになると、また不思議な経験をするようになる。奥義の動きに近くなると、記憶が蘇る。頭ではなく体の記憶とでも言おうか。プロのリングで自分でも不思議な感覚になった不思議な勝ち方をした時と同じ感覚がやってきたのだ。それはあたかも、人間として理想の動き。いや、人間以前、動物としての理想の動き、であるかのような。

柳生心眼流の稽古はきつい。徐々に回復したとはいえその頃は今ほど体の調子はまだ良くない。少し回復した私は引退して年齢も上がってるのに昔のように稽古を繰り返した。そして体がまた動かなくなったのだ。その時私はじっくりと考えた。一度回復して元気な体になってきたのにまた体が辛くなるのは困る。だからと言って柳生心眼流の稽古を休むのは嫌だった。なぜか分からないけど柳生心眼流は私の心を掴んで離さなかった。

そんな時に、時折島津先生が聞かせてくれた話を思い出し実感した。昔の人は今から考えられないほど体が強かったという話。それは普通の人の事。普通の人よりもさらに鍛えて圧倒的な体力と動きを手にしたのが武術家。武術家もはじめは普通の人。普通の人が武術を稽古して武術家になってゆく。しかし、体が昔とでは圧倒的に違っているならば、現代は武術の稽古をする前にやるべき運動があるんじゃないだろうか？

○時代は変わり、生活と体は激変した

ふとこんなことに気が付いた。実は体そのものは昔から変化しておらず、体を動かす環境が変わっただけなのではないかということ。

文明により人の体の動かし方が変わった。便利になった分だけ。逆に体を動かす多様性は退化し体が不便になっている。体を自由自在に動かす環境がないのだから動かしようがない。

動かしていないから動かせないだけで、体そのものは衰えていない。衰えたのは動かす感覚だけなのだ。筋力や持久力だけではない新しい運動が加われば、この問題は解決する。運動の多様化とでも言うのか動かしていない箇所を正しく動かせば人は本来の体に戻ってゆく。本来人は健康なのだ。

人は骨格で体を支え、効率の高い動きをする際には骨格がきちんと動く。化石を見たって、骨格は今と原始の時代とでは変わっていない。外見上、どこが退化しているというところは見当たらない。だから、動かしたことがないから錆付いているに過ぎないのだ。

自分で動かせない骨格は他の人の筋肉（力）で動かすことができる。動かすことがないために固まった関節周辺の硬さは人の力で適切に動かしてやれば再び動き出す。動き出した骨格は、はじめの動きを手伝ってやれば、戻る時には勝手に正しい道筋で戻れるようになる。戻る際に力を込めて動けば正しい道筋の筋力がついて動きがさらに良くなる。これを繰り返すと行きも帰りも正しい道筋で動くようになり、体は元の状態に近い動きができるようになる。

私は筋肉ではなく骨格を指標とした運動を考えた。人は骨格で体を支え充分な動きをする時には骨格が充分に動く。肉でも魚でも骨の周りが美味しい。骨の周りには栄養が集っているような気がする。楽な動きの時には骨格は充分に動かない。厳しい動きをする時には骨格も充分に動く。厳しい動きには良質なエネルギーが必要になる。骨格を充分に動かすと骨の周りの良質なエネルギーが体を流れるのかもしれない。

日本の古流武術は、骨格に重きがおかれていた。そんな武術の方法論を現代に合わせ、現代人に活かせるような形にしたものが「サムライメソッドやわらぎ」であり、骨の繫がりを利用した人体活性法〝骨絡調整術〟だ。

武術は時代に合わせて使い、本質は決して変えてはならない。本質を変えずに実用するには、常に変化する内容が大切になる。

環境は確かに変わった。しかし再び本来の環境で本来の姿の裸で生活をしないと体は元の動きができないのか？　それでは21世紀まで進んだ文明が意味のないことになってしまう。

21世紀の暮らしには21世紀の新しい健康法がより効果を発揮する。時代に合わせて生活が変われば、それに合わせた新しい健康法や運動が産まれる事で21世紀の豊かな暮らしを元気に楽しく過ごせるようになる。

「サムライメソッドやわらぎ」の骨格運動をすると、体がポカポカしてくる。中には肌がすべすべになってくる人もいる。

なぜそんな事が体に起こるのだろうか？

それをぜひ、21世紀の体を持ち、21世紀に生活するあなたが、体験してみていただきたいのだ。

平　直行

2016年3月

推薦のことば

二〇〇八年三月号の『月刊秘伝』特集で、柔術（やわら医学）の特集が組まれた。この時に若い編集者から対談を依頼され、その相手が平直行氏だった。当時の私は現代格闘技には興味が薄く、その名を聞いても判断がつかなかったので、編集者の意向に任せて対談を了承した。当初は四十代の壮年とイメージしていたが、実際に会ってみると爽やかな好青年。なんらのこだわりもなく自然に打ち解け合えて会話が進められた。これを機会に交流が始まると、遠方の千葉県から、数時間もかけて押し掛けてくるようになった。

平直行氏は長く格闘技界で第一線の選手として活躍されてきて、多くの経験を重ねている。そのような格闘技界の猛者に、老人の拙い技法をお見せすることになった。私は知る限りの秘技を尽くして、組み合っては投げ、組み伏せ……、といったことをやったところ、今までに経験したことのない不思議な技だと、心から喜んでくれたようだった。こうした交流を重ねるようになってはや八年の月日が流れ、いつの間にか我が門下生になっていたという、誠に憎めない不思議な好青年（?）なのだ。

平氏は現役を離れてもなお、格闘技に対する追究芯は誰よりも旺盛であったゆえか、その興味は古流柔術にも向かった。古流柔術は江戸時代の武家思想の中で熟成され育まれて、現代思想とは異なる次元へと昇華された先人たちの努力と英知が熟成され、蓄積されている。

柳生心眼流には特異な解剖思想に基づいた殺活術があり、精妙な奥義の力学的原理・原則の秘技がある。祖先は「秘技、秘伝とは決して特殊な曲芸技法ではない。誰でもいつでも簡単に使いこなせる摂理の原理技法である。」とはっきり明言され、巷で言う売名、詐術的なものではないという。それゆえに誤伝を怖れて「門外に盗まれて売名に利用されないように隠しもするが、求める者には拒むことなく、人を選び正しく伝承口伝をする。」と『家継之伝』にある。

我が国の祖先は裸足民族であり、明治時代末には裸足禁止令が出されたくらいであった。先人は素足を巧みに使いこなして、その足裏は異常に肥厚して堅くなり、通常の履物を必要としなかった。そのために現代人が想像する以上に足は強健で、巧みな武術の足捌きが可能だった。

私の父もこうした明治時代の古典歩法を身に付けていたので、私は幼くして見聞し、追従することもできた。だから私は入門当初から歩法を学び始めてもさほど違和感なく吸収でき、自然に親しむことができた。しかし、今や私は、こうした身体文化を最後に見聞した一人になってしまった気がする。

こうした先人の歩法を平氏に見せると、目を輝かせた。靴を履かないと外を歩けない現代と、かつての裸足文化、この差は平氏が「サムライメソッドやわらぎ」を完成させるための大きなヒントになったようだ。ぜひ本書を読んで、実践してみていただきたい。平氏のメソッドは誰にも実感しやすく、工夫されている。そしてそこから、先人が培ってきたものの尊さを知るとともに、現代人が失いかけているものを取り戻していただきたいと願う。

２０１６年３月

柳生心眼流竹翁舎　島津兼治

もくじ

第2章 〝骨格調整術〟とは？

第5章 "骨格調整術" 実践編1 1人で体を覚醒させるメソッド ──身体可動性を高める──125

第6章

【序章】

あなたの体の動いてないトコロ

1　5分で体が柔らかくなる方法⁉

実験をしてみよう。

次ページの写真は、体が固いか柔らかいかの指標的な運動として、誰もがご存知の開脚前屈だ（写真①）。股関節が柔らかければ、上体が床にペタッと付いてしまうくらい倒せてカッコいいが、一般的にはまあ、いきなりやればこんな感じに、上体がなかなか倒れていかない、という人は多いのではないだろうか。これを、もっと倒せるようにしてあげたい。

まず、肩関節を動かしてやる（写真②）。なんだか関係ないように思えるかもしれないが、とりあえず黙って見守っていただきたい。

肩関節が動いてきたら、肩甲骨にそれを繋げ、少しずつ動きを広げていく。

この、繋げて、動きを広げていく、というのにはちょっとしたコツがある。腕を少し捻ってやると肩関節がロックするところがある（写真③）。そのロックした状態で動かしてやると、今度は今まで動いていなかったその奥の肩甲骨が動き始めるのだ。

次に鎖骨に動きを広げていく。

その次は肋骨。

その次には肋骨を通じて背骨を動かしてやる。

ここまで体を繋げて動かせば、次には骨盤が動くようになり、今度は股関節が動くようになってくる（写真④）。

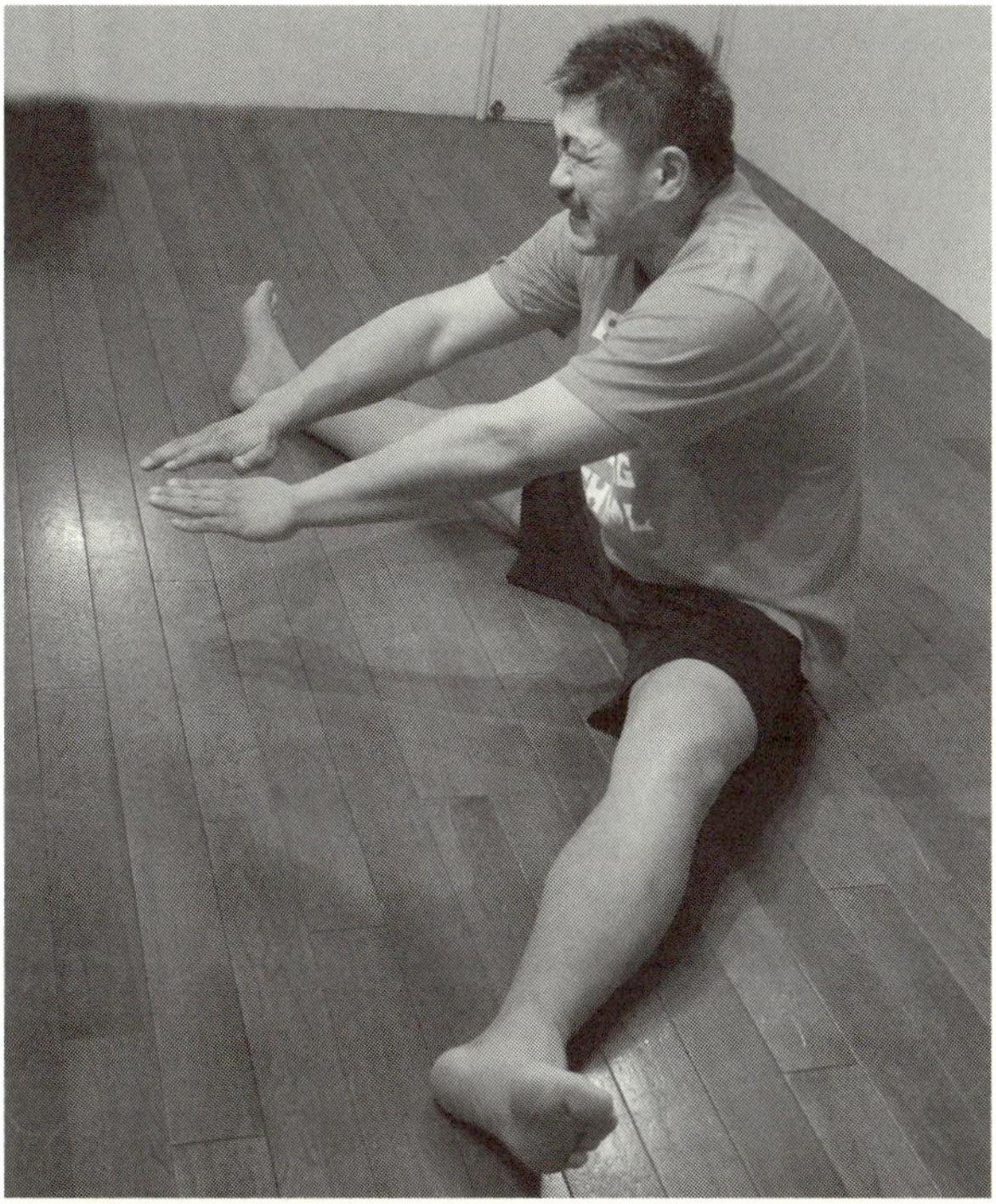

写真①　開脚前屈の初期状態。まあ、いきなりだとこんな風になかなか上体が倒せない、という方が多いのでは？

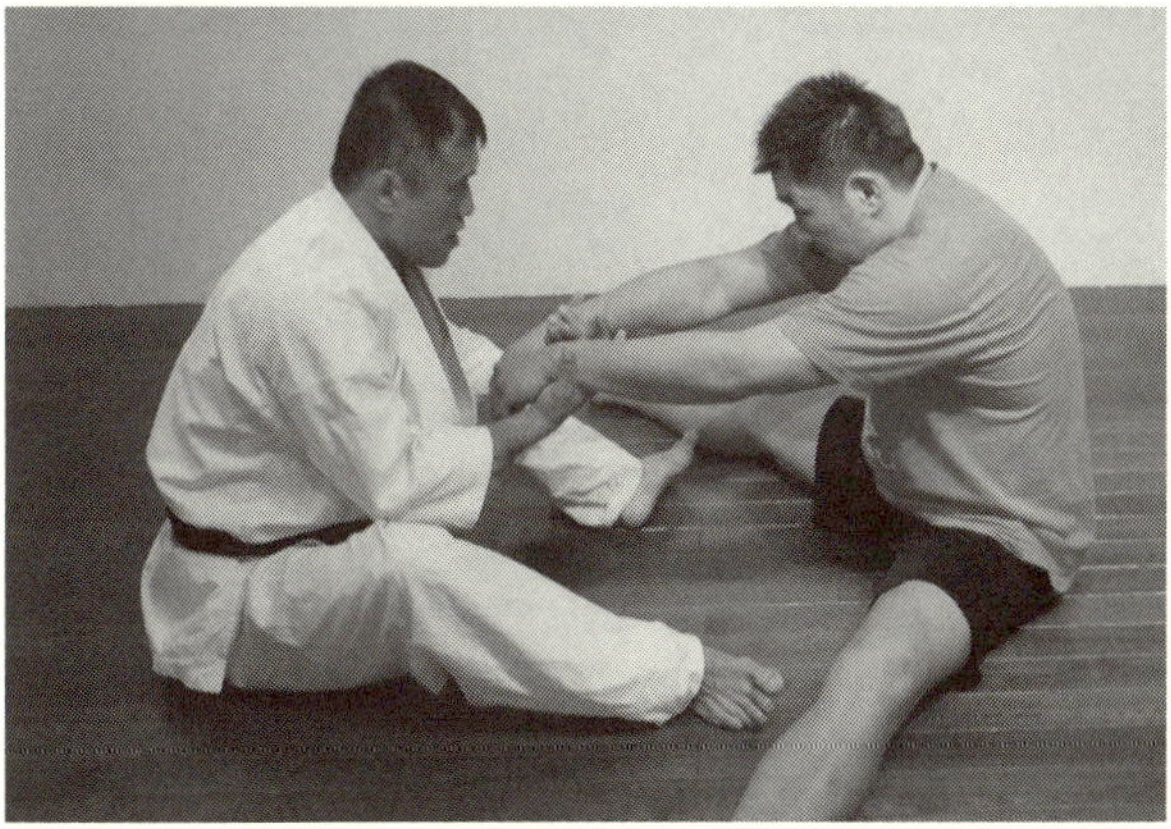

写真②　まずは肩関節を動かしてやる。開脚前屈にはあまり関係ない？

写真③　腕を少し捻って肩関節をロックする。この状態で腕を動かすと、肩関節も連動して動くようになる。

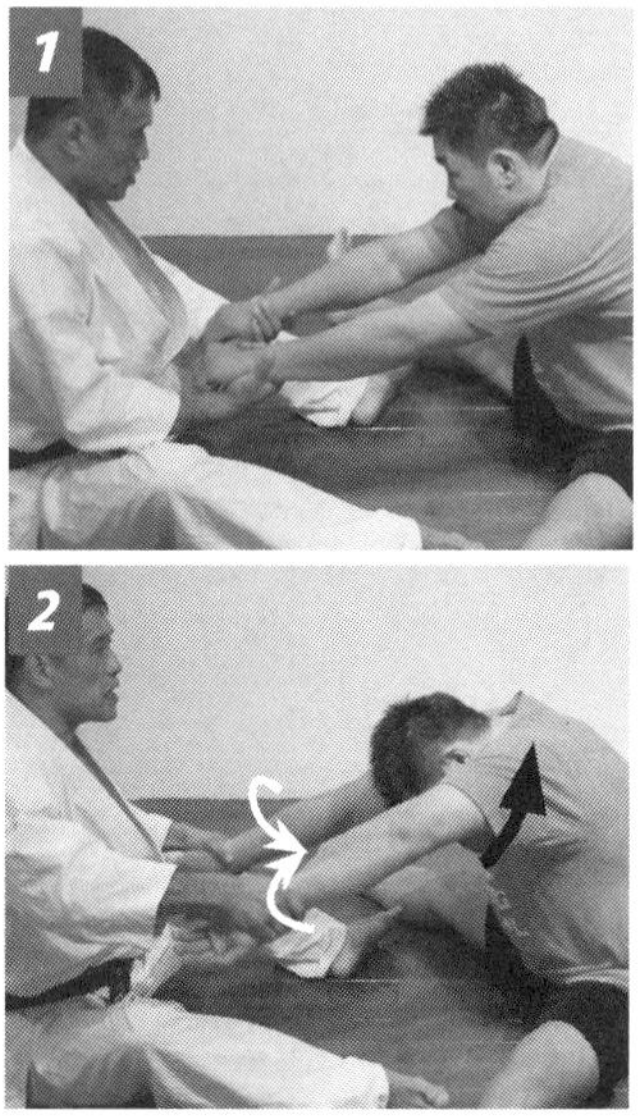

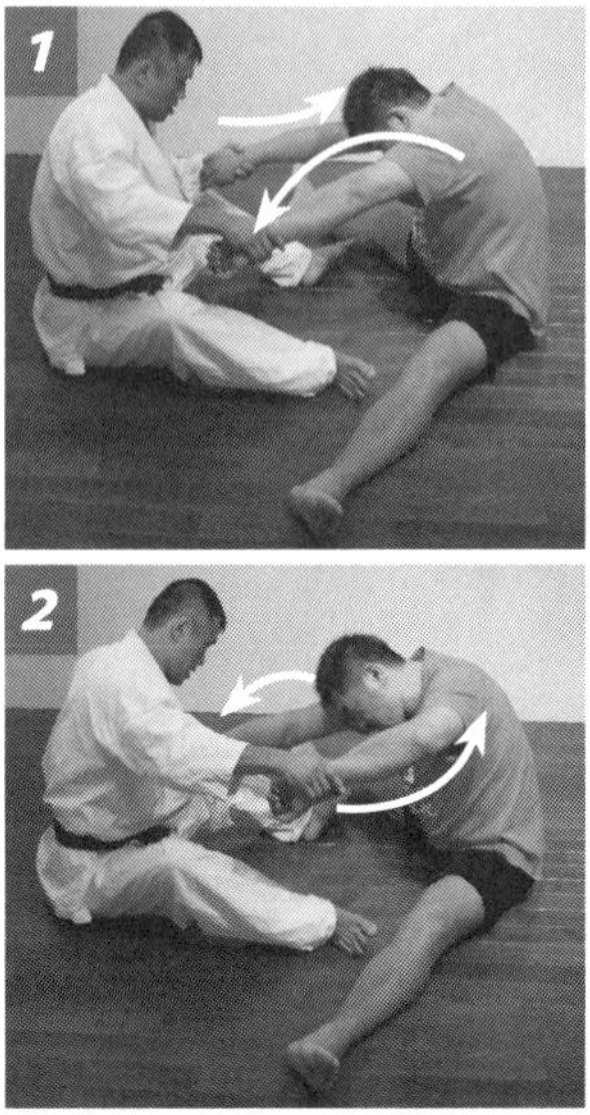

写真④　腕だけだった動きが肩関節～背骨と拡大していき、やがて骨盤・股関節もが動くようになってくる。

写真⑤　一通り動かした後の開脚前屈。無理に前に倒す動きはまったくしなかったにも関わらず、自然に脚が開き上体が前に倒れるようになってきている。

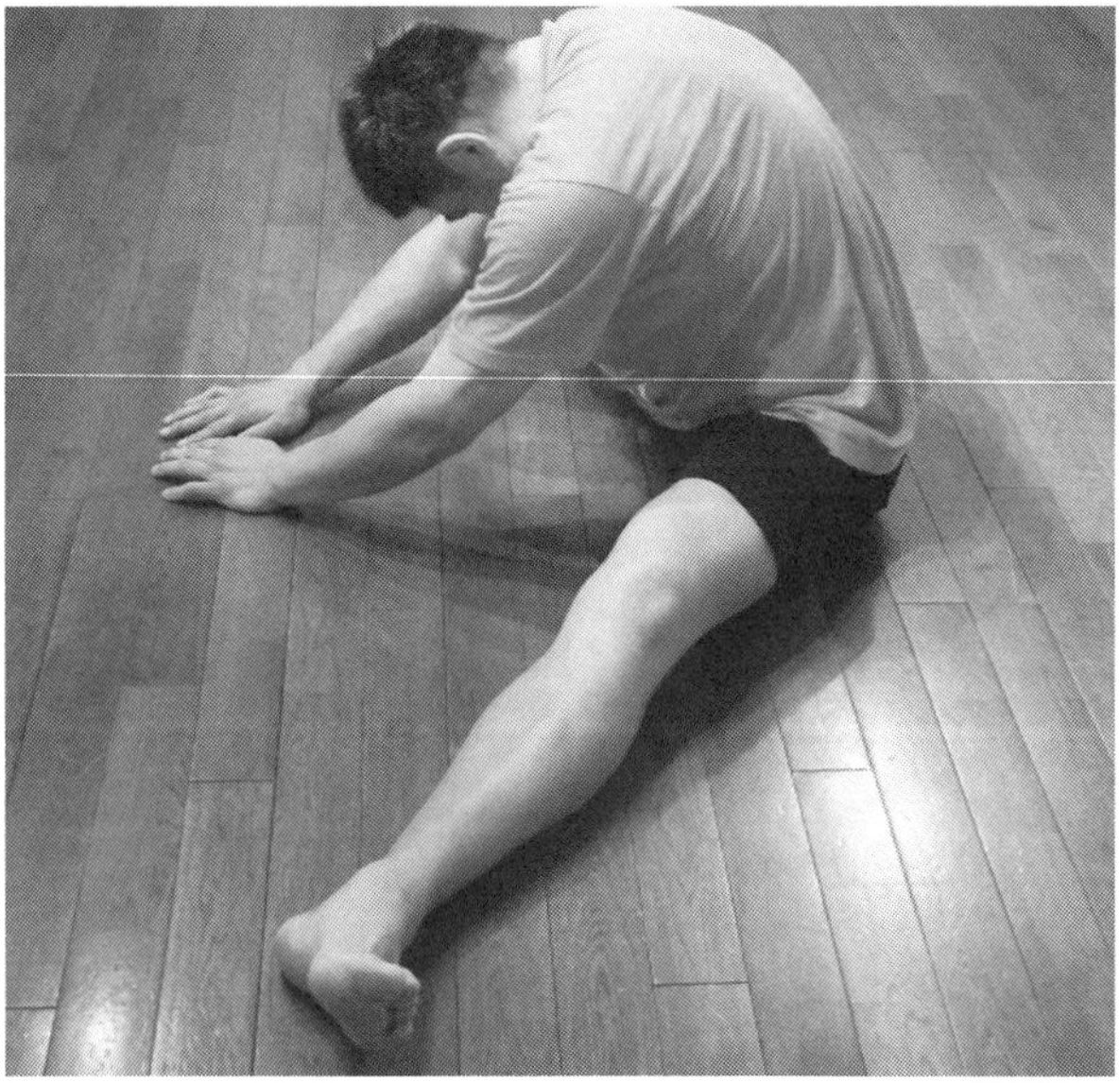

それほど無理に大きく動かそうとする必要はない。大きさよりも繋がりで動いていることの方が目的だ。

さて、こんなものでいい。数分で充分。もう一度開脚前屈をやってみると、さっきよりも大きく脚が開き、上体が倒れるようになっている。

いわゆる〝ストレッチ〟なことはまったくしていない。筋肉に対しては何もしていないのだ。ただ、骨を繋げて動かしただけだ。しかも動かしてやっているのは腕。なんでこんな遠いところから?

実は、体が固いか柔らかいかの概念には、一般に大きな誤解があるのだ。

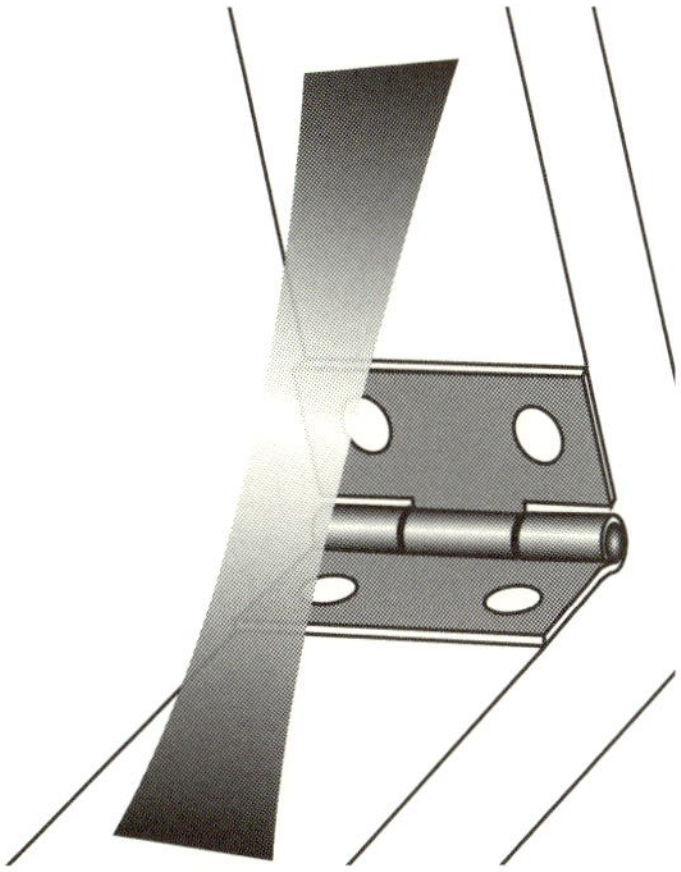

多くの人は、関節とは蝶番《ちょうつがい》のようなもので、それをまたいでいる筋肉がゴムよろしくびよんびよんとよく伸びる人が、体が柔らかい人なのだと考えているのではないかと思う。

しかし今やったように、実は、筋肉自体を無理矢理伸びるようにしたりせずとも、関節が動く度合いは大きく改善されるのだ。

今行なったのは、〝繋げて動かしてやる〟ことによって、今まで動いていなかった部分を動かしてやる、ということ。つまり、体が固いように見せていたのは、密かに、動いていなかった部分があったということなのだ。

現代人は、体を部分的にしか使えないようになってしまっている。人間本来の使い方を忘れてしまっているのだ。しかし、今、眠ってしまっている体の部分を醒まし起こすだけで、全体の動きが格段に違ってくる。

もちろん、筋肉自体の柔軟性にも個人差がある。柔らかい筋肉の人はより大きく動ける、ということもある。しかし、そもそも動かすべき部分が動ける状態にない中で、動ける筋肉だけを無理矢理引っ張り伸ばそうとしてみても限界があるし、そもそも方法論として間違っている。

本書でご紹介する方法は、実に簡単なことだ。

動かすべき部分を動かせるようにしよう。そして人間の本来あるべき身体としてスタートラインに立とう、というだけ。それには、骨を繋げて動かすということ。

それは実は、日本の武術が懸命に追い続けてきたことでもある。

2 武術の達人は本当にいたのか？

伝説ともなっている、さまざまな武術の達人の技は、絵空事だと思われている節がある。しかし、絵空事をわざわざ書き残す必要があるのだろうか？　一人や二人ならそんな風変わりな人物もいたのかもしれない。ところが古今東西、古い武術の記録には現代の常識から考えればまるで作り話や絵空事のような武術の達人の逸話がいくつも残っている。江戸時代の末期から明治の初期にかけて日本にやって来た諸外国の記録にも同じような逸話が残っている。まさか諸外国まで巻き込んでの絵空事の記録を残すことはないだろうし、そんなことは不可能だ。

武術の達人は間違いなくいたのに違いない。それも日本中にいくらでもいたのだ。何しろ普通に暮らす村の力持ちが米俵を6俵を軽々抱えて歩くのだ。明治の初期の写真に記録として残っているのを見たことがある。

日本一ではない、村の力持ちが米俵を6俵抱えて歩く。米俵は1俵60キロある、合計360キロを軽々抱えて歩くことは現代の体を鍛え抜いたスポーツマンでも至難の業だ。

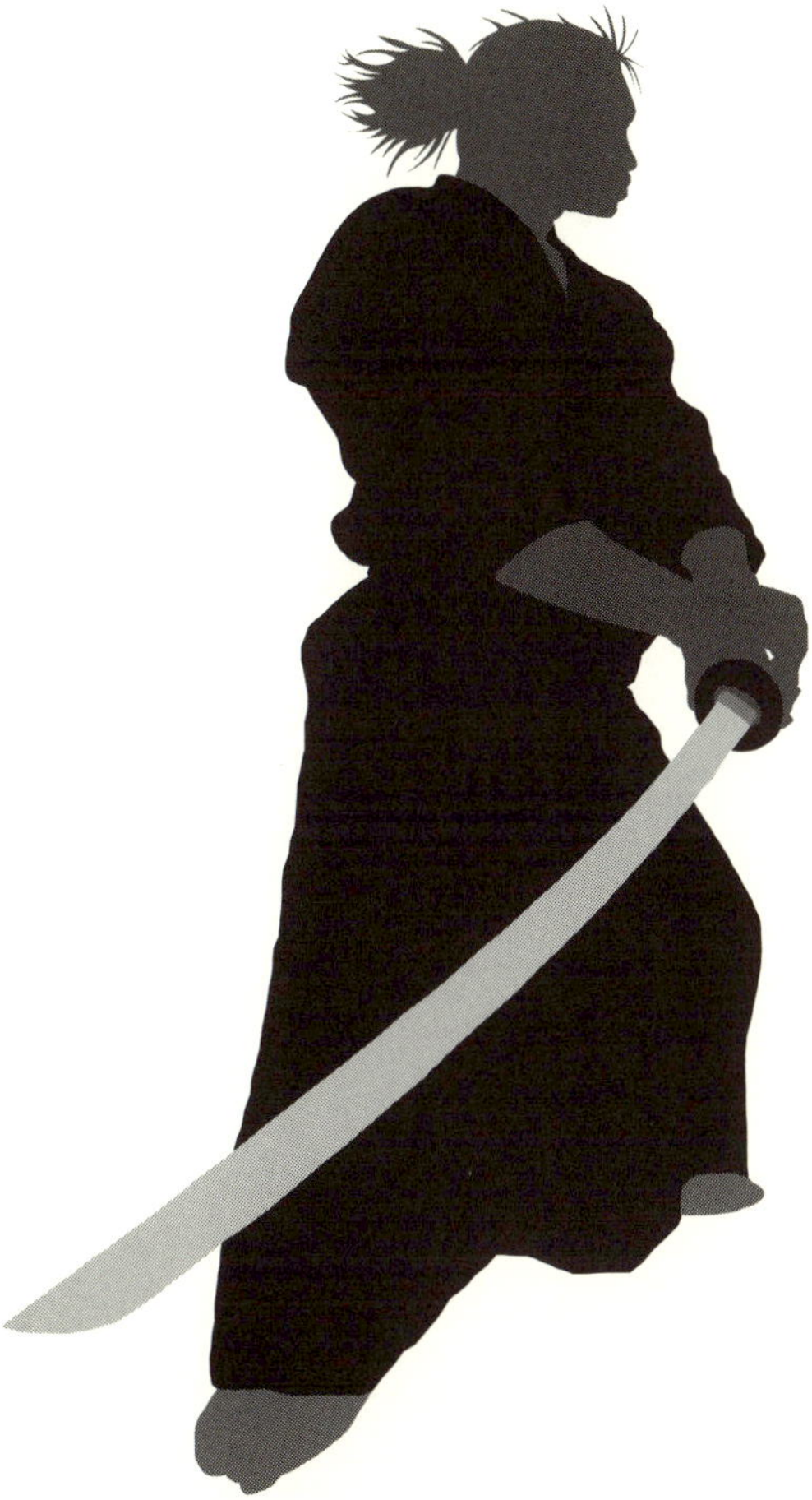

現代は筋肉に主を置いて体を鍛える。体の動かし方も筋肉の動きを主にして考案される。現代の解剖学、スポーツ科学では、米俵6俵抱えられるような、そんな筋力は考えられない。だから武術の達人は絵空事、空想の世界だとも言われる。ところが事実として明治の初期までは現代では想像もできない体力と体の動きができた人たちがいくらでも日本中にいた。一般の人の体力が想像を超えているのだから、それを遥かに凌ぐ稽古を積んだ達人の技は現代から見れば絵空事にしか考えることはできないのが当たり前になっている。現代の解剖図とは全く違った別の解剖図身体理論があれば、全く別の身体理論と身体操作が想像上ではなく現実として起こる。古い時代の日本には現代とは全く異なる解剖図があったのだ。

3 骨の威力

江戸時代までの日本は、21世紀の日本とは全くの異国であった。そう考えてもあまり異論は出ないように思える。何しろ丁髷《ちょんまげ》に着物が日常なのだ。生活様式や風習も全くの異国のようだったのが明治時代より前の日本。そこに全く異国にあるような解剖図があったとしても別段不思議ではない。

古流の柔術の奥義とは〝骨絡《こつらく》〟と呼ばれる、骨格に重きを置いた身体操作。〝骨絡〟とは、骨の繋がりのことだ。米俵6俵は筋肉だけでは支えきれない。人の体も実は筋肉だけでは支えきれない、だから脚を骨折すれば立つことができないのだ。人は骨格で体を支え、テコの力を巧みに使って骨格そのものを動かし、そこに筋肉の力が加わる。これが正しい、効率が高い身体操作になる。

骨格で支えれば米俵6俵を支えきれる。そして支えた骨格を巧みに引力の力を使いながら動かすことで

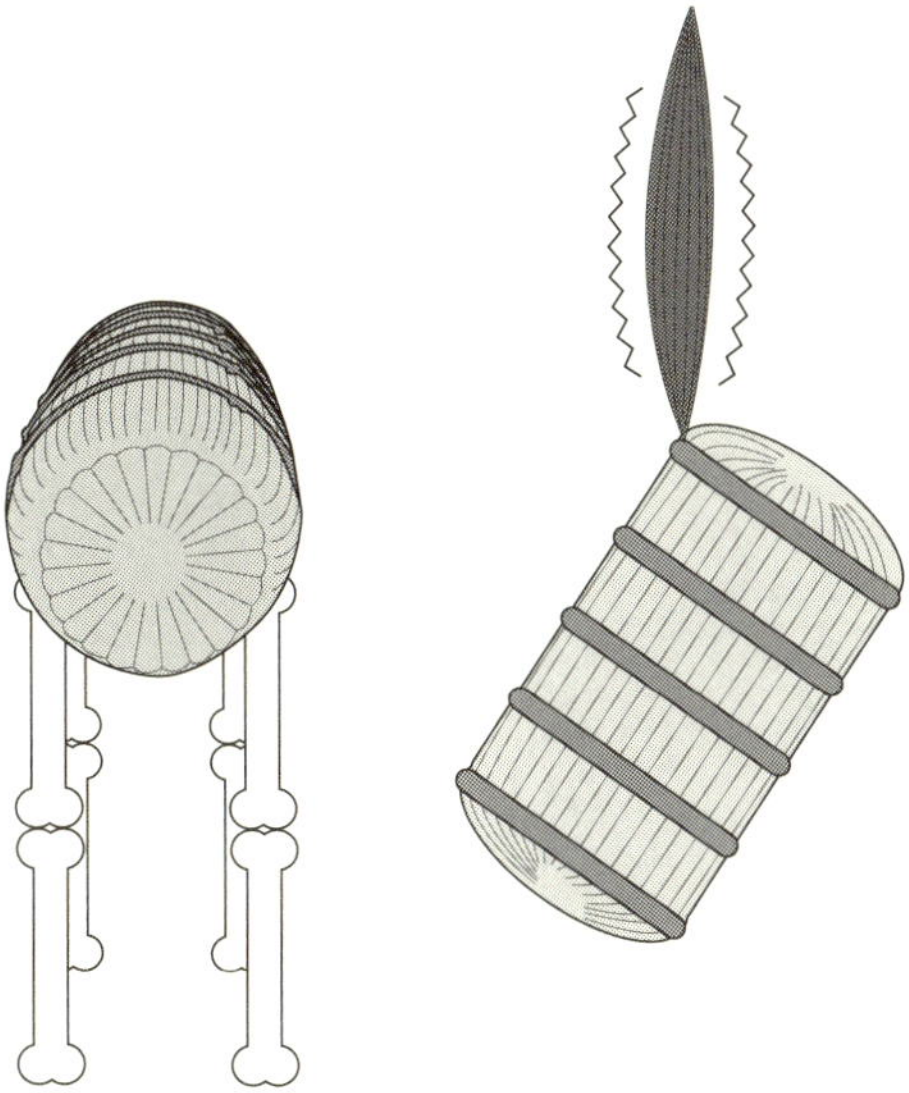

〝骨の繋がり〟は、時に筋肉よりも大きな仕事をする。

米俵6俵を抱えながら歩くこともできる。現象だけみれば驚くかもしれないが、それは筋力に偏った見方が染み付いてしまった現代人だけだ。

現代のトレーニングはいかに筋肉に負荷をかけるのかに工夫のほとんどがある。日常にトレーニングといった概念がなかった時代には、いかに体に負担をかけないで物を動かすかに工夫のすべてがあった。何も日常でわざわざ筋肉に負荷をかけて苦労する必要なぞないのだからそれがごく当たり前の日常の風景だったのに違いない。武術だけでなく長い年月をかけて体を使って日常の作業を営んだ日本人。工夫が好きな日本人がいかに体を上手に動かしたら日常の作業が楽にできるのかに工夫を凝らしたとしても別段不思議ではない。

イギリスに始まった産業革命により、機械化が始まり日常の作業と暮らしが楽になった頃の日本で流行った本がある。「棒手振り」という、当時の日本中にあった、商売のやり方。1本の棒を肩に担ぎ、両端に桶のような物をぶら下げて、そこに商品を入れて売り歩く。産業革命が始まった頃にいかに「棒手振り」を上手に担ぐかのコツを書いた本がベストセラーになったというのだ。

おそらくは日本人は、自分の体をいかに効率良く動かすのかに、長い年月をかけて工夫し重ねた民族なのだ。庶民でも米俵6俵を担いで歩くのだ。同じ時代の武術家の体使いの工夫は、庶民の比ではない。戦国時代という命がけの時代の工夫を経て磨かれた物が武術の基本なのだから。

骨格に関する身体知識と身体操作が古い時代の日本の基本。いかに骨格を動かすのか?

そこに絵空事と思われている武術の術の本質が隠されている。

古い時代の武術には骨格以外に皮絡と筋絡といった3つの解剖学があった。皮膚と筋肉と骨格に関する解剖図が現代の西洋医学と全く異なる物だったからこそ、武術の達人の技は現実に存在したのだ。

4 便利になるほどダメになる?

さて、そんな古流武術のメソッドも、別に凡人がスーパーマンに変身できる魔法のような術、という訳ではない。人類史的にみれば、人間が本来当たり前にできていたができなくなってしまっていること、それを取り戻そうとしただけのことだったのだ。

今、河原などの小石でゴツゴツしたところは、裸足では痛くて歩けないという人が多いだろうと思う。

しかし、そんな動物が他にいるだろうか?

人間も動物のはしくれ。本来裸足である。しかし、履物を履いて歩くようになって、確実に足は変化した。

左の図は人間の足の骨格図である。このように、物凄く複雑に沢山の骨が並んでいる。

本来地球は凸凹でゴツゴツしている。そこを裸足で自由に歩き駆け回るのが原始時代の人類。人間の骨の数はバランスを取るのに極めて適している数になっている。

ゴツゴツした大地を歩くには沢山の骨でバランスを取った方が向いている。原始の地面、地球本来の地面は、ゴツゴツした凸凹になっていた。そこには石もごろごろしているし、植物も生えている。足の骨がたった一つの靴底みたいだったらバランスを取れないですぐに転んでしまう。つまり、本来動くようにできているのに、固めて使っているうちに動かなくなってしまった、それが現代人の足なのだ。

凸凹でゴツゴツした本来の大地を歩くには人間の足裏の骨の数と形の組み合わせが一番適しているから人の足の骨はあの形と数の組み合わせになっている。人は歩く生物なので足の裏と指先が綺麗に動かなけ

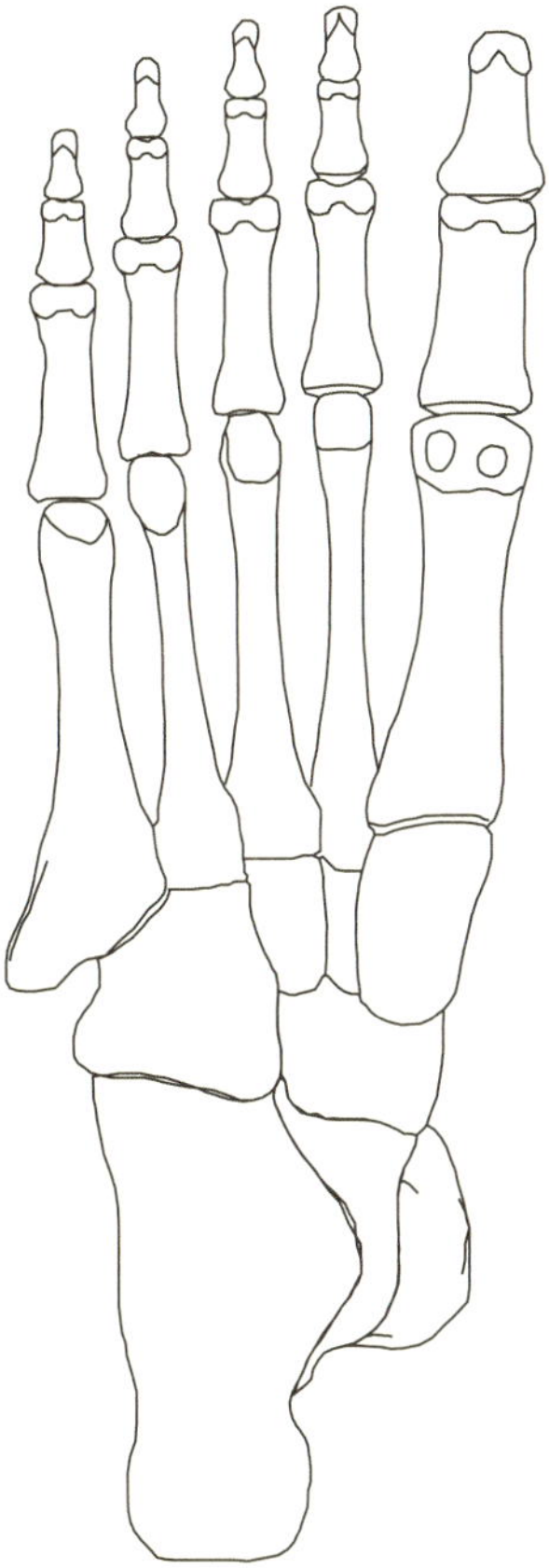

足の骨格（右足を足裏から見たところ）

れば他の関節も動かないようにできている。体の一部が動かなければその影響は他の箇所にも大きく及ぶのだ。

人の体は本来完成されている。人だけでなく、人以外のすべての生命は完成されている。

産まれ育ち生活を営む環境はすべて、その生命に優しく、その環境で最大限に活かされる体を持って、快適に一生を過ごす。最大限とは体のすべてを必要に応じて使うこと。

人以外の生命は腰痛や肩こりに悩んだりするのだろうか？　多分そんな悩みはない。

人は色々と考え工夫をするのが大好きな動物。すべての生命の中で、これだけ色々な人工的に作った物が溢れる空間で生活をする種はいない。生命とは本来の環境で生活をすればそれで一生を健康に快適に暮らせるような体を持って産まれている。人工的な環境で暮らせば、生活は便利になり、その分だけ体は不便になってゆく。

5　環境と生命の関係とは？

魚は水の中で自由に泳げる。魚に産まれたら勝手に泳ぐ。決して練習などしない。

魚は魚として最高の身体能力を持って産まれ、魚として生きれば、勝手に自由自在に泳げるようになる。

魚の産まれた場所には、食べ物がきちんと用意されている。

プランクトンを食べる魚は、生活する周りにきちんとプランクトンがあるし、その他の生物を食する魚の周りには、きちんとその他の生物がいる。必要な数だけお互いの存在があり。食べつくすことも、飢えることもないような不思議な仕組みで地球の環境はできている。

日常を過ごす生活環境は、人類が誕生した環境から激変した。原始時代から想像もつかない程に快適で便利な空間に暮らす。移動手段も人類だけが、自らの体を使わないで移動するといった手段を手にいれた。生まれ育つ環境が変われば、すべての生命は、快適に暮らせない。更なる大きな環境の変化が訪れれば生命の維持に関わる危機にまでなる。人類は完全な姿形で、元々誕生している。完全な姿形を、体の能力を充分に引き出し活かすのは、人類が誕生した空間、環境にしかない。21世紀の便利で快適な環境が、人類の体の可能性を眠らせてしまっている。その誤差を埋める運動は現在まだない。

人類とは本来どんな環境に暮らすのだろう？　原始時代、人類が誕生した環境は想像することが難しい。しかし少なくとも人類が手を加えてきた環境、21世紀の我々が暮らす現在の環境は本来暮らす環境でないことは間違いない。

地球は本来凸凹ゴツゴツした空間になっている。平地もそれほどない。それが地球本来の姿。人が行なった大事業の一つが開拓。遥かな昔から人々は荒れて凸凹した地を平坦で住みやすく快適な環境に変えてきた。

日本の地名には○○坂や○○谷○○山等がいくらでもある。今は平坦になった場所でも元々は坂だったり谷だったり山だったりした名残が地名となって残っている。

地球とは決して平坦な環境ではない。そこに岩もあるし石ころも無数にある。樹木が生い茂り、草や花も数え切れないほど生えている。そこは決して歩きやすい場所ではない。

しかし、人は本来凸凹した荒地でも斜面でも快適に暮らせる。いや、そこで暮らすからこそ、そこで暮らす快適な体になるのだろう。本来の暮らす環境がなくなれば、そこで暮らす快適な体を喪失する。人だけが、環境を便利に変えたことによって、体の快適さを喪失した。

車に例えればオフロード車が本来の人の体の性能であり、走るべき道は凸凹したオフロード。環境を便利に作り変えたから、舗装された道、走りやすいサーキットしか走らないオフロード車になっている。走ったことがないのだから、オフロードはセッティングが合わなくなって走れない。整備されたサーキットなら何となく走れる。サーキットは走れるが、本来はオフロード車なので何となく調子が良くない。これが21世紀に暮らす人々の体の状態。

人の体、それ以外のすべての生命の体は生まれ育つ環境で暮らすことで勝手にセッティングを行なう。生まれ育つ環境で暮らすことで、成長と共にセッティングを行ないながら成長し最高の体にそれぞれがなり生活を営む。

環境を変えることで、この作業を喪失したのが21世紀の人類の体。快適なジムや運動場で運動をしてもセッティングは微妙に合わないままだったりする。

21世紀のトレーニングは車のエンジンの馬力を増やすことにほとんどの知恵を集めてしまっている。しかし本当は、本来の環境で行なっていたセッティングが必要なのではないか?

人間だけがトレーニングを行ない、馬力を増やす運動をわざわざ時間を作ってやる。

人間以外の生命はトレーニングなどしない。時間を作ってトレーニングなどしない。する必要がないからやらないのかもしれない。それでも人間の運動能力に比べて圧倒的な能力を人間以外のすべての生命が持っている。体を鍛えるのは人間だけ。その割に大した運動能力は持っていなかったりする。人間以外の生命から見れば、人間の運動能力など貧弱この上ない。

セッティングの方法を知り行なえば、実は何倍も体の状態が向上する。体の眠っている箇所を覚醒させる必要があるのだ。

6 数千年前の身体革命

ヨガや武術や各種の健康の始まりは紀元前に遡る。数千年も前にすでに人は体の違和感を覚え始めていたのだろう。数千年前の生活環境は21世紀と比較すれば遥かに不便極まりなかったろうが、それでも原始時代に比べれば便利になった環境により、体に違和感を抱いた人々がいたからこういった各種の運動が生まれたのだ。

おそらく数千年前に起こった、体を不便にする環境の変化とは、開拓を行なうことだったのではないか？　日常を過ごす空間から斜面を極端に減らす。たったそれだけでも、体に大きな変化が生じたのではないか？　平坦な場所を歩くのと、斜面を歩くのでは体の使い方そのものに変化が起こる。日常で斜面を歩いたり、時には走ったりする機会が激減すると、体の使い方が変わる。使わなければ、そのうちに眠ってしまうように能力を発揮しなくなる体の箇所が出てくる。

しかし数千年前に、そこに違和感を覚えた人がいた。そんな人々は、体が敏感で身体能力が高かった気がする。周りの他の人々が気が付かないような体に起きた違和感をいち早く感じて、工夫を重ねた。

それがヨガや武術や各種の健康法の始まりだと思う。

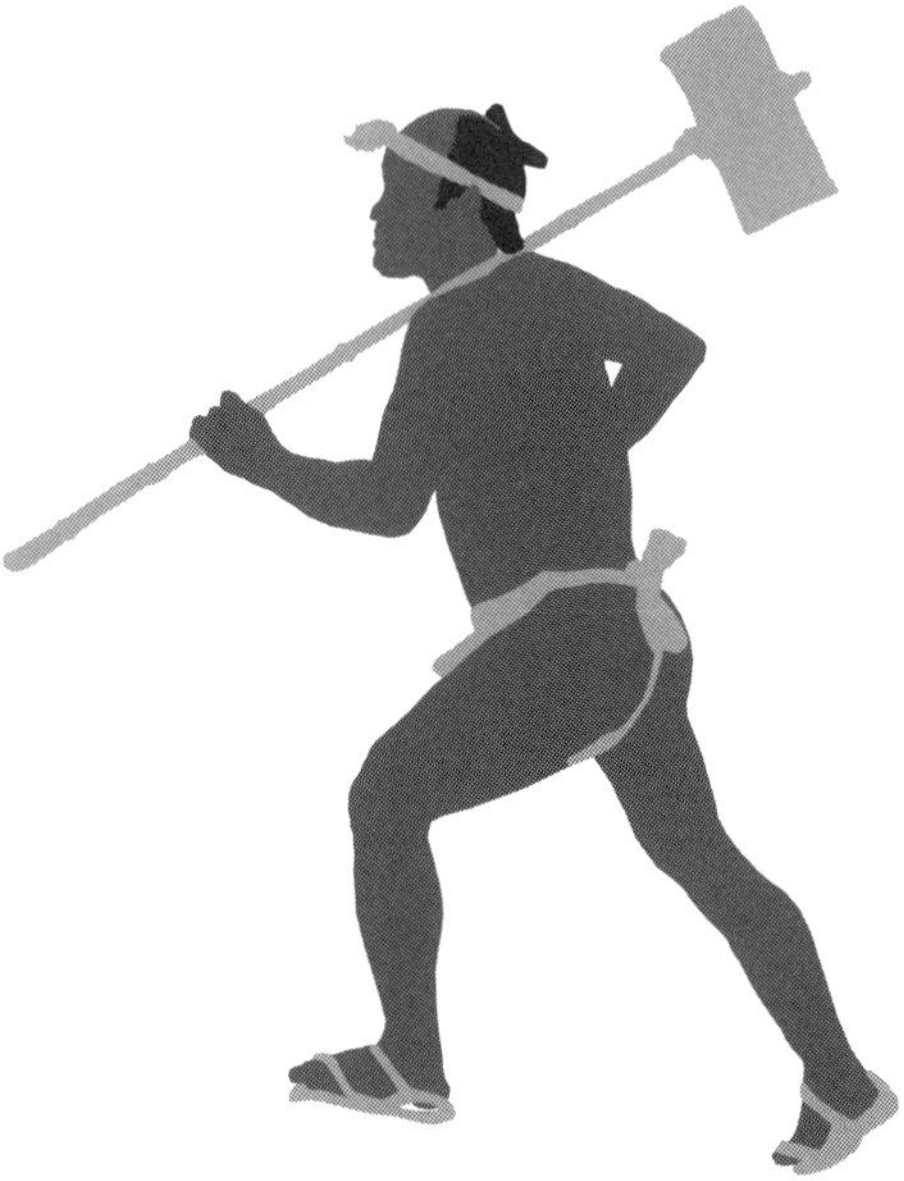

環境が変わり、体に不便を感じたとはいえ、21世紀から考えれば遥かに不便な環境に暮らす当時の人々には、体の違和感と本来の体の動かし方との関係が見つけやすかったような気がする。体そのものも21世紀に比較すれば遥かによく動いたのだから、ヨガのポーズや武術の型や健康運動をすれば、体が勝手に覚醒したような気がする。

それから数千年が経ち、生活を営む環境は更に便利で快適になった。特に自動車を始めとする交通手段が発達してからの急激な環境の変化の中に暮らす21世紀に暮らす人々の体は急激に退化してきている。

江戸時代の人々が簡単に日常でやっていた動きは21世紀には至難の動きになっている。驚異的な身体能力と感覚を江戸時代の人々は誰でも持っていた。誰でも1日40キロを徒歩で移動したのが江戸時代。現代なら苦行になるようなことを御婦人でも普通にできた時代。

原始時代の体から見れば、江戸時代の体はそれでも眠った体でしかない、そこに武術の鍛練を行なうことで体は覚醒し驚異的な運動能力を手にした武術家がたくさんいた。

しかし、始める前の体が、今とは違い過ぎる。体を動かす感覚も動く箇所も違い過ぎる。

数千年前に発見された、環境と体の誤差を埋める知恵は、21世紀にはそのままでは足りない物となってしまった。

今、私は柳生心眼流という日本古来の武術を学んでいる。学ぶ中で、いくつも気付かされることがある。その誤差を埋めるために工夫を凝らしたのが本書でご紹介する「サムライメソッドやわらぎ」の〝骨格調整術〟だ。

実際にやってみると、武術だけでなく一般の人の体を良くする知恵が古流の武術には沢山隠れていた。古流の武術とは活殺という概念を持ち、痛んだ体を自分で治し、その知恵で他人の体も治すことに非常に長けていたのだ。

本書では武術が盛んだった時代の、人々と21世紀の我々の体の違い、その誤差を埋める手法を次の3つに絞って書こうと思う。

1　産まれてから行い、一生続ける呼吸
2　体を支え一緒に動く骨格の繋げ方
3　最も動かす手足の本来の動かし方

この3つの覚醒方法に関して書いていきたい。

まず、現代人で問題なのが、骨を繋げて使えていない、ということだ。それを繋げてやるのが〝骨格調整術〟だ。

脱臼という意味ではないが、多くの人は骨がハマっていない。本章冒頭で行なっていたのは、骨をハメてやることだ。骨がハマっていないと、部分的にしか動かせない。ところがそれをハメてやって、動かしてやると、それまで動いていなかったところが動き出す。開脚前屈があまりいかないのも、動きが上手くいかないのも、身体の調子がよくないのも、すべて、多くの人が体に動かない部分を抱えているせいだったのだ。

人の体には無限の可能性がある。それなのにその可能性を閉ざしたまま、生きる、鍛える……なんて馬鹿らしい。

眠っている可能性を引き出すと、体が喜ぶような気がする。体が喜んでくれれば人は元気に快適に一生を過ごせるのだ。

「サムライメソッドやわらぎ」は、私から皆さんにお渡しするバトンでもある。

たった一人の発見と工夫なんか、大したことはない。

私が学んだ武術は民族の知恵の結晶なのだ。数千年の努力の結晶のバトンを私は受け継いだと思っている。だからそれを、より多くの方に手渡したい。ぜひ読者の皆様にも、21世紀の身体革命に参加して頂きたいのだ。この原理原則に共感される方はぜひ使って工夫をしてみてほしい。そして機会があれば交流できたらと思う。そうやって時間と人が繋がり磨かれた物が武術の知恵だ。だからこそ民族の宝なのだ。

ここから先に進めば、武術の達人の世界にまで届く可能性がある。

どんな達人でも、始まりはただの人だ。健康な体を持ち、良く動く体を手にして、そこから達人への道に進むのが本来の武術の進み方だったように思うのだ。

武術でもスポーツでも、いや、人として生きていくのならどんな道でも、ここを出発点に進んで行ってほしい。そんな願いを込めたのが本書なのだ。

［第1章］

身体機能を上げるには

筋肉よりも骨格！

1 骨格は自然に全部が動く

人の体には多くの骨と関節がある。人は体を骨で支えている。ゆえに、人の動きというものも、当然骨に支えられている。骨格の乱れは体の歪みとなり、歪みは健康に大きく影響を及ぼす。だから、骨格を調整する健康法が世界中にある。

骨格の歪みは正しく動かさないから起こる。環境の変化によって生じた不完全な日常の体の動かし方、それによって生じた動かせない箇所が体に不具合を生み出す。動かし過ぎたから不具合が生じるのではない。動くバランスが狂ったから不具合が生じるのだ。

骨格のバランスは動きが止まった箇所から狂い始める。21世紀の体には、本来動くはずなのに動かない箇所がたくさんある。

人が体を動かす際には、内部でたくさんの骨のそれぞれが動いている。表面の体の動きからは推測しきれないような動き方で内部の骨は動いている。

前腕を動かすには前腕の2本の骨が同時に動く。それらの動きが合成された結果として、前腕の動きが生まれているのだ。前腕骨が1本で間に合うのなら、前腕には1本しか骨がなかったに決まっている。すべての生命の構造には無駄はない。必要だから2本になっているのだ。

私が学んでいる古流武術、柳生心眼流には不思議な技がある。足の指の関節一つをほんの軽く抑えるだけで、全身の動きを封じてしまうのだ。

人間の身体は、誰もが意識している以上にたくさんのパーツの骨から構成されている。前腕は2本の骨から成っており、単純に見える動作の中でも、それぞれが同時に複雑で微妙な動きをなしている。

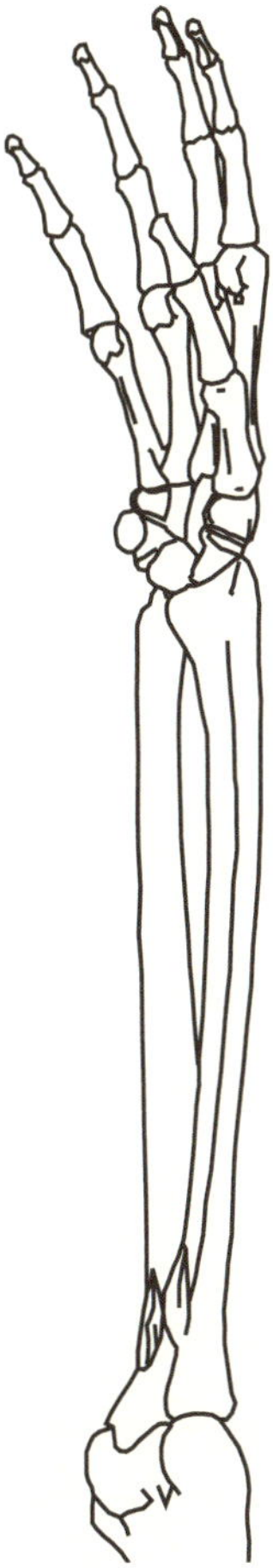

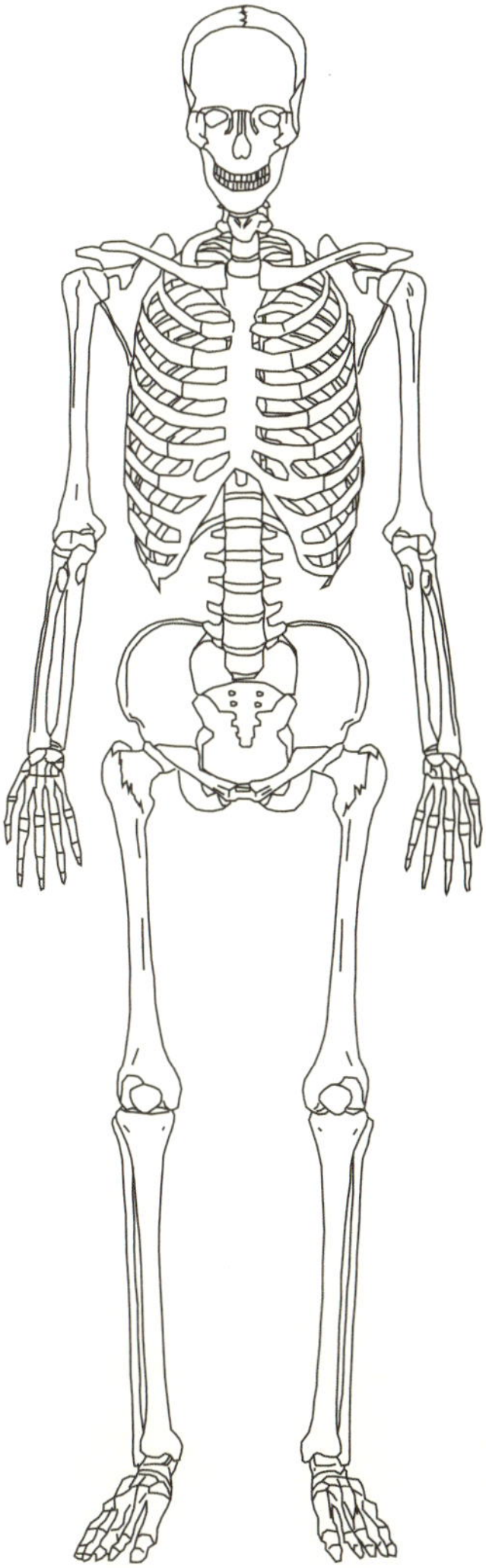

相手は前後に足を開き、肩を押されてもこらえがきく万全の体勢だが……

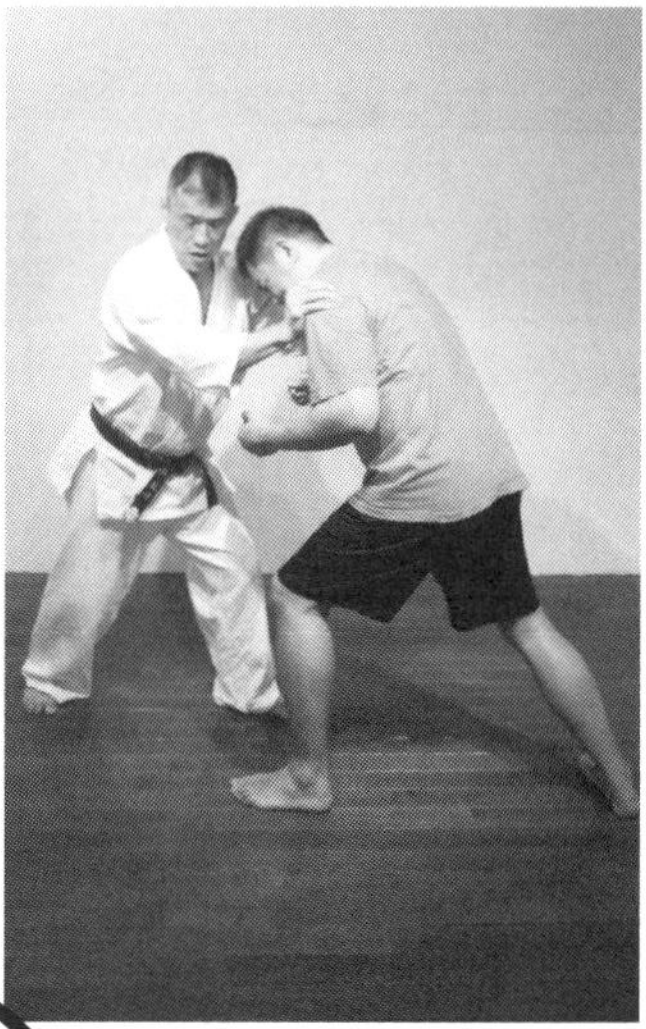

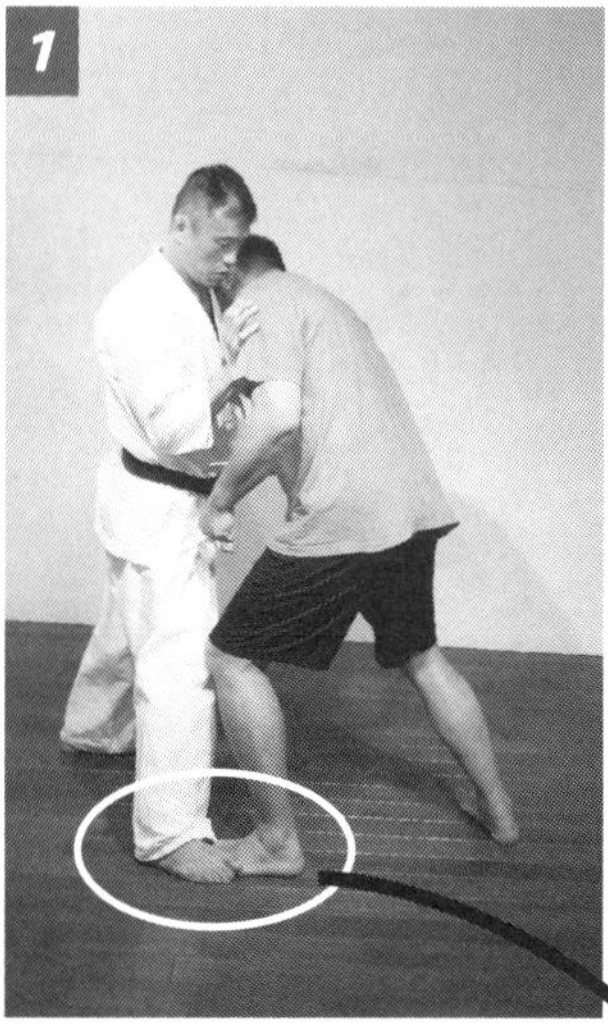

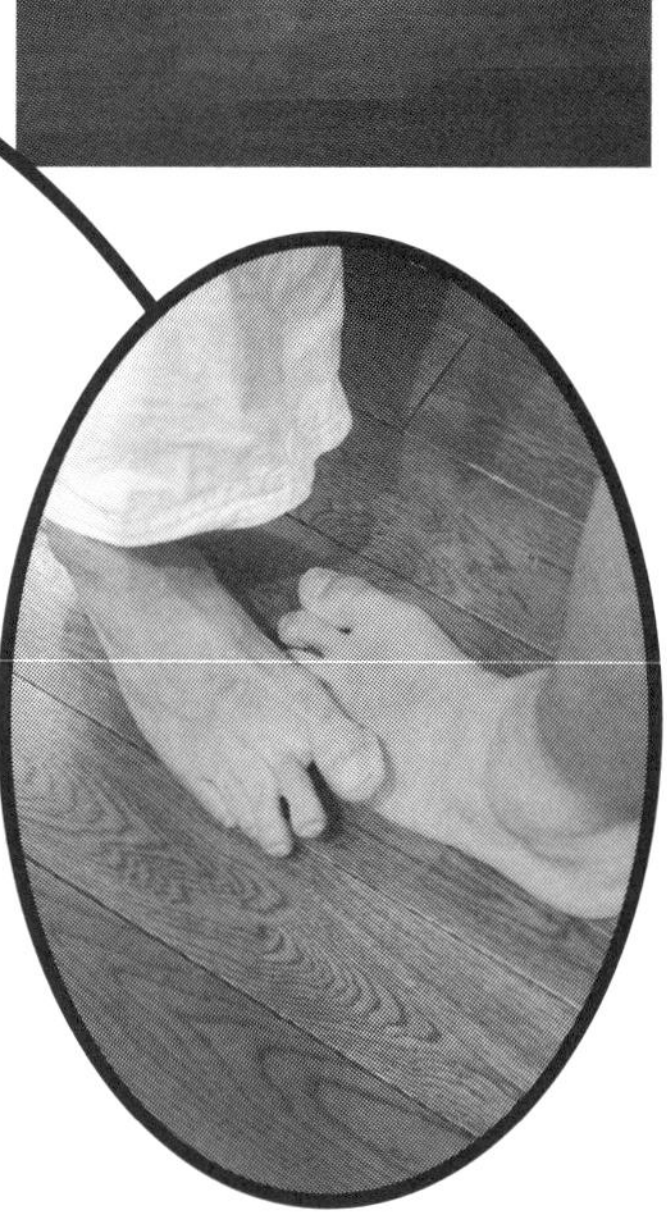

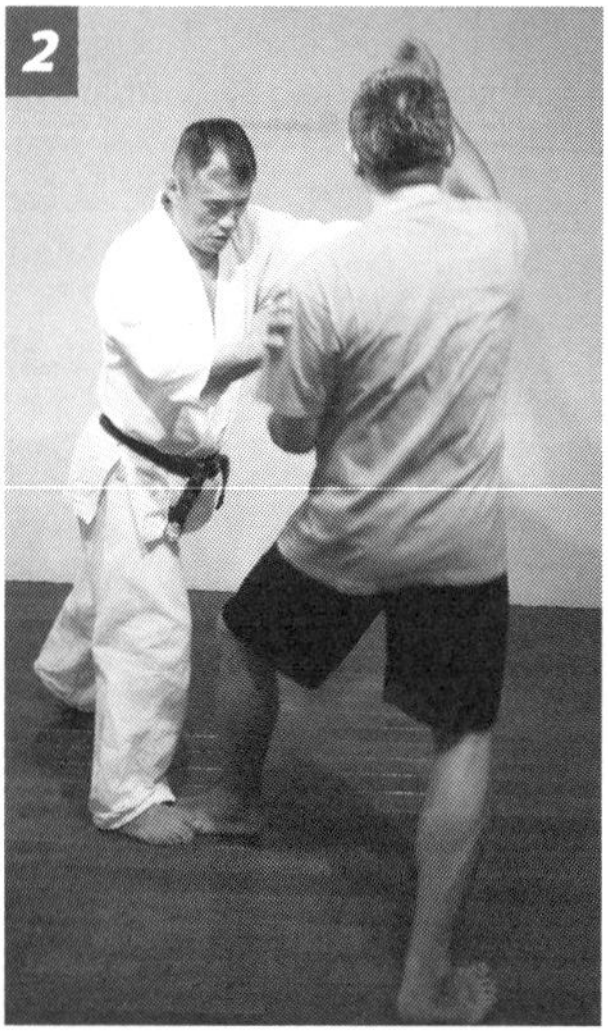

左足の小指のあたりを軽く抑えるだけで、相手はとたんに全身の力が入らなくなり。崩れてしまう。〝骨の繋がり〟を巧みに利用した、柳生心眼流に伝わる武術技法だ。

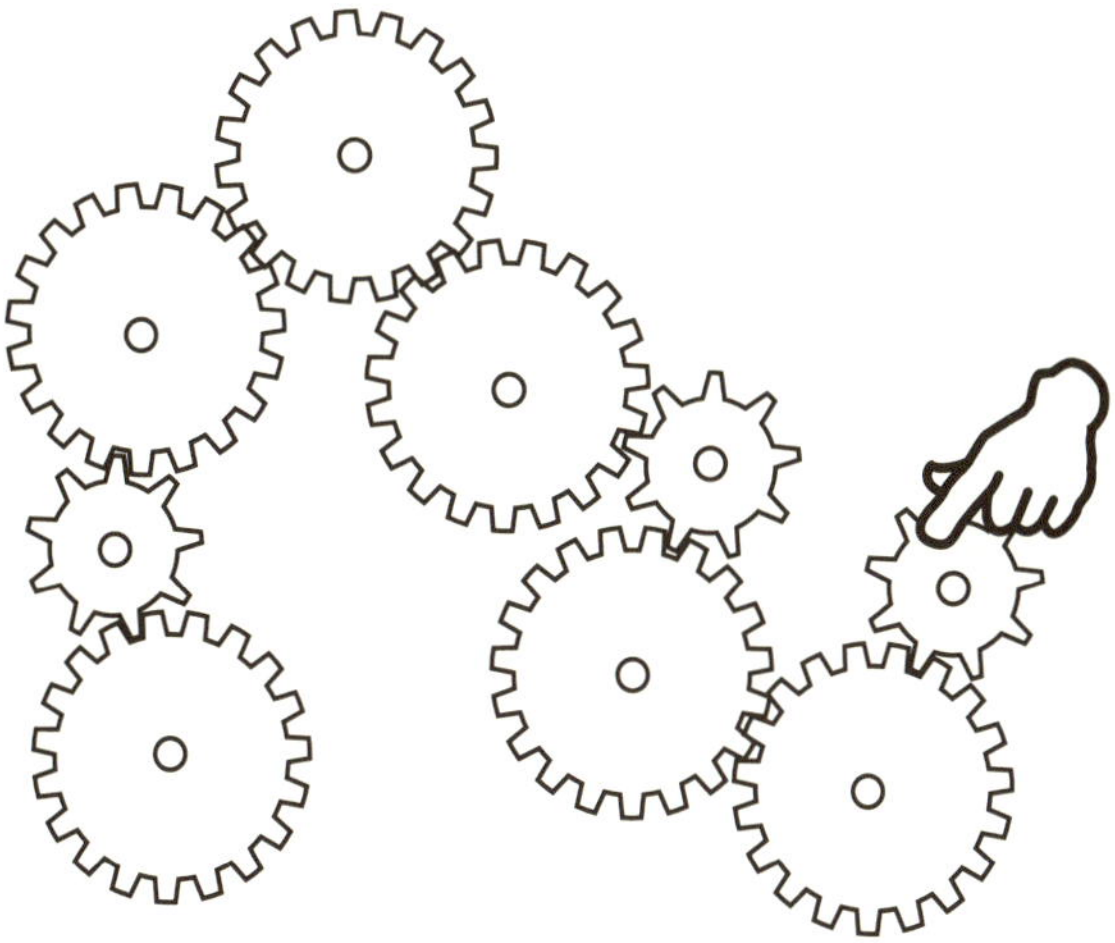

これは、全身の骨が繋がっており、連動関係にあることを利用している。いわば複雑精妙にかみあった状態の歯車を、一つだけ動かなくしてしまうようなものだ。

実は人の体とは、本来、一部だけを自由に使えるようにはできていない。一部を動かしているように見える動作でも、さまざまな所が少しずつ動いているのだ。

ところが靴を履いて舗装した道を歩き、快適な室内で暮らす現代、足の指が自由に動かない人が多くなり、それが原因で腰痛や肩こりを引き起こしてしまっている人は多い。足の指から始めるはずの本来の動きをしていないのだから、体調に問題が出るのは、構造的には当たり前だったりするのだ。

骨のそれぞれが動き、それぞれに関係した動きをする時に人の体は本来の素晴らしい動きをするようになっている。素晴らしい動きとは、同時に健康を保持し促進する動きにもなる。素晴らしい動きとは特別な動きではなく、人が本来の環境で行なう、当たり前の動きでもある。

骨格に沿って筋肉は付いている。骨を曲げないで、関節を動かさないままで、腕や脚を曲げることはできない。筋肉は骨格を動かし関節が稼動することで正しく伸縮するような仕組みになっている。骨は単純に真っ直ぐに曲げ伸ばしをするような構造ではない。関節が様々な角度でお互いに繋がり動くことで人の骨格は正しく連結し、正確な連動を行なう。関節が綺麗に曲がったり伸びたりすることで、初めて筋肉は正しく伸縮する。

2 骨は内部で微動する

25ページにあげたように、足の裏は多様な形の骨でできている。生命の形と構造には全くの無駄はない。足裏から始まるすべての骨が正しく動くことで人は原始の凸凹ごつごつした大地をバランス良く歩いたり走ったりできる。脚を前後に曲げるのには、同時に左右の動き、左右の微動を内部の骨格によって行うことでさらに体内でバランスを取っている。

人の脚とは内部で左右に微動する構造を持っている。例えば膝関節は、骨格構造上は「蝶番関節」と呼ばれ、蝶番《ちょうつがい》よろしく、きっちり一方向にしか曲がらないものとされている。しかし現実には違う。わずかではあるが、左右にも動き、この動きが運動の上においても重要なファクターとなっている。

原始の環境なら、誰でも歩くことで脚の内部の骨格は横に微動しながら絶妙のバランスを保ち、骨の動きは常に整えられていただろう。しかし靴を履いて舗装された道路を歩けばどうやっても足の裏から始まる関節の微動は起こらない。

ましてや、靴のメーカーはこぞって、靴底に衝撃（動き）を吸収させることにやっきになっている。動きを体に伝えまいとしているのだから、体は動かなくなって当然だ。

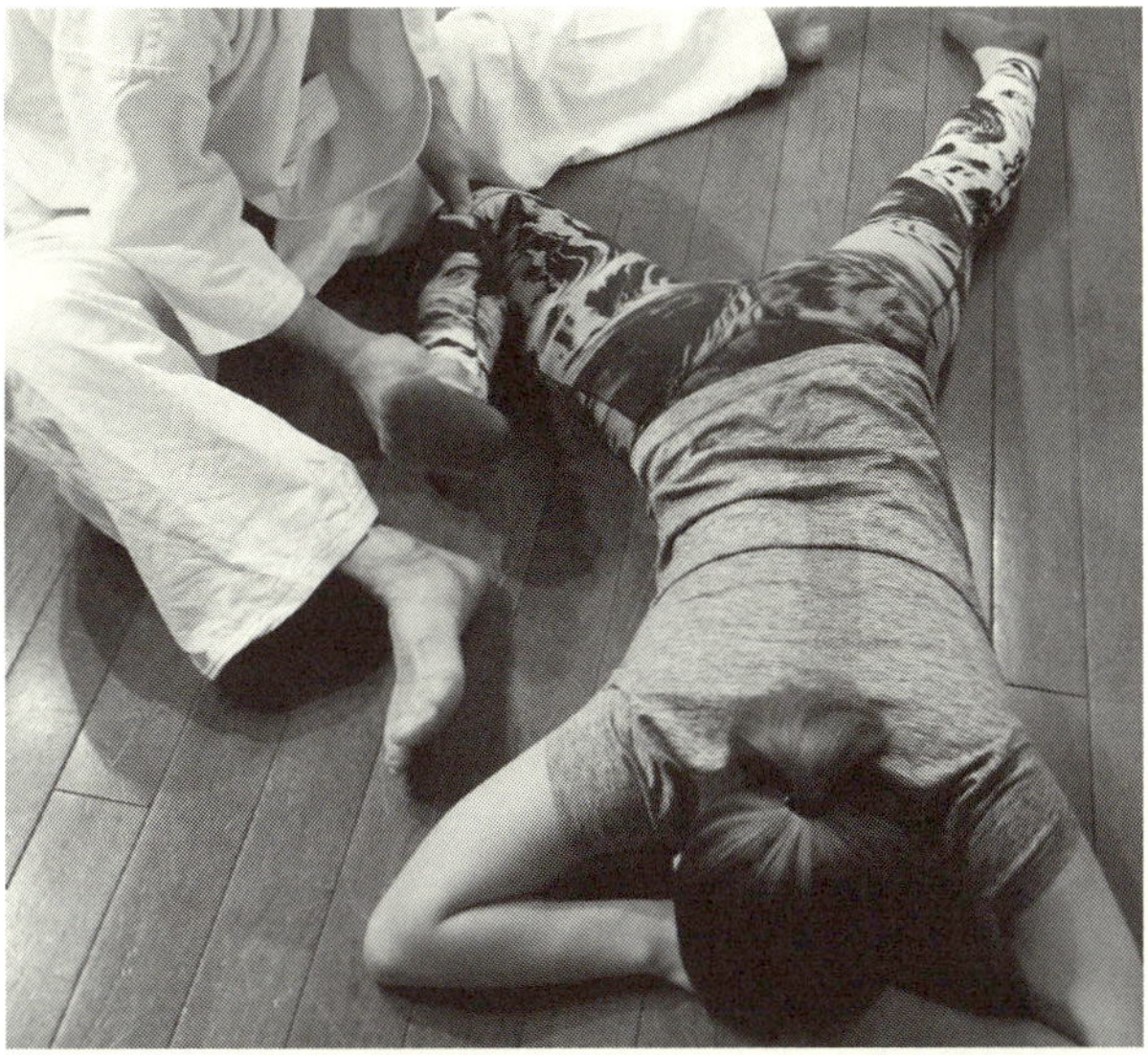

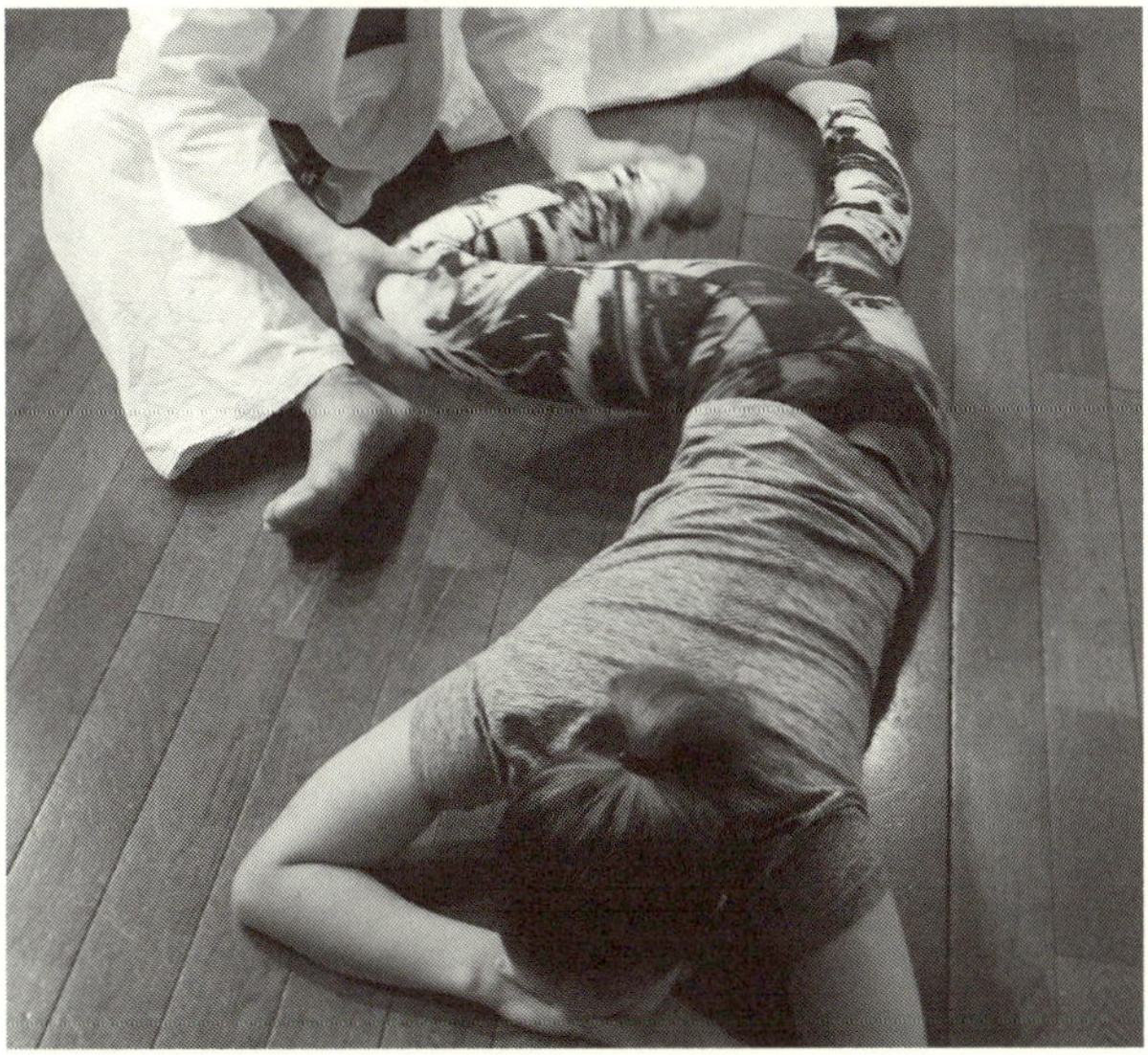

膝関節は、実は左右にも動く。わずかながら、この動きがないと歩いたり屈んだりといった運動全体を大きく質低下させてしまう。

凸凹ゴツゴツした大地なら自然に起こる脚の内部の左右の微動は、21世紀の日常では喪失した動きになってしまっている。

足の裏から始まる関節の微動を失えばやがて骨盤の動きも悪くなる。骨盤が動かなければどうやっても周辺の筋肉は固まってゆく。骨盤に近い奥の筋肉は骨格その物を動かすことで初めて稼動する。人の本来の動きから外れてしまえば骨盤周辺はやがて固まり筋肉も硬直してゆく、それが腰痛の原因だったりする。

腰痛をなんとかするためにするべきことはなんだろうか?

痛い所をもみほぐしたりしようとする前に、骨の微動を取り戻さなければならないのだ。

3 骨格でギア・チェンジ!

骨格と関節が自由に動くと筋肉も自由に動くようになる。骨格と筋肉は表裏一体の関係にある。現在のトレーニングの考え方では、筋肉の量で筋力を向上させようとする。しかし実は、体が細くとも力の強い人もいる。筋量だけが筋力を決めるのでないのではないのではないか? ではそれは何なのか?

原始時代には体を使う際に、臨機応変にシフトできるギアのようなスイッチがあったのだと思う。そのギアは21世紀の我々にも当然ある。使うことがなくなっているだけなのだと思う。体の動きそのものを変えるギアを実は我々人類は皆、持っている。そのギアを覚醒させて自由に使いこなし、体そのものを変えようとしたのが、実は武術の型ではないのか?そんなことに気がついたのだ。

原始時代の日常は体を使って生活を営んでいた。凸凹ゴツゴツした大地に暮らし、山や斜面や、時には

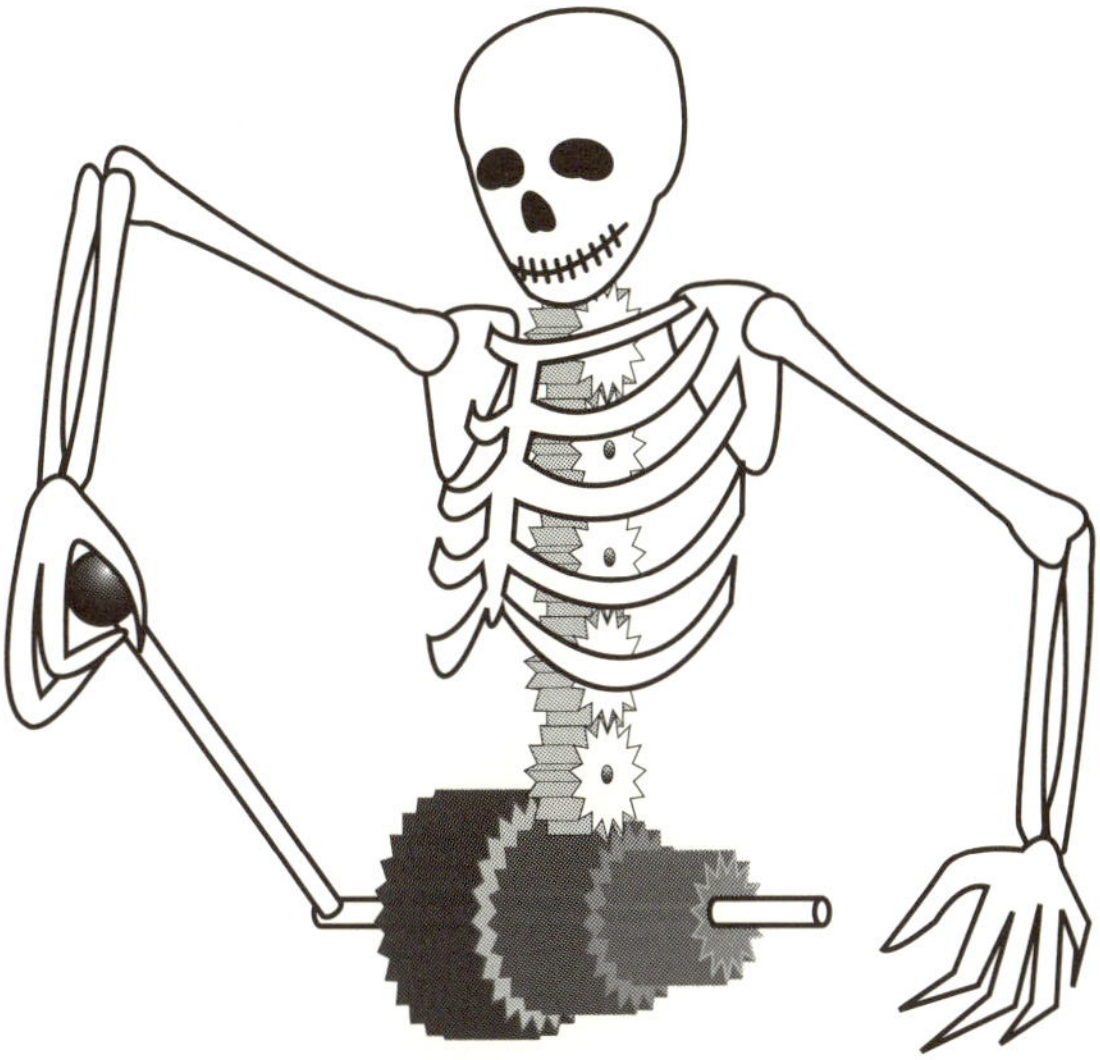

崖をも登ったかもしれない。暮らす環境によっては、樹にも登ったりしていただろう。それは選ばれし、スポーツエリートではない。ごく普通の人々が当たり前に体を動かして暮らす、日常の中のごく当たり前の生活に過ぎない。

現代からは想像もつかない運動能力を原始時代の人々の誰もが持っていた。原始の環境がそれを簡単に人の体から引き出してくれていたのだ。

厳しい大自然の中で暮らす原始時代にも、憩いの時間はきっとあったんだと思う。仲間と焚き火を囲んで食事をしたり、語り合ったりと、そんな楽しい時間は太古の時代にもきっとあった。そんな時には安楽に体を使うギアが入る。安楽なギアとは体を奥から繋げていない状態だ。体の奥から表面末端に繋げるほど、人間の体は大きな力を発揮する。つまり、ハイ・ギアだ。しかし、常にハイ・ギアで動いていたら、疲れて仕方がない。車だってゆっくりと小さく動く時のためのロー・ギアがなく、ハイ・ギア一辺倒だったら、よけ

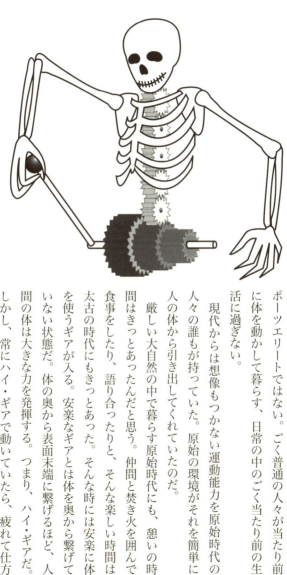

いな消耗が生じるだろう。

人間以外の動物は狩りをしたり、移動する以外は体を休めている。猫は驚異的な運動能力を持っているが、一日のほとんどを寝て暮らす。体を鍛えている猫など見たことがない。おそらく生活に必要なこと以外では、体のギアを一段下げるのが生物の体の仕組みなのではないだろうか。そうやって体を休め余計なカロリーを消費しないで、体を休めて調整するような生命の仕組みになっているのだ。

人間以外の動物はトレーニングなどしない。いや、人間だって原始時代はトレーニングなどしなかっただろう。

現代のジムで行なうトレーニングは「○○（身体部位）を使おう」という発想で行なう。つまり、どこに効かそう、ということを考えて、やる訳だ。上腕二頭筋にきかせたいから、ダンベルをもって「アーム・カール」のような動きをやる訳だ。しかし日常では、問題は運動の成果のみ。物を持ち上げたり、走ったり、ということができさえすればいい訳で、どこを使ってそれをやろうが構わない。だからその結果として、体は自然に、最も効率の良いシステムを採用しようとするのだ。

筋肉量の増加でしか運動の質向上を考えられないのなら、それはいわばアクセルの踏み具合しか考えていない車のようなものだ。

人は環境を自らの手で便利に作り変えてきた、厳しい大自然を、優しく快適な人工的な環境に作り変えてきた。そのことによって体に不便と不調を感じるようにもなった。厳しさと優しさとは実は対極にあるように見えて、同時に同じ場所にあるのかもしれない。普段の暮らしと環境その物に手を加え便利にした結果、体のギアが上手く上げられないようにほとんどの人がなったのかもしれない。安楽に過ごす状態のギアのまま運動をする。それではあまり効果は上がらないし、ギアが変わっていないのに出力を高めればどこかに異常な圧力がかかりやがて不具合が生じてくる。

スポーツをやって結果の出る人と出ない人。スポーツをやっているのにあまり健康的でない、腰痛や肩こりに悩む人もいたりする。そんな人はギアを上げることが解決の手助けをしてくれるはずだ。

4　昭和の名選手の幼少期の話

昭和の時代のスポーツや格闘技の名選手には幼い頃に家の手伝い、激しい労働をしていたという逸話が多く残っている。昭和の時代の家の手伝いとはバランスが悪い作業が多く、ほとんどが道具を使うことなく体を使った手伝い。

砂利を川から集めてそれを運んで売る。小さな船に幼い頃から乗って漁の手伝いをする。このような幼い頃にやっていた家の手伝いの話を聞いたことを思い出した。どれも昭和の偉大な名選手の幼少期の話。

砂利は形がふぞろいで持ちにくい。砂利を取るんだから、川原を歩き、川に入って砂利を掬う。その頃の貧しい家庭なのだから当然靴も履いていない可能性が高い。裸足やせいぜい草履くらいで毎日ゴツゴツした川原や川の中の砂利を集めて運べば、体は自然に骨格まで動かして全身で作業をすることになる。

いくら将来の名選手でも幼いのだから、大した筋力はない。筋肉がそれほどないのだから、筋肉以外の体の箇所を上手に自然に使いこなして毎日作業を手伝っていたんだろう。

原始時代に比較すればまだ楽かもしれない。それでもバランスの悪い環境で毎日やったお手伝いが自然に体のギアを上げるシステムを発達させていた可能性は高い。

小さな船に毎日乗って漁を手伝うのも、バランスを養い体の奥からの動きを覚醒させるのにはとても役に立ったように思う。

人は本来バランスの悪い凸凹ゴツゴツした大地で日々の暮らしを営む。そういった日々の積み重ねで人は本来の運動能力を手に入れる。本来の大自然で生活をしただけで手にした体の能力は、知恵を絞った現代のトレーニングを遥かに凌ぐ。

5 ギアは勝手に切り替わる

人は体を骨格で支え、動く時には骨格も一緒に動く。これが本来の動きの仕組み。大自然の中では勝手にそうやって体は動く。体は筋肉だけで動くのではない。骨格の動きは見えないだけで、筋肉よりも大きな力で体を支え動かしているのかもしれない。捻挫をしても、不安定な状態で何とか動ける。骨が折れたらどうやっても動かせないのだから、骨格の動く力はとてつもなく大きいのかもしれない。

骨格は動きによって、組み合わせが変化する。まるで車のギアのように、組み合わせの変化で力が変わる。骨格のギアが上がれば、出力される力が大きくなる。筋肉の量ではなく骨格を上手に動かすことによって、体そのものの出力を上げる。体を支えて、同時に動く骨格の動きにその秘密がある。複雑な骨格の組み合わせが、ギアのような組み合わせになっている。

手と足を使い人は動く。頻繁に使う手と足の動きには、ギアを変える仕組みの元が隠れている。人が歩く時には２本の脚を使う。物を持ったりするのには２本の腕を使う。

家の中を数歩だけ歩いて物を取ったりする時…21世紀にやるような楽な動きも原始時代にやる機会はあった。その時には脚と腕のギアは一番低いギア。運動効率は低くて良い、その方が疲れない気がする。

凸凹ゴツゴツした大地を歩いたり、樹に登ったりするのには全身のギアを上げた方が都合が良い。日常でよく使う手足、その使い方の程度によってギアが変わるような気がする。手足の骨をよく見てみると末端が大きな球状になっている。

球状になっているということは全方向に回転することを示している。手足の胴体への接合部はどれも球状になっている。そして21世紀の我々は球状に使うべき箇所を平坦に使っているのではないか？　暮らす

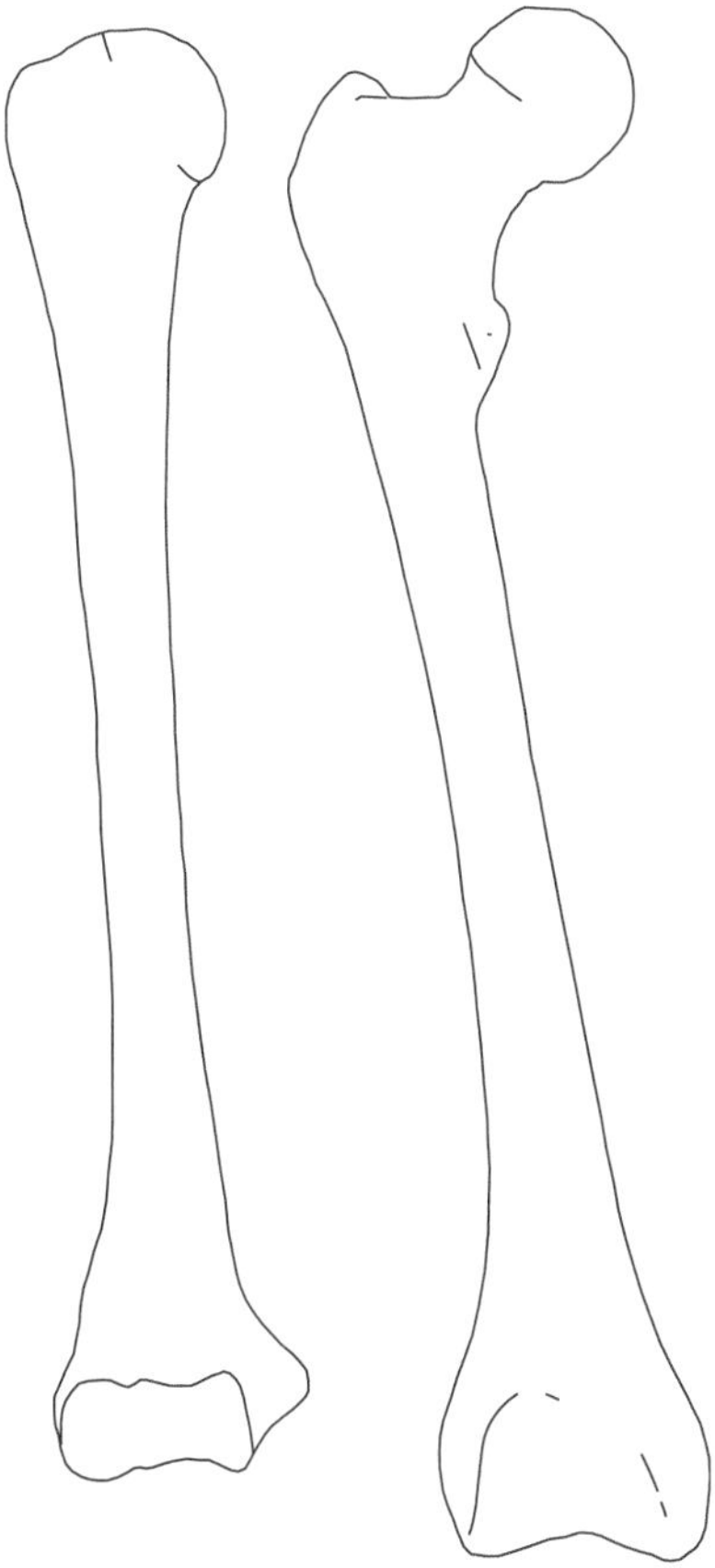

腕の骨（左：上腕骨）と足の骨（右：大腿骨）の胴体への接合部は球状になっている。

環境が平坦なのだから、平坦にしか使いようがないのも事実。使わないのではなく、使いようがないのだ。

人が本来暮らすべき空間である原始の空間は凸凹ゴツゴツしている。そこを本来の姿である裸で裸足で歩き、時には崖も登り樹にも登る。日常で当たり前のように、その動きを繰り返せば、手足の末端の球状の関節は勝手に球状の動きをする。

21世紀には考えられないほどに凸凹ゴツゴツした空間を歩いたり登ったりするのには、想像もできないバランス感覚とバランスを支える筋力が必要になる。腕も樹に楽々と登るには21世紀から想像もできないような筋力とバランスが必要になる。

原始に暮らす人々が、想像もできない身体トレーニングをしていたとは思えない。生まれ暮らす環境が自然に、その能力を与えてくれたのだ。

凸凹ゴツゴツした大地を歩くバランスは、股関節部分が球状だから、球状に正しく使って歩けば、歩く時の様々な角度の変化に対応できる。樹に登る時も同じで肩関節が球状だから規則正しくない樹の表面の凸凹に対応ができる。関節が球状であれば実は筋肉も球状の動きができる。幼い頃から日常の育つ空間が凸凹ゴツゴツしていたら、成長とともに体の機能が勝手に覚醒して鍛えられてゆく。特に運動の時間など設ける必要はない。日々を暮らす空間が勝手に体に必要な動きと筋力を与えてくれる。

日常で暮らす安楽な空間、21世紀と比べれば決して安楽ではない洞窟などでも、原始の剥き出しの大地から見れば遥かに安楽な生活空間だったに違いない。安楽な空間では体のギアは低いまま安楽に過ごす。剥き出しの大地に出かけると、勝手にギアが変わる、ギアが一段上がる。

たくさんの骨からできている人の足の裏も必要だからそうなっている訳であり、多くも少なくもない丁

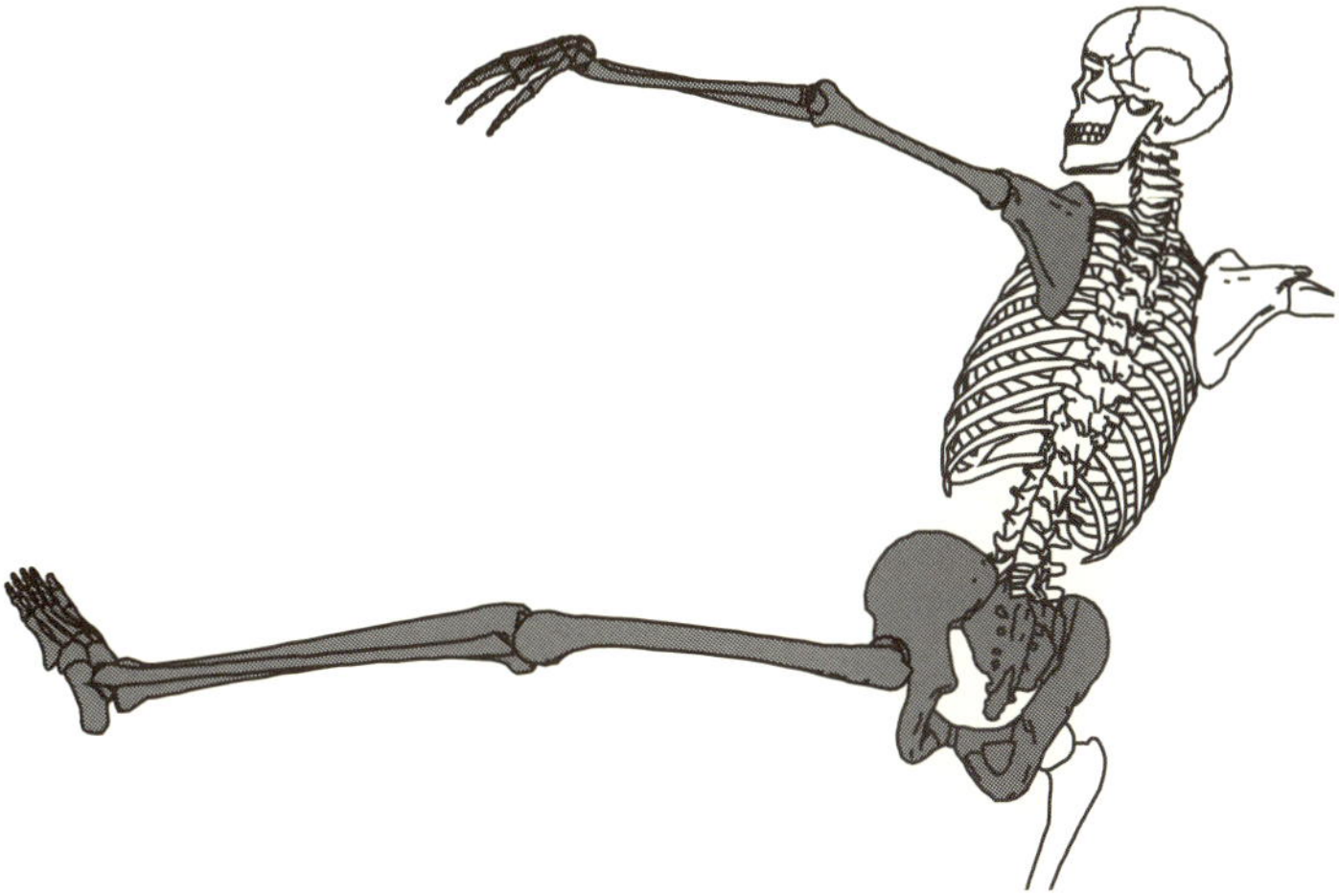

腕は腕だけでなく肩甲骨から、足は足だけでなく骨盤から動かす方が、効率が良い動きになる。

度良い数と形になっている。剥き出しの大地の凸凹ゴツゴツを裸足の足で踏みしめると、骨格が全部動く。そこにいるだけで勝手にギアが入り、一番はじめに着く足先から動き、関節の連動が始まる。

人の関節は一部が動かないことにより全体の連動が失われてしまう。勝手に全身の正しい連動が起きるのが原始の生活環境であり、それこそが、人間本来の体の構造の正しい動かし方になっている。

足の指から始まる全身の連動により、股関節は勝手に正しい動き、球状の動きを行なう。股関節が球状に動くと、脚の骨と骨盤が繋がる。脚は股関節から動かすよりも骨盤から動かす方が効率良い動きになる。

腕も同じ仕組みで指の5本がそれぞれに別の角度を掴むことで正しい連動が始まりギアが勝手に入る。ギアが入って上がれば、肩の球状の関節も勝手に機能を発揮して、肩甲骨と繋がり一段上の動きが始まる。腕も肩から動かすよりも肩甲骨から動いた方が効率良く力強い動きができる。

6 武術の時代と21世紀の体の誤差の発見

私の学ぶ柳生心眼流には「素振り」という鍛錬法がある。それを学び繰り返すと異常に肩が痛くなるのだ。首が回らなくなる程に痛くなったりした時もある。振り返るとその時間こそが、体の仕組みを考える素晴らしい機会だったのかもしれない。あれだけ痛いなら辞めてしまうか、原因を究明するしかないのだ。

肩を回転させてハメることが「素振り」においては欠かせない。肩がハマれば痛みは消えてゆく。そして力が異常なほどに大きくなる。肩をハメると、肩の球状の関節が正しく稼動し肩甲骨と腕が繋がることになる。その結果筋肉を増やすトレーニングは一切しないで力だけが増える。動きはしなやかになり力は増える。この辺りで気がついたのだ。武術の時代と21世紀の体は絶対的な何かが違うということに。

腕を動かす時には末端の球状の関節を、球状に動かすことによって手足は原始の時代の動きに近くなって、人の本来の運動能力に近くなる。そのための運動を全身で行うのが素振りになる。

柳生心眼流は江戸時代に起源を持つ。江戸時代の起源の前には、開祖の学んだ流儀の歴史の積み重ねが当然ある。その歴史を遡れば、当然数千年前までたどり着く。江戸時代の人々の身体能力は21世紀から考えれば驚異的なレベルだった。だから素振りという形を行なえば勝手に体が覚醒して体が変わっていったのだろう。

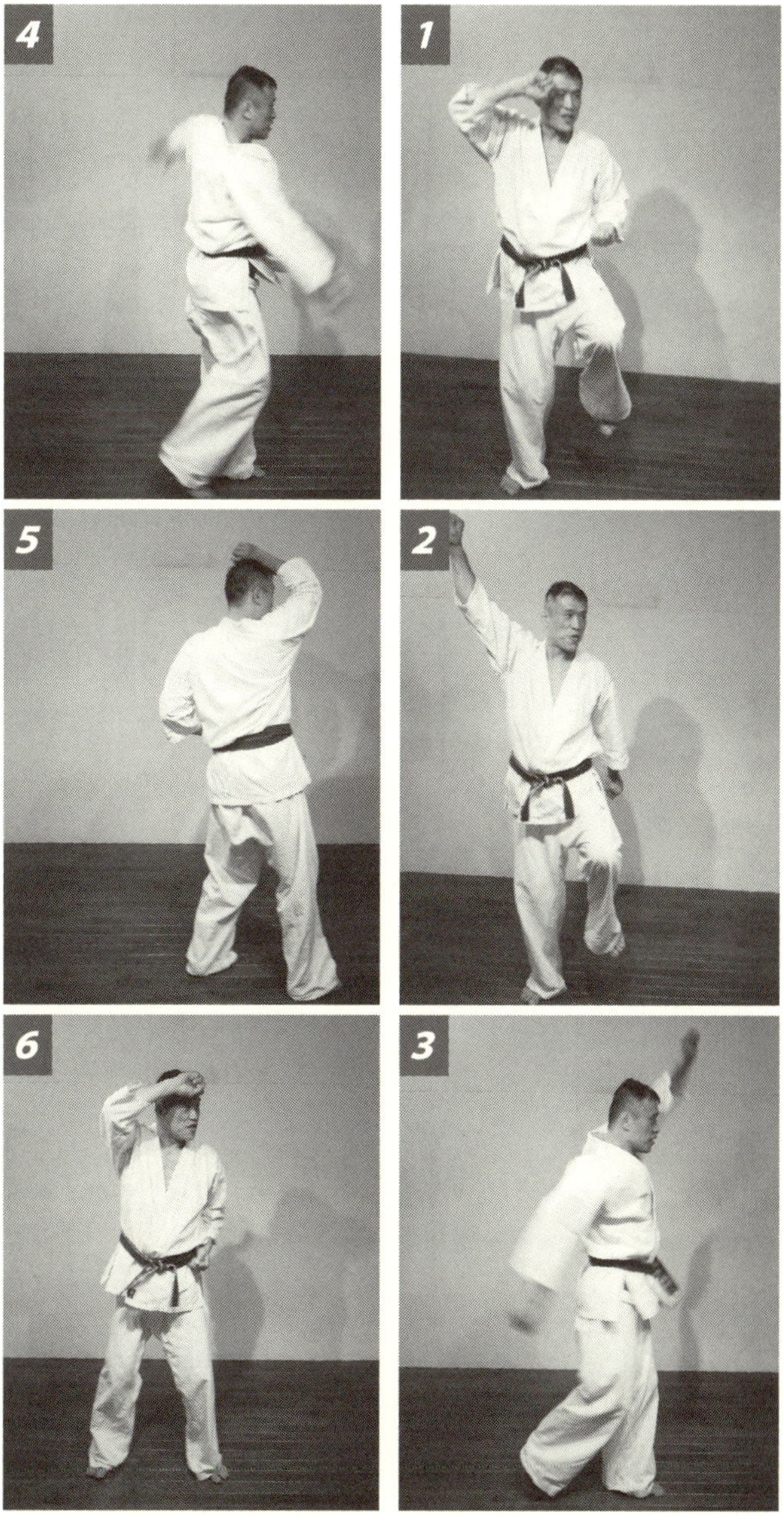

柳生心眼流に伝わる鍛錬法「素振り」。

21世紀の体は大分眠ってしまっている。格闘技のプロだった私でも大分眠っているから、肩が球状に動かないまま素振りを繰り返すことによって肩に激痛が起きたりしたのだろう。

肩は球状に動くことで指先からの連動が胴体に繋がる。球状に動かないと連動が肩で止まってしまう。動きの連動が止まればそこに動きが届くたびに、次に行けない力がぶつかり負担がかかる。だから日々間違った鍛練を重ねれば、肩に力がかかって止まる。その繰り返しが肩に激痛を引き起こしたのだ。

肩が球状に動けば、力の流れは、肩に留まることなく次の箇所に流れてゆく。そうなれば肩の痛みは消え、今度はしなやかで強い筋力を持つ肩に変わる。行なう動作は見た目ではそんなに変わってはいない。ただ肩を正しく動かすことをやっただけで、体は勝手に元気になる。肩を球状に回す運動は、肩を楽にしてくれる。それを日々繰り返すと体が勝手に変化してくる。その変化とは球状に動かす細かい筋肉が覚醒して動き出すのだ。

そうなると今度は勝手に筋力、力が大きくなる。人の肩関節と股関節を球状に動かすと、次の関節である肩甲骨と骨盤に繋がり動き始める。肩が球状に動けば肩や首が楽になる。股関節が球状に動けば骨盤が連動で動き出す。骨盤が動くと骨盤周りの細かい筋肉が覚醒して動き出す。動き出すと筋肉はほぐれてゆく。ほぐれれば腰が楽になる。

覚醒すると、動かす度に鍛えられてゆく。原始の時代には勝手に動いていたはずの、21世紀には動かなくなった小さな奥の筋肉が動き出すと、体の奥からの動きが覚醒して始まる。そうなってくれば勝手に体が強くなってくる。

人の体は骨格があり、沢山の骨が連動して動くことで健康で強い体になるような仕組みになっている。

原始時代の環境は勝手に人の能力を覚醒させてくれた。それが大自然の本来の仕組みになっている。野生動物は成長と共に勝手に持っている能力が覚醒して人から考えれば驚異的な運動能力に育つ。

人の体にはギアのような物が存在していて、体を動かす環境により勝手にギアが入れ替わり骨格の繋がりの強度が変わる。それにより筋肉以外の体の組織が動き出し筋肉だけでは及びもしない力が体から引き出される。21世紀には耳慣れないこの身体理論は実は数千年前にすでに存在していた。理論としてではなく誰でもできる、勝手に行なう日常の動きとして存在していた。

7 ギアを変えるとこんなことが簡単にできる

それでは実際にギアを変える動きを紹介しよう。

まず、後ろから相手に抱き付いてもらう。そしてそのまま前に全力で逃げる。この際フェイント等を使う必要はないので念のため。いかに力が変わるのかの実験なので、単純に前に逃げていただきたい。

同じ体格であればそう簡単に逃げられる物ではない。これが平坦な空間を動くギアと仮定する。逃げられるようになるためには？　通常はここで筋力を鍛えて対応しようとするだろう。ギアはそのまま。

しかし、ここで体のギアを一段上げてみよう。動作としては、両腕の脇を極端に絞り込む。ギリギリと絞り込む感じで両腕が動かない状態にまで絞り込む。

腕に力が入らずに体が動きにくい状態を作るのだ。そしてそのまま前に逃げるように動いてみていただきたい。

後ろから胴を抱えられている状態。力ずくで前に進んでいこうとしてもなかなか難しいが……。

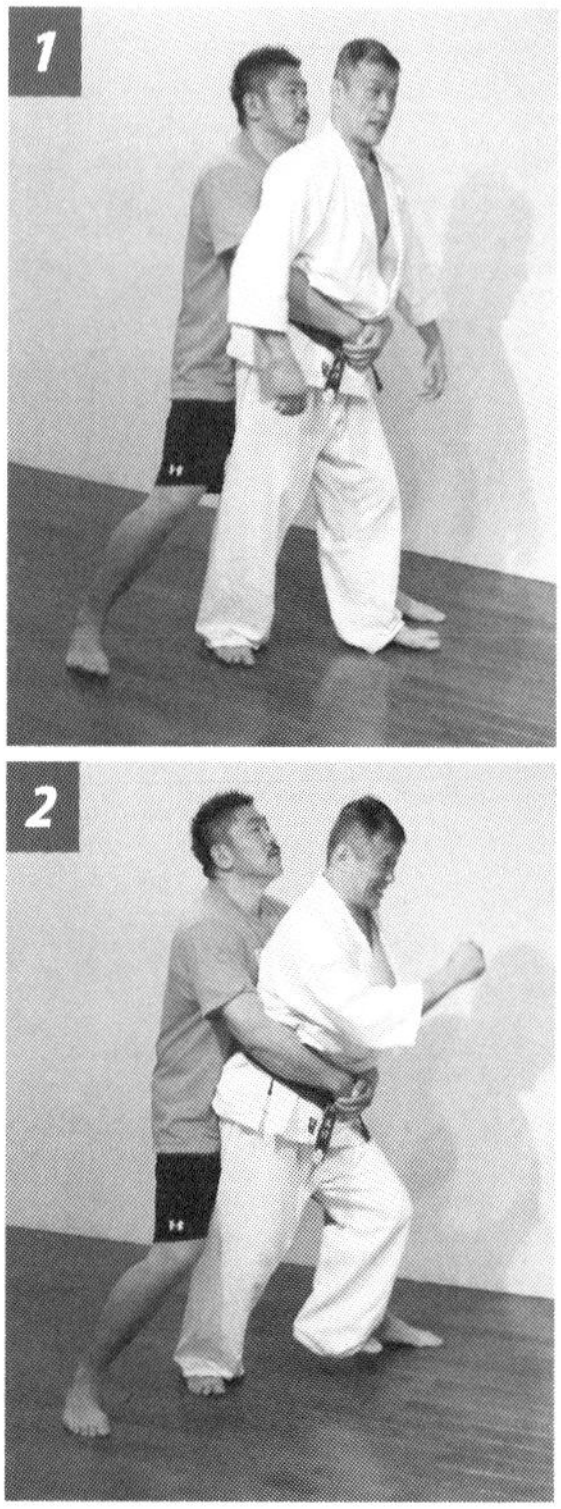

空手のように両拳を前に出しつつ両脇を絞りながら、同じように前に進もうとすると、歩く力が増している。これはいわば、腕を不自由な状態にしながらも全身で〝高出力〟を実現するため、それまで働いていなかった体幹の深部が稼働し始める現象だ。

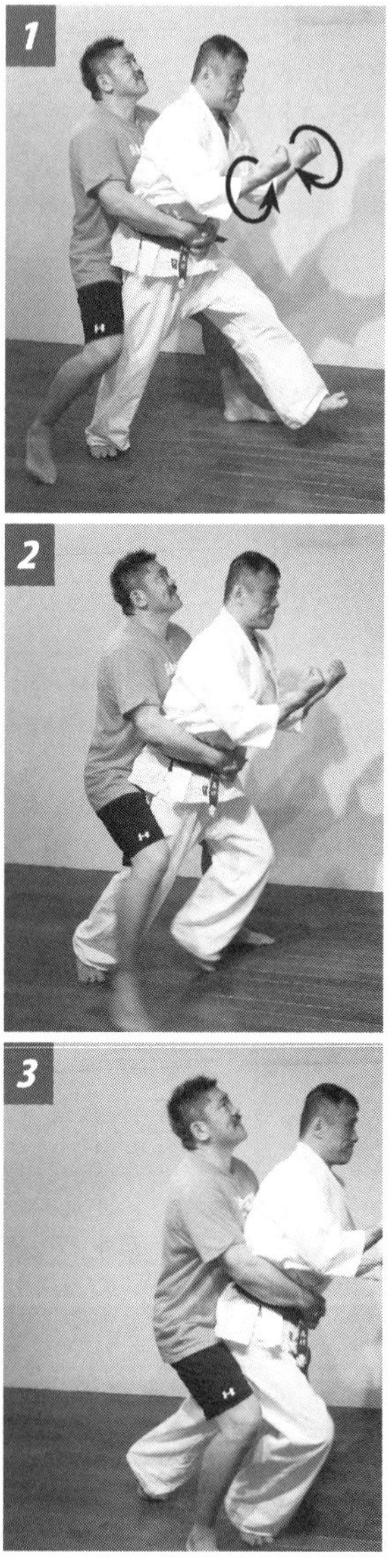

圧倒的に力が増えているのを感じるだろう。

この時に不思議な感覚が起こる。動いた方は前の腕が自由な時の方が大きな力を出した感覚がある。両脇を絞った時には力を出した感覚があまりしないのだ。

安楽な空間では、人の体はギアを下げて対応する。必要のない余計な体力は使わないのが自然の営みの法則なのだ。安楽な状態では体全体ではなく手足だけで動いて余計な体力の消費をしないようになっている。平坦〜斜面〜崖と空間が変われば運動は厳しさを増す。運動が厳しくなるということは手足だけでは対応ができなくなるということでもある。空間が厳しくなればなるほど、体全体で動き対応しなければ間に合わなくなる。

つまり手足の負担が減り、体の奥の力を引き出し、体全体で動くことで人は環境の変化、負荷の増大に対応するのだ。そのことにより体本来の機能を十分に発揮し、体が整い、健康で21世紀からは想像もつかないほどの驚異的な身体能力を発揮したのだ。

脇を極限まで絞ることにより、腕の末端の球状の関節が大きく稼動して、体のギアが上がる。ちょうど崖や樹を登る時に動く関節の動きをさらに大きくしたような動きの形になる。

脇を絞るのは、末端をロックすることによって、体幹奥底が稼働せざるを得ないように仕向けているのだ。力を入れる時には脇を絞れと指導されることが多い。とくに武術では、突きでも刀を振るのでも、脇を絞る。それを極限まで行なえば体のギアが上がるのだ。

両脇を極端に絞るとギアが上がるので、筋肉は増えていないのに力が圧倒的に増える。アクセルのふかし方を変えている訳ではないのに、力が増えるというのは何とも不思議な感覚だろう。しかし、これがあなたの体の中の、眠っている部分なのだ。

本来の環境では、成長とともに自然に覚醒し、整ったはずのものが、21世紀には覚醒しないまま眠っている。ギアを変えるということで人は自然の中でかかる負荷の変化に対応して体を自然に整え、現在とは比較にならないほどの体力と運動能力を持って快適に暮らしていたのだ。

8 武術の型の解釈

脇を絞る操作には、ギアを上げる働きがあった。しかし、武術の型の中に頻出するこの操作を、「ギアを上げるためだ」と教えられることはない。大きな力を出せる状態だ、とすら教えられることはないだろう。武術の型の伝承に、「その操作の意味」という解説は付いていない。それが型というものなのだ。

だから21世紀の現在、武術の型の解釈は曖昧になってしまった。型を分解して、実際にはこのように使う、といった断片的解釈は行なっているが、答えは未だ明確には出ていない。型の解釈から本来あった物が抜け落ちてしまっている。型の形《かたち》は残り、本来の意味の解釈が抜け落ちている。型の解釈が曖昧なままでは、せっかくの宝も効力を発揮することはできない。

スポーツのように実践練習を繰り返す方法に比べて、ほとんどの武術のやり方である、型をひたすら行なう方法によって強くなるのは、現代人にとってはなかなか難しい。

型には意味がないのだろうか？

いや、決してそのようなことなどあるはずがない。ニセモノが、嘘が何千年に渡り、生き残るはずなど

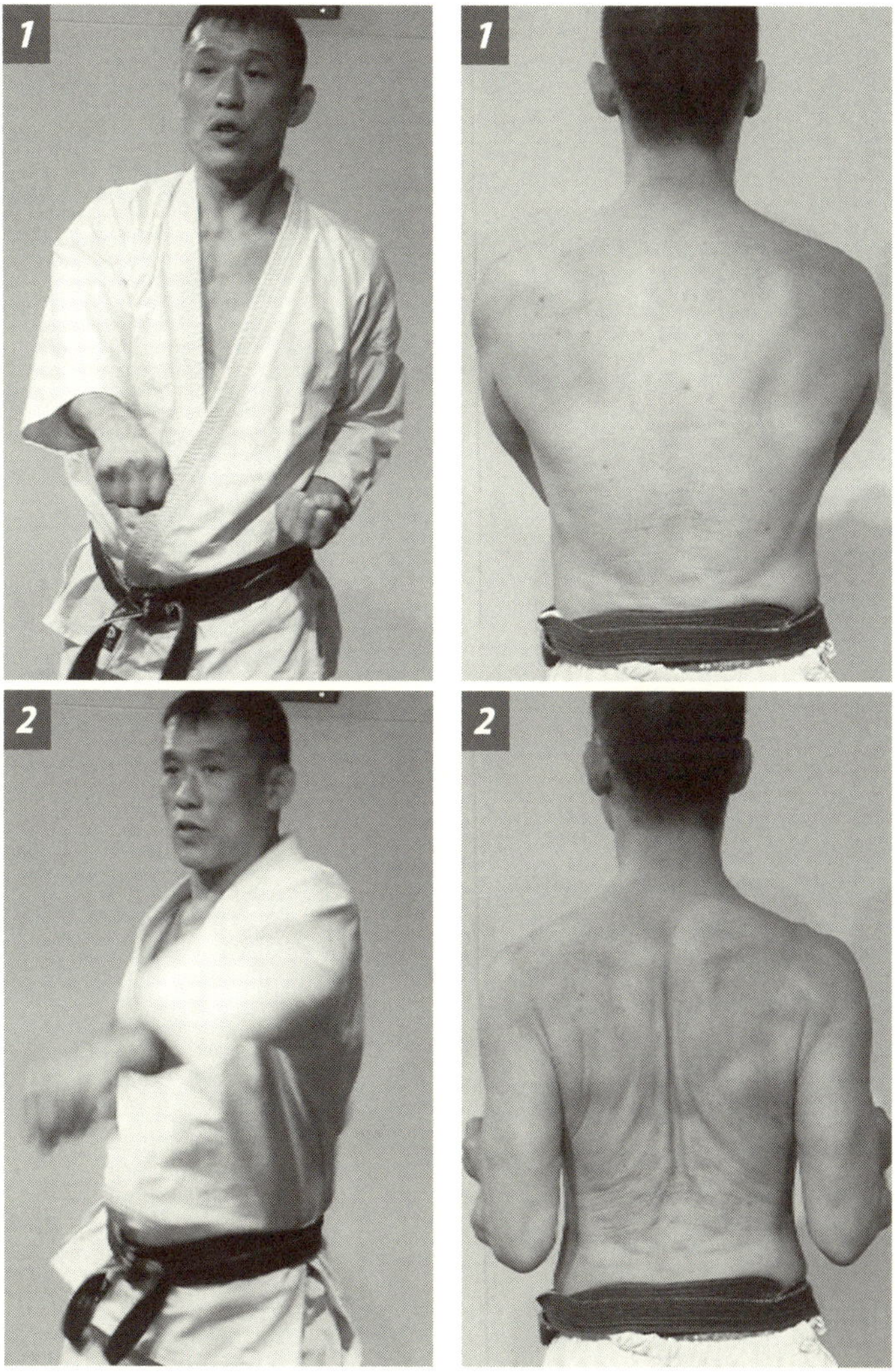

空手の型には随所に脇を絞りつつ行なう動作があるが、ここには〝身体のギアを上げる〟働きが含みもたれている。なかなか、その真意までもを理解して実践している者は多くない。

決してあり得ない。型の明確な答えがなくなってしまったのだから、正しい答えは霧の中に隠れているに過ぎない。見えないだけで答えは霧の中に、遥かな昔から存在している。武術の型が実用に優れた物だからこそ長い時間かけ磨かれ存在した。型の形《かたち》は残り、実用のために欠かせない解釈が見えなくなったから実用からかけ離れたと思われているのに過ぎない。

解釈を正しく行なえれば、武術の型は現在でも優れた運動法になる。

優れるどころか、21世紀の身体文化を一気に変えるほどの内容が本当は隠されている。

型とは形《かたち》ではなく、正しい解釈によって正しく使用することで命が吹き込まれる。そもそも型とはわざと曖昧に作ってある。曖昧な物をそのまま使っても曖昧なままでしかない。曖昧では実用にはならない。

型の解釈を変えればこんなことがわかる。曖昧だということは、変幻自在に繋がるのだということだ。

武術とは変幻自在でなければならない。型には変幻自在に通じる鍵が隠れている。変幻自在な物をそのままで使おうとすると、変化しない中途半端で曖昧な物になる。型とは、そのままでは融通が効かないように元々意図的にできている。変幻自在に通じる物の一部だけを、正しく解釈しようとしても答えなど出るはずがない。

型とは変幻自在に通じる。体と技のどちらにも通じる万能の鍛練法が型。型という決まった形に、体をわざとはめ込み鍛練を行なう。その結果として手に入れる目的は、自由自在に変化できる状態。自由自在に変化する前の形が型の意味になる。自由自在の意味を知り、型の意味と使用法を知れば型は万能の効力を発揮できる。あっという間に、21世紀に通じる運動法に変わる。

現状の運動は準備体操をしてから行う。型には準備運動は必要ない。型そのものが体を自由自在に解き放つための運動なのだから、準備など要らない。自由自在に解き放つために型は体の動きを閉じ込める。動きを閉じ込める意味と解放のやり方を知った瞬間に型は21世紀に蘇る。

9 型とは原始の環境の再現

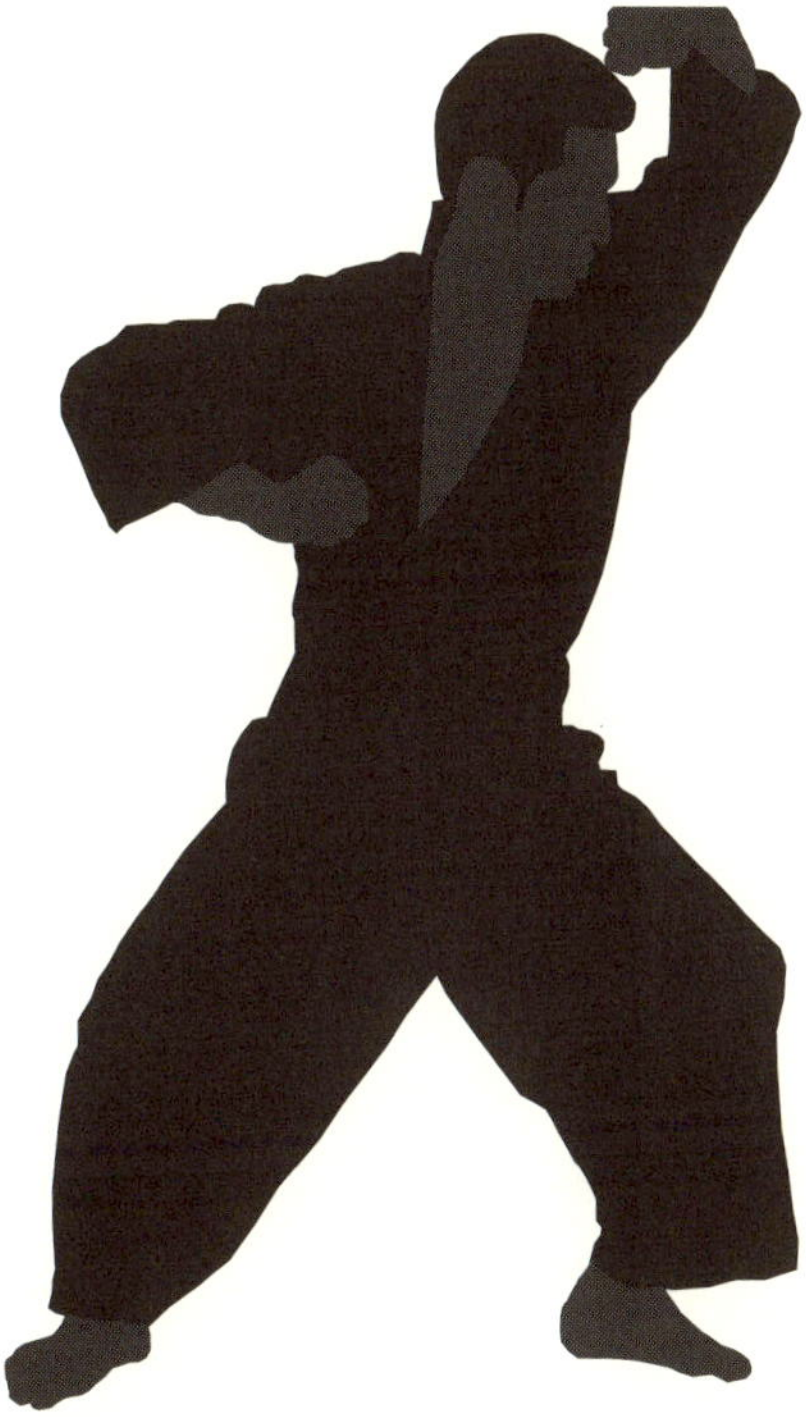

人は環境を便利に変えたことで、体を不便に変えてしまった。その結果、体に悩みを持つといった自然界から見れば不思議な悩みを抱えるようになった。

そのことに気が付いた人々がいた。その人々が数千年前に見出した解決法がヨガや武術等の運動法。これらの運動には現在の我々が気が付かない、想像も及ばない目的が潜んでいる。その目的を知ればそれらに一気に命が吹き込まれる。

武術の型とは、失われた原始の環

境の再現を行なう優れた運動ツール。現在のスポーツツールにはない効力を持った優れた健康と運動能力の向上のためのツールが武術の型なのだ。

人の体にはギアがある。ギアを変えずにアクセルを踏み込んでも大きな効果は期待できない。現状のトレーニングは重い物を持ち体に負荷をかける運動がほとんど。体のギアを変えないままで体に負荷をかけ運動をする。アクセルだけを動かすのが現状の運動。

武術の型も体に負荷をかける。ただし運動を行う環境を変えずに、環境が厳しく変化した際に動く筋肉を動かす。体のギアを変えながらアクセルを吹かすのが武術の鍛練なのだ。

人以外の動物は大自然の中で当たり前のようにそうやって体を動かす。環境を変えずに原始の環境で行なわれていた動きを再現するのが武術の型の意味だ。その意味を理解することで、初めて型に命が吹き込まれていく。

型とは体の動きを型に押し込む。日常の環境では動きにくい箇所は、厳しい環境に行くと勝手に動き始める。平坦な場所を歩く時に動かない箇所は崖を登ったり、樹に登る時に勝手に覚醒して動き始める。

人の体のギアは自分の意思でコントロールすることはおそらくできない。できないことを工夫で可能にしたのが武術の型の知られざる創意工夫だ。

ギアは体全体に合わせて動くようになっていて、特に骨格に合わせてできている。人の体の中で骨格は組み合わせでギアが変わるような構造になっている。

武術の型は環境を変えずに体にかかる環境の負荷を変える。体にかかる負荷は重さだけではない。環境が変われば体にかかる動きの負荷が変わる。人の体の機能を十分に覚醒させ発揮するためには、原始の環境で裸で暮らす必要がある。それを行なわないで、その環境に近い運動を行うのが型の意味だ。型とは動きを型の中に封じ込める。型の中に楽な動きを封じ込める。普通に歩く時にはノビノビ歩けても、崖をノビノビと登ることは難しい。人が暮らす動きは、重い物を持つよりも、遥かに環境の変化による負荷の方が多い。本来の生活環境である原始の環境では常に環境の変換による、負荷が体にかかることで、日常生活が正しい運動になっていたのだ。

本来の環境の中で行なう、本来の運動に近い物を再現したのが型。人は厳しい環境では体をノビノビ動かすことはできない。ノビノビ動けないということは、体を楽に動かす筋肉では厳しい環境で体を上手に動かせないということだ。体をノビノビ動かす筋肉をいくら鍛えても体のギアは上がらない。そして厳しい環境での動きには足りない。だから武術の型はノビノビと動く筋肉を型に押し込み、日常の環境で動けない状態に押し込む。日常で楽に使う筋肉を使えないように縛り付けた物が型の動きになる。

10　武術の型の知恵は楽に動く際に働く筋肉を閉じ込めることにある

環境の変化によって、体にかかる負荷の変化が起きる。その際に動かす筋肉が変化する。楽な環境で始めに動く筋肉（動き）を型の中に封じ込め、体を動かせば、勝手に奥の筋肉が動き出す。崖を登る時には体の奥から力を出さなければ上手く登れない。崖に登れば自然に体のギアの変化が起きる。

それを自分の意思で引き出すことは不可能に近い。不可能に近いことでも、実際に起きていることは工夫することで克服することができる。武術の型とは、その場にいながら環境を変える。人が創り出した空間で、原始の環境で行なう自然な運動を行なうのが型に隠された意味だ。

崖を登る時、岩肌を自由に駆け回る時、大自然の凸凹ゴツゴツした空間での動きを再現した物が武術の型だ。

環境を変えないで同じ効果を得るためには、体の動きを制限した、日常では見られない不思議な形の動きになる。山篭りとは、大自然の中で型を行なうことで大自然の中の動きを更に磨き引き出す先人の知恵ではなかったのか？　大自然の空間で、動きを制限した型を行なえばその効果は計り知れない。

崖を登る時には、小手先の力では登れない。小手先の動きは体全体を繋げない動きだ。小手先の動きは脇が甘い。

人が歩く時の負荷は崖を登ったり、岩場を駆け巡る時に上がる。武術の型には片脚で行なう種類がたくさんある。両脚よりも片脚の方が動きにくいが、動きから自由を奪うのが型の目的なので片脚が多くなる。単純に脚の筋肉を鍛えるのではなく、足場の悪い場所で片足で立ち動くことで体をギアを上げるのと同じ状態を創り出すのだ。

片脚で立つ時を、少し想像してみる。足場の悪い岩場のような場所を歩く時にはどうなるのか？　そこを駆け巡る時にどうなるのか？　体のバランスを取るためには膝が伸びる。背伸びをするようにして体のバランスを取る。だから型ではあえて膝を曲げる。バランスを取る動きを封じ込めることで奥の筋肉を引き出す。そのまま片脚で立って止まってみる。

このまま腕も自由を奪う形に変えてみる。どこかで見たような形ではないだろうか。武術の型や仏像のような姿に似ている形になっているのだ。

片脚立ちでバランスを取ろうとする時、支え脚の膝は自然に伸びる（写真1）。そこをあえて膝を曲げてやることによって身体深部が稼働せざるを得なくなる（写真2）。

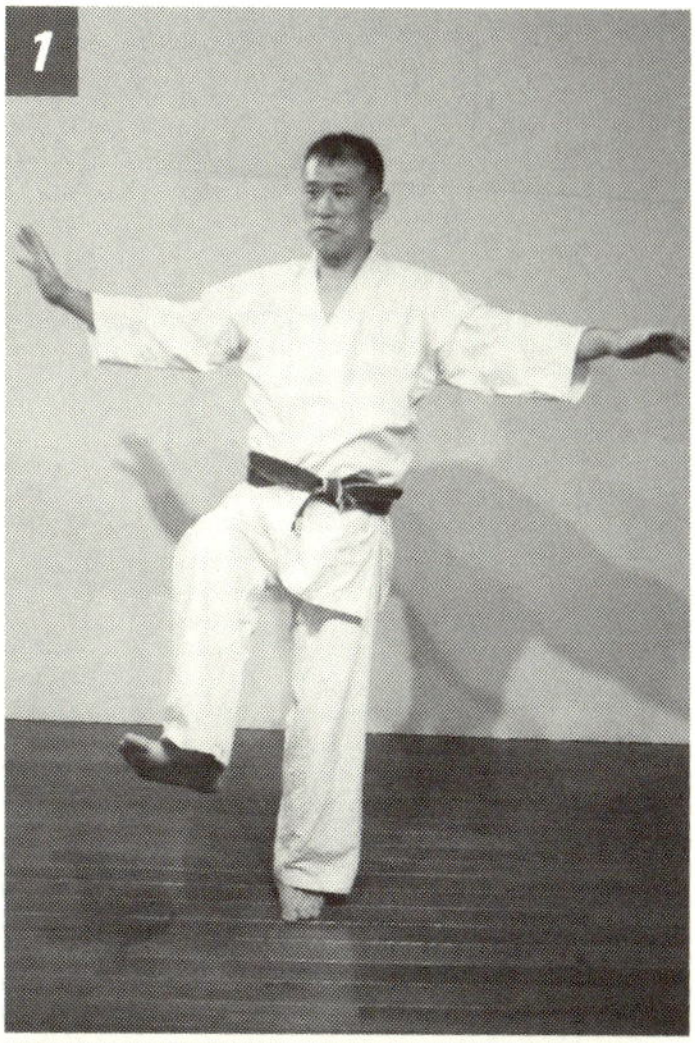

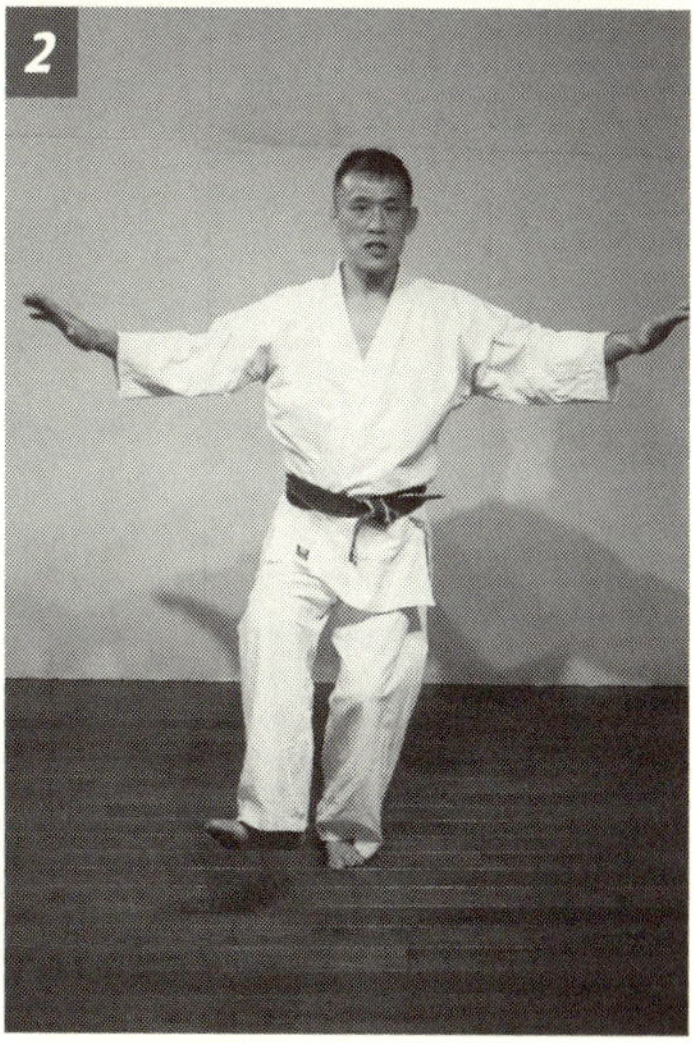

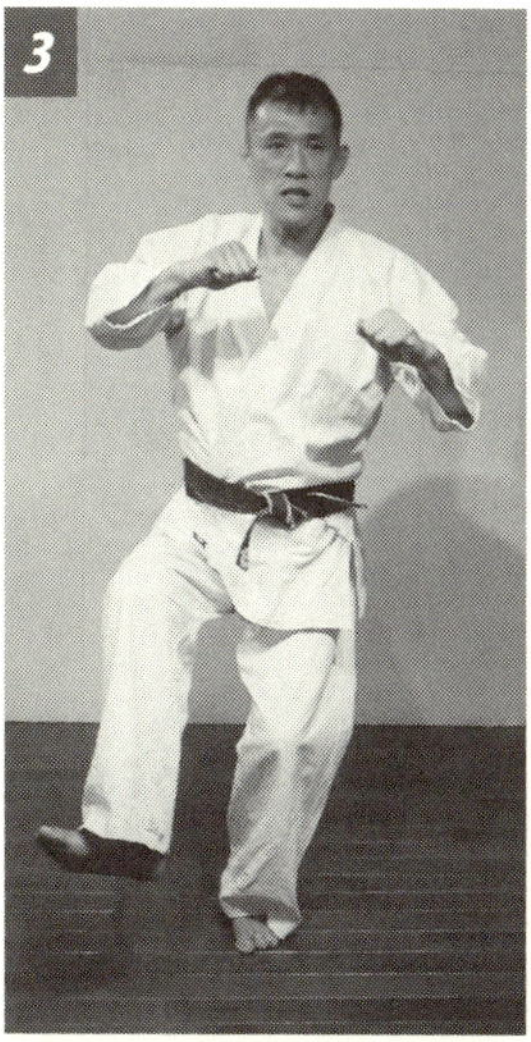

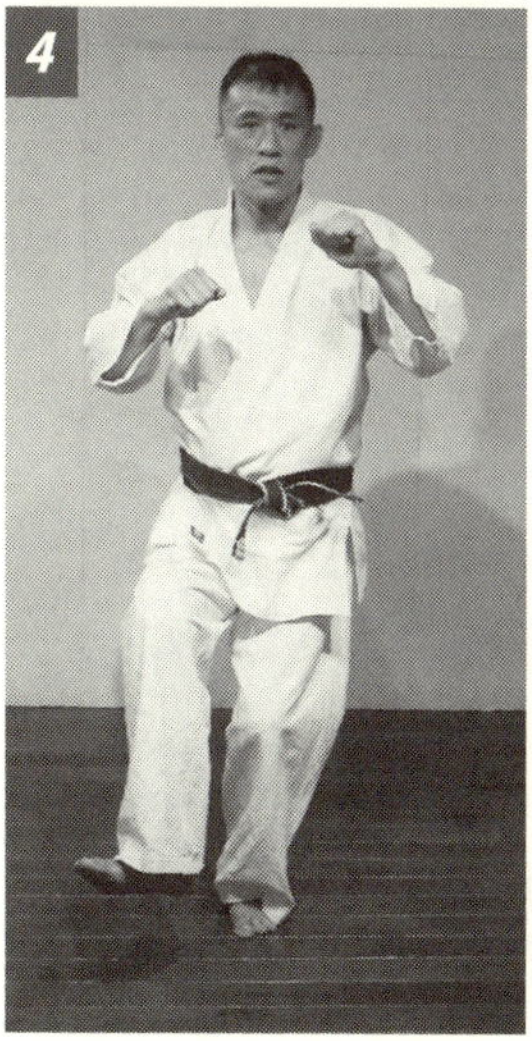

さらに肘も曲げて自由の利かない形にし、バランスを取るために使えないようにすると、もはや体幹しか使えない状態となり、一層身体深部の筋肉が覚醒し始める（写真3～4）。

膝を曲げた片脚立ちの状態から、無理せずに少しずつ体を左右に回転させてみる。足首から膝にかけての脛の部分が動かなくなるので、その分、足の甲から指先にかけてが動き始める。膝の奥の筋肉も動き、背骨、肩甲骨と繋がっていく。

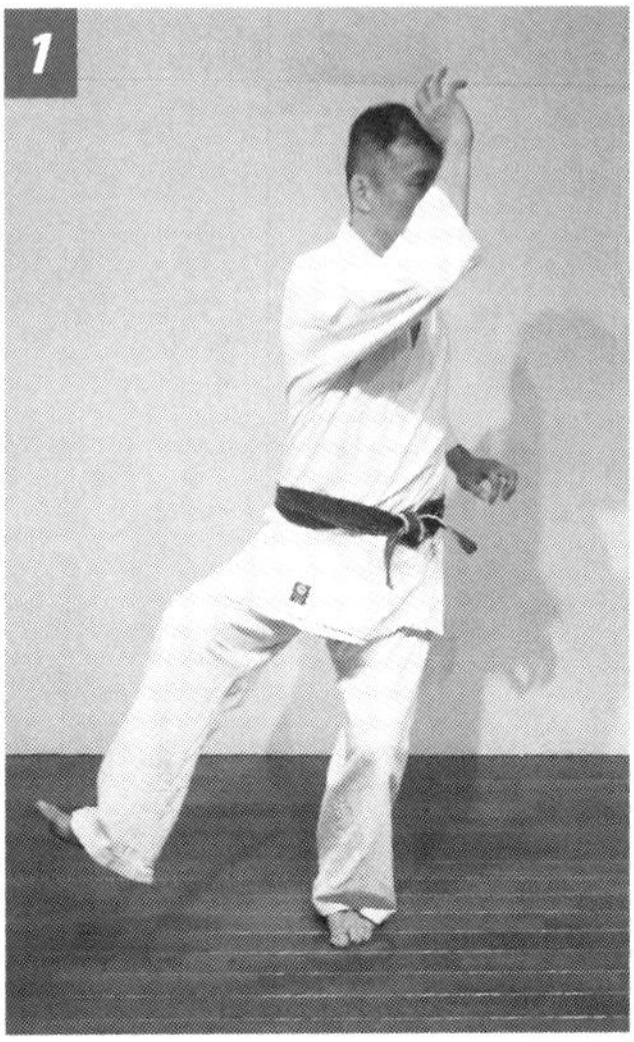

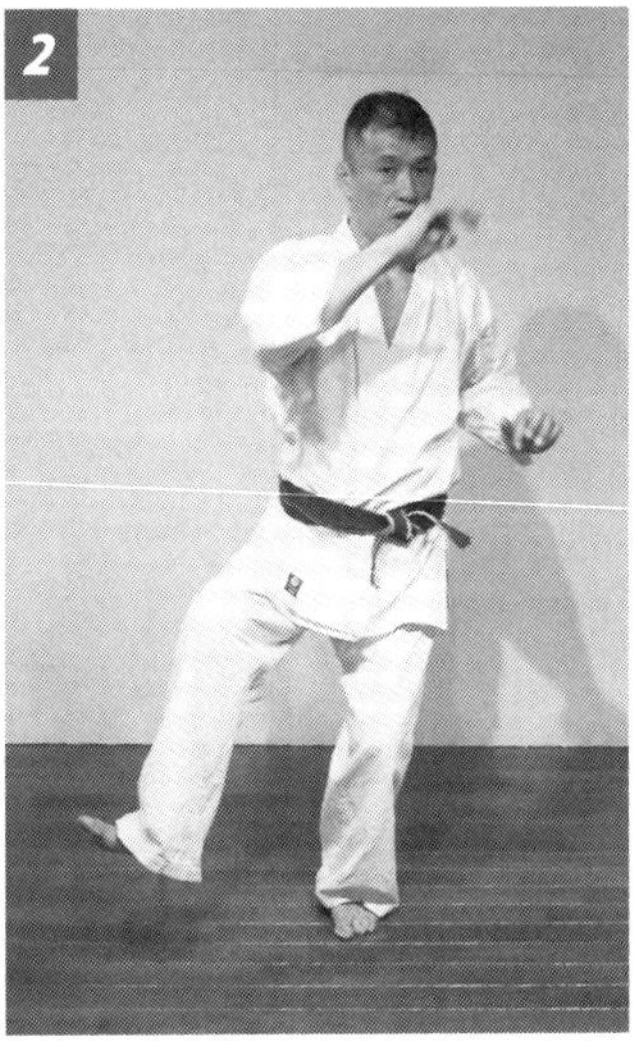

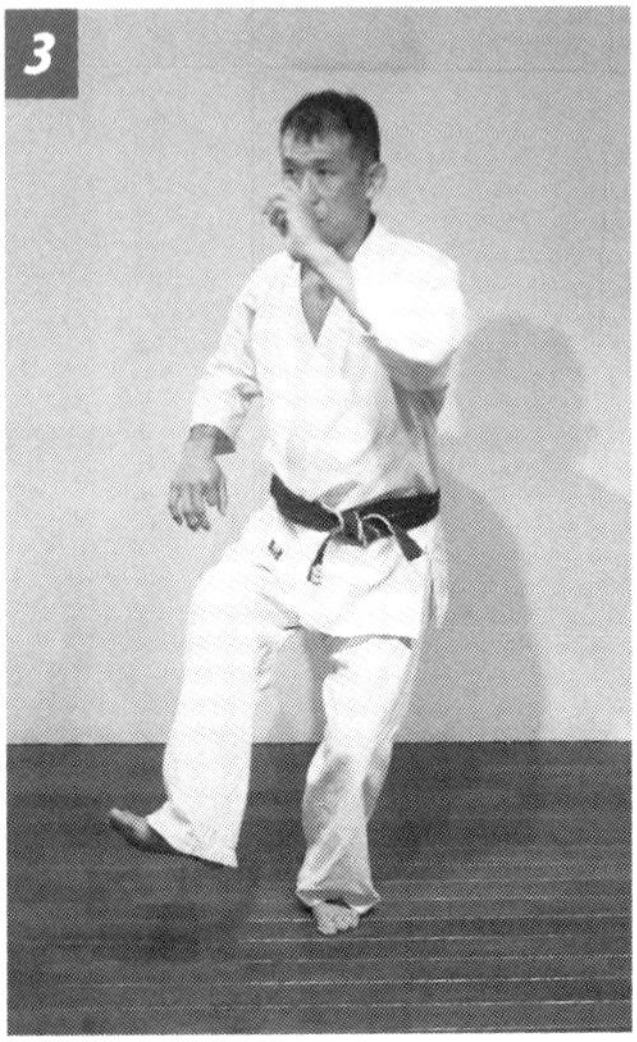

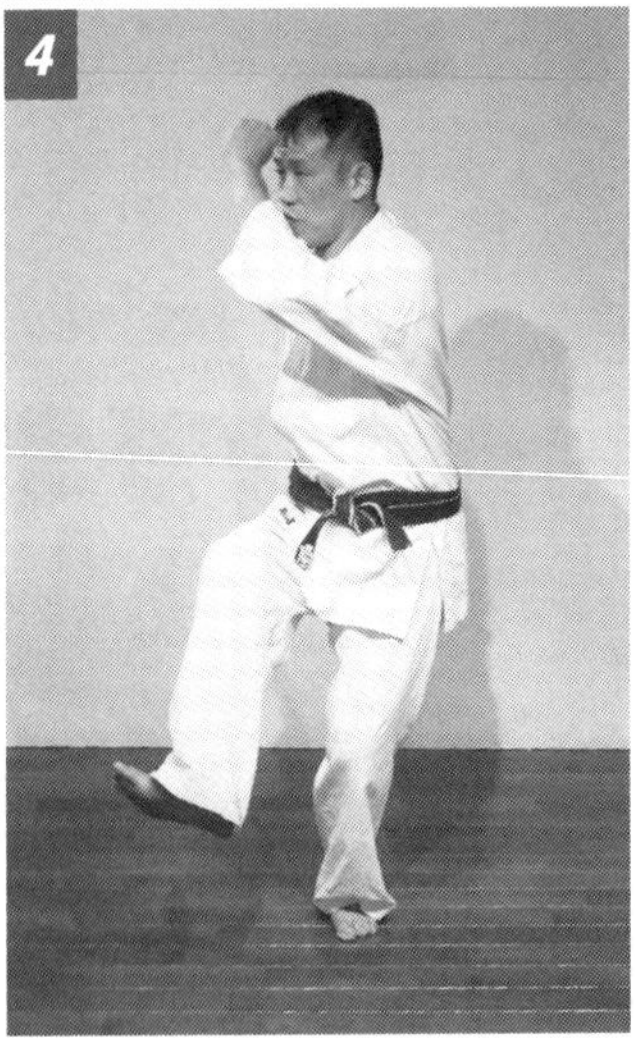

岩場の上を自由自在に駆け巡る形で止まっているだけでも体の奥の筋肉は覚醒し動き始める。この状態で無理せずに左右に体を少しずつ回転してみよう。体を支えるためには、足首から膝にかけての脛の部分は動かないようになる。その分足の甲から指先にかけてが動き始める。膝の奥の筋肉も動き、その動きで骨盤も動き、背骨、肩甲骨と動きが繋がっていく。自由に動かないことで、21世紀には運動する機会のほとんどない大自然の中での運動を再現するのだ。

人が体のバランスを取る際には、足首から膝にかけての脛の部分は固定した方がバランスは取りやすいのだ。だから足首から下の指先にかけて沢山の骨があり、細かい動きでバランスを取れるような構造になっていて、脛は動かないままで内部でバランスを取れるように骨が2本になっている。太ももは1本の骨で、つけ根が球状になっていることで、太ももが動いてもバランスを保てるような構造になっているのだろう。

人の体はバランスの取りにくい場所でこそ、その能力を引き出させるようになっている。

能力はたまに引き出さないと錆付いてしまう。大自然の空間とはほどよく能力を引き出すバランスで構成されている。足の指は単独で動かすよりも全体の動きの中で動きを引き出す方が自然な動きに近くなり、効果が高まる。

これは、産まれてから、ほぼ動かしたことのない箇所の運動になる。無理せず少しずつ行なうと効果が少しずつ出て来る。寝返りからハイハイ、掴まり立ち、と進んでいくごとく、赤ちゃんが成長する感じでじっくりやることが大切だ。

立って行なう運動は、立つことに使う筋肉の負担が大きくなるので（余計な力を抜くことが難しい）、本書では寝た状態で行なう同じ原理の運動も紹介する。

決して無理せずに、きちんと段階を踏んで進んでほしい。最後に紹介している二人で組んで行なう運動も基本の理論は同じだ。一人では動かしにくい本来の環境、原始の空間で自由自在に動かしていた箇所を、人の力を借りて動かすことで効果を高めていく。

本来の動きを行なえば、体は健康なのだ。環境を変えたことにより動かせなくなった箇所を、環境を変えずに動かす工夫が武術の型の隠れた意味なのだ。この運動は環境が便利になり動かす機会を喪失した21世紀に再び宝となるものだ。

第2章

"骨絡調整術"とは？

──サムライメソッドやわらぎとは？

1 最新最古の身体革命

サムライメソッドやわらぎとは健康と体に関する、今までとは違った発想と概念理論でできている。もとになっているのは、私が柳生心眼流という古流武術を学ぶ中で得た気付きだ。

古流武術の知恵を学び、日々研鑽を重ねる時間の中で気が付いたこと。それはまず、武術の鍛錬を通じて感じた武術の時代と21世紀との、人の体の誤差。そしてそこからさらに気付いた、武術の時代よりもさらに古い時代との体の誤差。

それは誤差と呼ぶにはあまりあるほど、大きな隔たりがある。なぜそんな隔たりができてしまったのか？

そこに21世紀の体の問題を解決する鍵が隠れている。

人は健康を願う、それでは、人が願う健康とは一体何なのか？

人は運動をする、それでは、運動をして目指す体とは一体何なのか？

この答えは簡単そうで、なかなか難しい。

答えを知らないで、答えを見つけるための正しい方法は見つけにくい。

答え＝目的地。目的地を知らないまま努力を重ねて、歩き続けても目的地にたどり着く可能性は低い。

答えがあって初めてそこに向かう正しい方法を知ることができるのだ。

人は元々完全な体を持って産まれている。人類以外の、他の生物を見てみるといい。どこか体に不足している箇所などない。すべての生物は、生まれ育つ環境で暮らす分には何の不足もなく一生を過ごせるような完全な体を持って産まれる。
21世紀の現在、完全な体は不完全な体になってしまっている。その理由と原因を知れば体は再び完全な体に戻ってゆく。21世紀の体を、人類誕生の状態に近付けていく。これは最新最古の身体革命だ。

2 頭ではなく体で学習するシステム

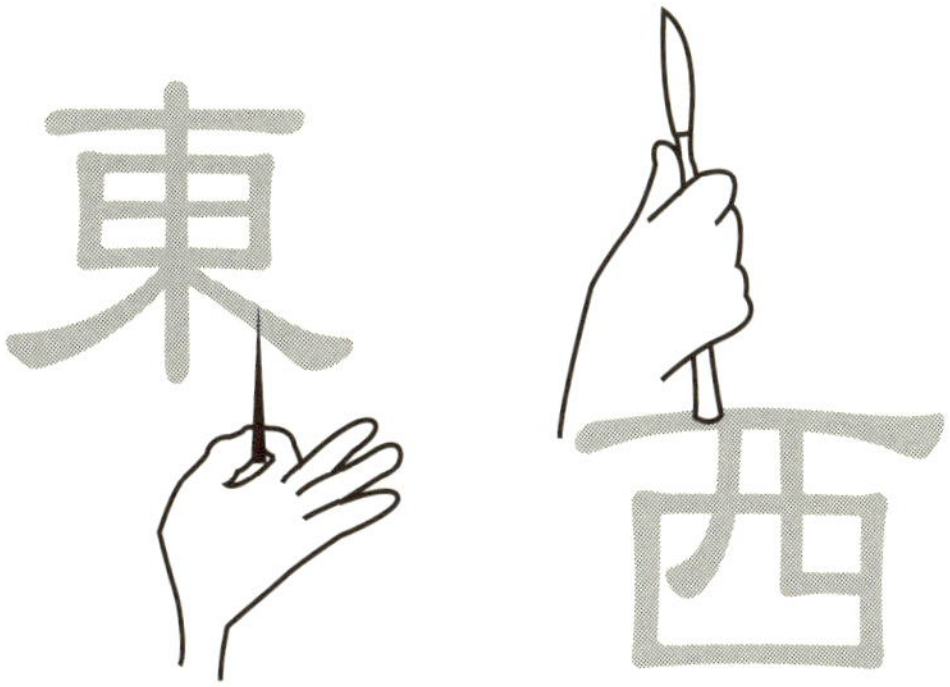

古流武術の身体理論と西洋医学の理論は全く異なる。大陸からやって来た東洋医学を元に更なる工夫と発見を重ね構築された日本医学が日本の古流武術の身体理論の根幹になっている。西洋医学と東洋医学の最たる違いは、あたかも身体各所を〝部品〟として探究していくかのような、詳細な解剖を元に構築しているか否かという所だろう。

人体を解剖して直接的に構造を見る事で構築されたのが西洋医学。おもに、人体を解剖せずに表面から触れる触診で体の内部を探り、内部の構造を知ったのが東洋医学。東洋医学の〝経絡〟は、西洋的な解剖学では、確証はとれない。ところが遥かな昔からその効果は知られており、西洋医学の発祥の地、盛んな国でも、そして21世紀の現在でも、〝経絡理論〟に基づいている鍼灸などは盛んに治療に使われている。

西洋医学とはどこまで見て解析ができるのか、そこに進歩と発展の多くがある。だから教科書や豊富な資料がある。対して東洋医学は、見えない物を感じて見るという事に多くの年月をかけ、その努力を費やしてきた。

口伝という目には見えない言葉から、見えない奥の秘密を自らの体を使い感じ取る事が学びになる。古くから東洋医学は武術と同じ場所に存在し、そのどちらかだけを学ぶという事はなかった。武術は殺法と活法という二側面が、表裏一体のものとして存在しているのだ。活法を理解してこそ殺法は成り、殺法を理解してこそ活法も成る。

武術も医術も、その追究は限りなく細密化していく方向に向かった。筋肉を太くすればよし、のような大雑把な方向には向かわなかったのだ。

口伝に従い体の細部を意識して動かす、その結果、はじめはウンともスンとも言わなかった体の細部が動き始める。まさに目には見えない箇所を感じ取り、動かすことが学びになる。これが日本医学の学習方法だったのではないだろうか。

一般の人が動かせないような体の奥の細部を自分の意思で動かせるようになる。体の細部まで動かせれば当然殺法も上達する。活殺を両面から学び学習が深まれば、体そのものが変わり、潜在能力が引き出されてくる。その結果人の体の内部深くまで感じられるようになり活殺両面が共に引き上げるようにして上達してゆく。

東洋の身体学習とは頭だけでなく体そのものも使い学習を行なう。その結果発見されたものが東洋の知恵。東洋の知恵は、目には見えないレベルの事象を、体を磨き上げる事で発見した。武術で磨き上げた体は常人では見えない箇所まで感じ取れるのだ。

3 目には見えない箇所の覚醒

武術の口伝に従い鍛練を重ねる。目には見えない体の内部を感じながら力を集め動かす。普段は動かない箇所を口伝に従い動くように体を変えてゆく。

はじめは全く動かない、それでも口伝に従い鍛練を続ける。やがて、少しずつ何かを感じるようになってくる。動きはしないが、体の奥に何かもやもやしたような不思議な感覚が現れてくる。

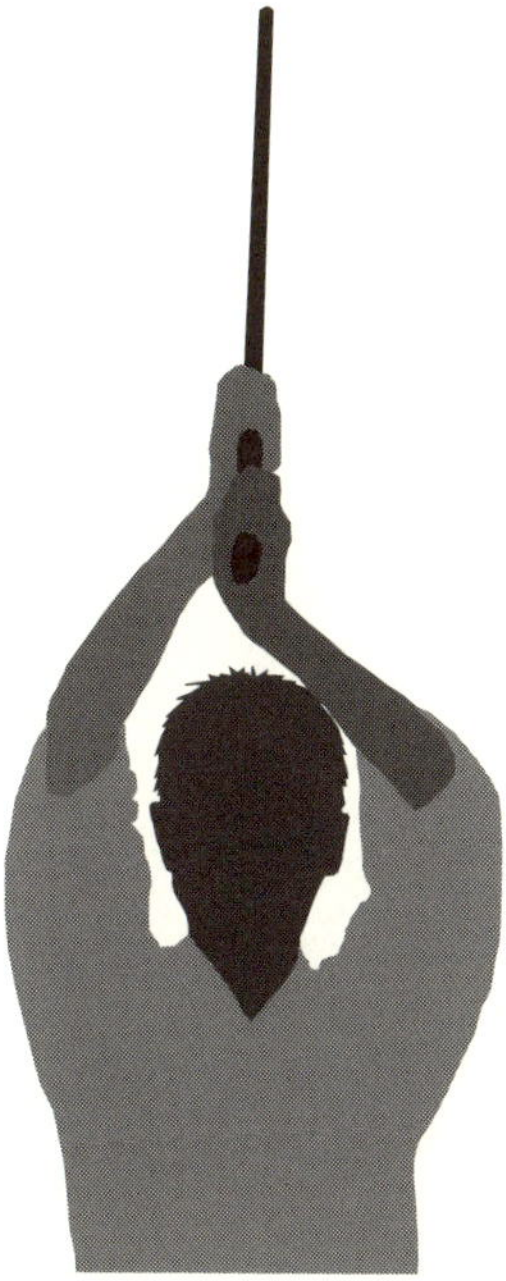

もやもやでは全く足りなく頼りない。頼りない物を口伝を頼りに探り当てる。武術の鍛練は時間がかかる。地図のない道を、人から聞いたヒントだけを頼りに遠くまで旅するようなものだ。それでもゴールは存在している。時間をかければゴールにたどり着ける。地図のない旅でも、始めてみれば前に確実に進むし、慣れれば聞いただけの道筋でも何となく見

当が付くようになり、進む速度と正確さが大きくなる。

東洋医学にも武術にも、近代のような子細な解剖図はない。解剖図のない鍛練も、続ければいつの間にか意味を理解できるようになり、進む速度も早くなり、そのうちに遠くまで移動している。いつの間にか武術を始めて10年以上が経つ。10年やれば少しずつ形になってくる。

体は一つで、いくつかの大きな組織に分類できる。皮膚、筋肉、骨格。この3つそれぞれの繋がりが武術では大切な要素になる。柳生心眼流では皮膚の繋がりは〝皮絡〟、筋肉は〝筋絡〟、骨格は〝骨絡〟と呼ばれ、日本医学、武術では身体論の基礎になっている。解剖では見えない、詳細な細部の動きを、目で見ないで体で感じることで発見した物が東洋医学だ。大陸ではそれを氣や〝経絡〟で表し、日本では〝皮絡〟、〝筋酪〟、〝骨絡〟で表した。

私の場合は鍛練ではじめに皮膚が動き出した。動き出すとは体を動かさないで皮膚だけが動くということだ。医学やスポーツでは言われないことは実際に起こる。体は動くのだから、動かない状態で細部が動いても別段不思議ではない。

皮膚の次には筋肉が動く。筋肉は筋繊維になっている。筋繊維が流れるように動く、その流れをコントロールすれば筋肉も体を動かすことなく動く。変な例えだが、筋肉が痙攣すれば体は動かないのにピクピク動く。動く事は事実なのだ。だから正しい口伝に従い鍛練をすれば、筋肉だけが動くのは不思議ではない。鍛錬が進めば今度は骨格だけでも動く。骨格が動くようになればようやく武術の体に近くなり、体の潜在能力が発揮されるようになる。

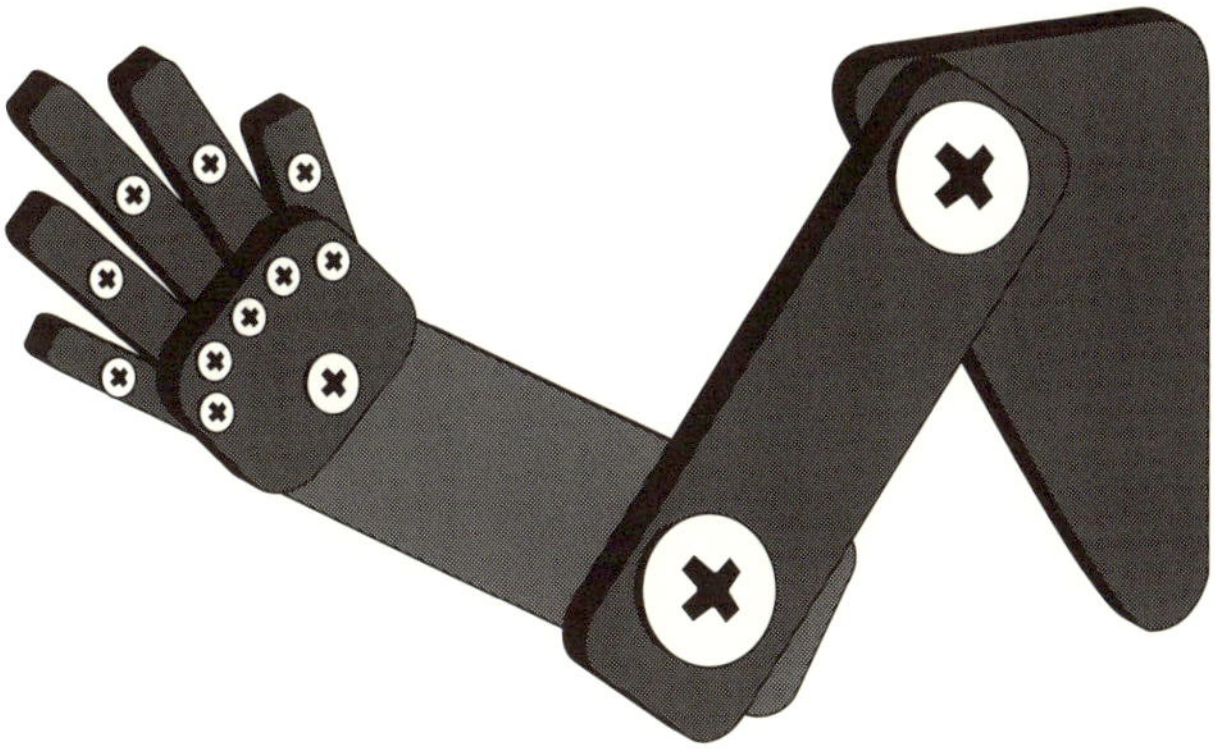

4 関節はねじのようなものでもある

古流では〝骨格〟にこそ奥義があると言われている。原始の環境で体を自由自在に動かすのには体全部を上手に動かす必要があった。体全部とは皮膚でも筋肉でもなく。骨格から外側に向けて全体が動く事だ。

体の奥から外に向けて力が動かなければ、体全体は上手に稼働できない。骨格は組み合わせに意味がある。人の体の形と動きの元は骨格なのだ。

体を動かす際には骨格が動く。骨の組み合わせで体の力、ギアが変わる。環境によりギアが変わる。平地と斜面、崖では動かす筋肉が違い、動かす筋肉が違うということは、骨格の動きが違うということで、動きが違うということは動きの組み合わせが変わるということだ。

環境によりギアが変わるには骨格の動き、関節のギアが変わる必要がある。人の体は関節で繋がれ、動きが変わる。関節をねじと考えてみる。ねじが緩ければ上手く動きは繋がらない。きつくても上手に動かない。ねじの締め加減で全体の動きの繋がりが変わる。

ねじの締め方の加減が武術の活殺の秘訣だ。ねじを緩めて相手を内部から崩して技をかける。そうすると本当に不思議な力で技をかけられたような感じになる。仕掛ける側はねじを締めて体全体の威力を大きくする。体の不調はねじを締めたり緩めたりしながら、筋を整えたり、骨格を正しい位置に整える。

ねじである関節を締めると、体の繋がりが大きくなり体全体で動くようになる。ねじを締めたり締めるスイッチを入れるのは環境の変化だ。大きなねじは手足の根元の球状の関節。そこが大きく動く環境は崖や斜面だ。崖や斜面では自然にギアが高くなる。同時に手足の先端の甲の筋肉も大きく動き体のギアを変える。厳しい環境で運動して呼吸が変わると体のギアが変わる。この3つが体のギアを変える箇所だ。

からだの内部が、どう変化するのか？　腕の両脇を絞ると、根元の球状の関節が普段よりも大きく動く。それにより関節のねじが締まり、骨格の繋がりのギアが上がる。上がれば骨格の動きの連動が強化されて体全体の力が変わる。

肩の球状の関節のねじが締まると、鎖骨と肩甲骨、そして肋骨がいつもよりもきつく締まり強く大きく連動する。

下半身の末端の球状の関節が動くと上部の骨盤と肩甲骨の連動が始まる。上半身と下半身の連動が強く大きくなれば、背骨も連動して、上半身と下半身が繋がり全身が連動してくる。

背骨は呼吸に大きく関与する肋骨と直結しているので背中側の呼吸の覚醒が必要になる。

連動で動くようになれば、体が覚醒してきているので、骨は単独で動かせるようになる。筋肉を動かすと鍛えられる、普段動かさない箇所を日常的に動かせば動きが強く研ぎ澄まされる。そうなれば大きな動きをしなくとも体の奥の各所は動くようになる。

崖や樹を登る時に必ず動く箇所を動かす事で体のギアが高くなる。低いギアでは手足がバラバラに動く。ギアが高まれば手足が繋がり胴体が一緒に動く。つまり体のギアとは骨格が綺麗に繋がり体全体が動くという事に他ならない。

脚のギアを上げるのは骨盤の動き。骨盤が動く状態は腰が入った状態になる。腰がきちんと入れば下半身だけでなく上半身とも繋がり、体のギアは高くなる。

樹に登るには上半身と下半身のどちらもギアが上がり繋がる必要がある。重い物を持ち上げるのも同じ。全身を繋げるには腰を入れる。

と、こう言えば改めて気付かされる。腰を入れて重い物を持ち上げるなどは、当たり前のことだ。それでなければ持ち上がらない、という場面で、人間は自然に腰を入れて持ち上げる操作を選択する。それは骨を繋げている操作に他ならなかったのだ。

5　"骨格調整術"とは？

原始時代、人間は崖や樹に登るような場面で、あるいは重い物を持ち上げなければならない場面で、当たり前に骨を繋げていた。しかし、それから何千年も経つ中で、環境は人間自身の手によって人間に優しく変えられていき、その中で人間は、骨の繋げ方が下手になっていった。それでも、古流武術の人間は、理想の身体状態を覚えていた。そこに戻るために、「武術」として、骨を繋げる方法を"術"として見つけ

“骨絡調整術”原理概念図

骨が正しく“ハマって”いれば……

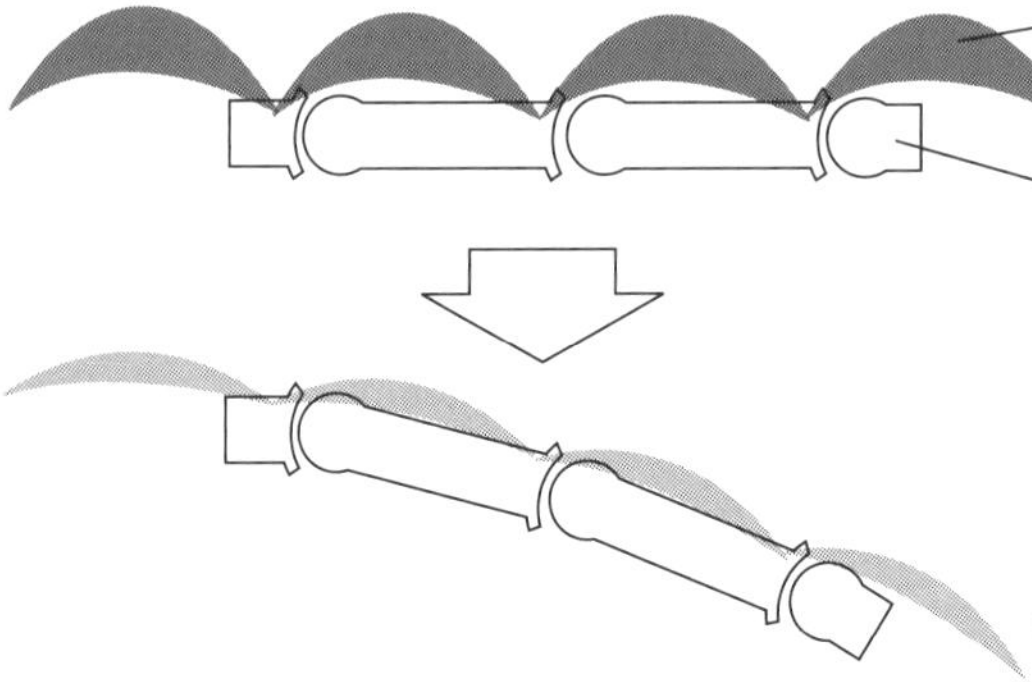

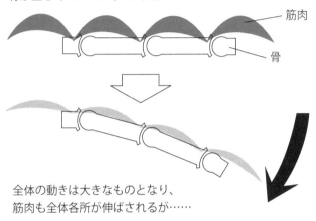

全体の動きは大きなものとなり、
筋肉も全体各所が伸ばされるが……

骨が正しく“ハマって”いないと……

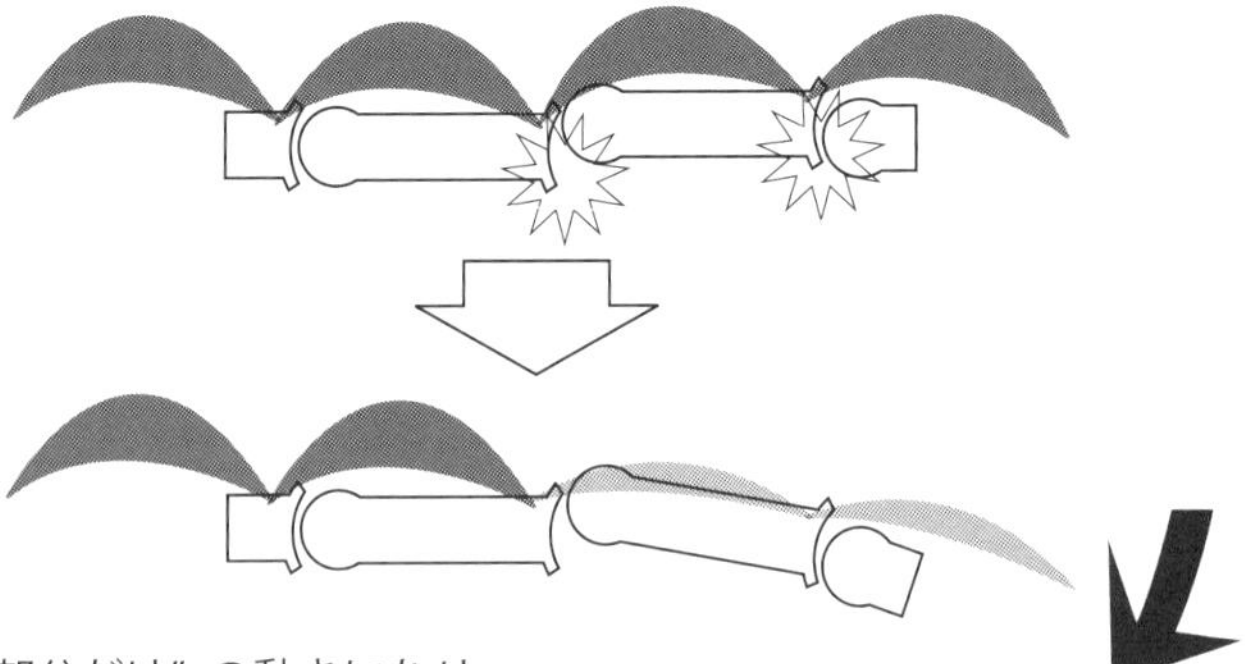

“部分だけ”の動きになり、
筋肉も一部しか伸ばされない。
“動かない部分”を抱えた状態なので、動きは小さく効率が悪い。

出した。それを、現代人が理想の身体状態を取り戻すための方法として再アレンジしたものが〝骨絡調整術〟だ。

骨が自在に繋げられて、自在に高いギアにもっていける。もちろんこれが理想だ。武術の達人とは、こういう人間のことだ。

しかしもちろん、そう簡単な話でもない。だから、骨を繋ぐことが上手くできなくなっている現代人にとってまず必要なのは、他者の手によって繋げてもらい、繋げられないでいたことによって眠っていた部分を覚醒させることだ。

骨が繋がっていないと、どうしても使われない部分ができてしまう。

序章の冒頭であげた開脚前屈で、あまり関節を大きく深く動かせない人は、筋肉の伸びが足らないのが原因な訳ではなかった。そもそも、使われない部分があるから大きく深くは動かせない、という、身体状態のいわば〝前提〟の問題だったのだ。

骨が繋がっていないから、他人の手で繋げてやる。ハマっていないから、ハメてやるのだ。ちょっとしたコツを心得れば、これはさほど難しくはない。繋がったら動かしてやれば動きが連動するから、末端を動かすだけで、それまで眠っていた奥の方までもが動き出す。

繋がれば、動きは劇的に変わる。自分は身体が固いと思っていた人も、大きく動かせるようになる。たとえ少しずつでも、〝全部〟が動けば、その動きは大きいものになるのだ。

〝骨の繋がり〟の大事さは、知らずうちに失ってしまっている現代人は、ほとんどが気付いていない。ぜひ、眠っていた部分の覚醒を、体験していただきたい。筋トレに勤しむ前に。

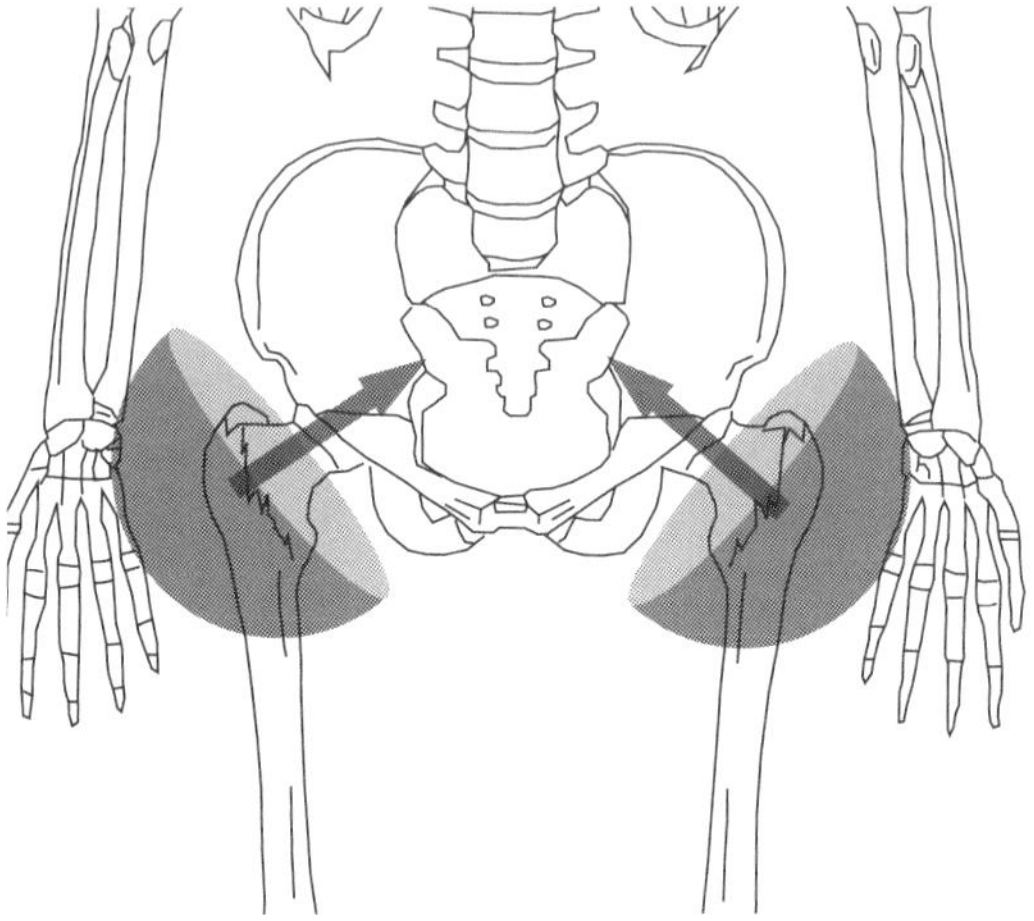

脚の骨（大腿骨）は、骨盤に対して斜めに接合し、股関節を形成している。よって大腿骨の可動域は斜め下方向に向いたドーム状の範囲となっている。

骨は動く。骨は筋肉を支え一緒に動く。そもそも骨格とは、体を支え動かすための構造になっている。だから筋肉の動きの多くは、骨の動きに左右される。現代のトレーニングの大半は筋肉を伸ばしたり、鍛えたりする。ところが筋肉には体を支える程の力はない。

体を支える骨格には、動きに合わせた数と形の組み合わせがある。体を支えている骨が充分に動かなければ、体を動かす筋肉も充分な動きはできない。筋肉を充分に動かしたければ、骨を充分に動かす工夫を重ねる必要がある。

人の本来の動きの中の、骨の動きを考えてみれば、骨は体の内側で、見た目とは別の動きを行なっている。ここに気が付いて行なうトレーニングはほとんど聞かない。脚の骨は実は真っ直ぐではない。股関節の接合部は斜めになって接合している。

骨がどう繋がっているのかを理解し、どう動くべきなのかを体感する。それが、あなたの身体とその動きを原始人レベルにまで高める〝骨絡調整術〟の第一歩なのだ。

そしてこれは、動きの質を高めたい、という人のみならず、肩や首などの凝りに悩まされている人にも強くお勧めしたい。

肩凝りに悩む人は多い。野球などの、肩を使う運動をして、その結果肩を痛めたりする人もいる。健康のためになるはずのスポーツで体を痛める人は多い。やり過ぎが原因とか思われているようだが、少し違った考えもある。使い過ぎで肩が凝ったり痛んだりはしない。使っていない箇所が凝りや痛みの原因になっているのだ。

体は筋肉だけでできている訳ではないのだから、体全体を動かすのには骨格まで動かす必要がある。繋がっている体の一部分だけを使うと動かしていない箇所に凝りが出る。

パソコンなどを指先や手だけで長時間使えば、動きの止まった箇所が凝ってくるのだ。そこを動かすことで、張り付き、固まった筋肉がほぐれてくる。遠位部と骨格が動く事で筋肉は元の状態に戻る。

元の状態の筋肉は凝っているはずなどないのだ。肩凝りに悩む野生動物がいないように、原始時代の人間も、おそらく肩凝りとは無縁だったろう。

体は全体で動くようにできている。それができないから動かさない箇所が凝るし、下手をすれば痛む。動かし過ぎが原因ではなく動かさないから固まってしまうのだ。

第3章

正しく動くには"末端の情報"から

1 体を正しく動かすには、正しい情報が必要になる

筋肉を正しく稼動させるためには、正しい情報を受け取りそれに合わせた指令を出す必要がある。

人は目で見た情報だけで体を動かしているのではない。暗闇で人は手探りで体を動かす。足にも同じような機能がある。

体を動かす指令が脳から出されると、一体どこで情報を集めるのだろうか？　正しい指令には、正しい情報が欠かせない。正しい情報が、体中の筋肉を動かす際に必要な源として存在している。

人の体は大自然に合わせてできていて、大自然の情報を体で感じながら、正しい指令を発して正しい動きを行なう。筋肉の動きには源になる情報を受け取る何かがある。体中の筋肉の動きの情報源とは一体どこなんだろうか？

１００年少し前には考えもしなかったような不思議な体の不具合、不定愁訴が21世紀には当たり前のように出てきている。あまりに多いので当たり前と勘違いしているだけで、昔なら異常な状況であるという事に気が付いていない人がたくさんいる。

文明が発達し、便利で快適な暮らしを営む割に、人々は心と体のストレスに悩む。

大人だけでなく小学生にまでそれは及び、小学生の肩凝りや腰痛なんていうものまで出てきた。異常な状態がそこら中に溢れている。

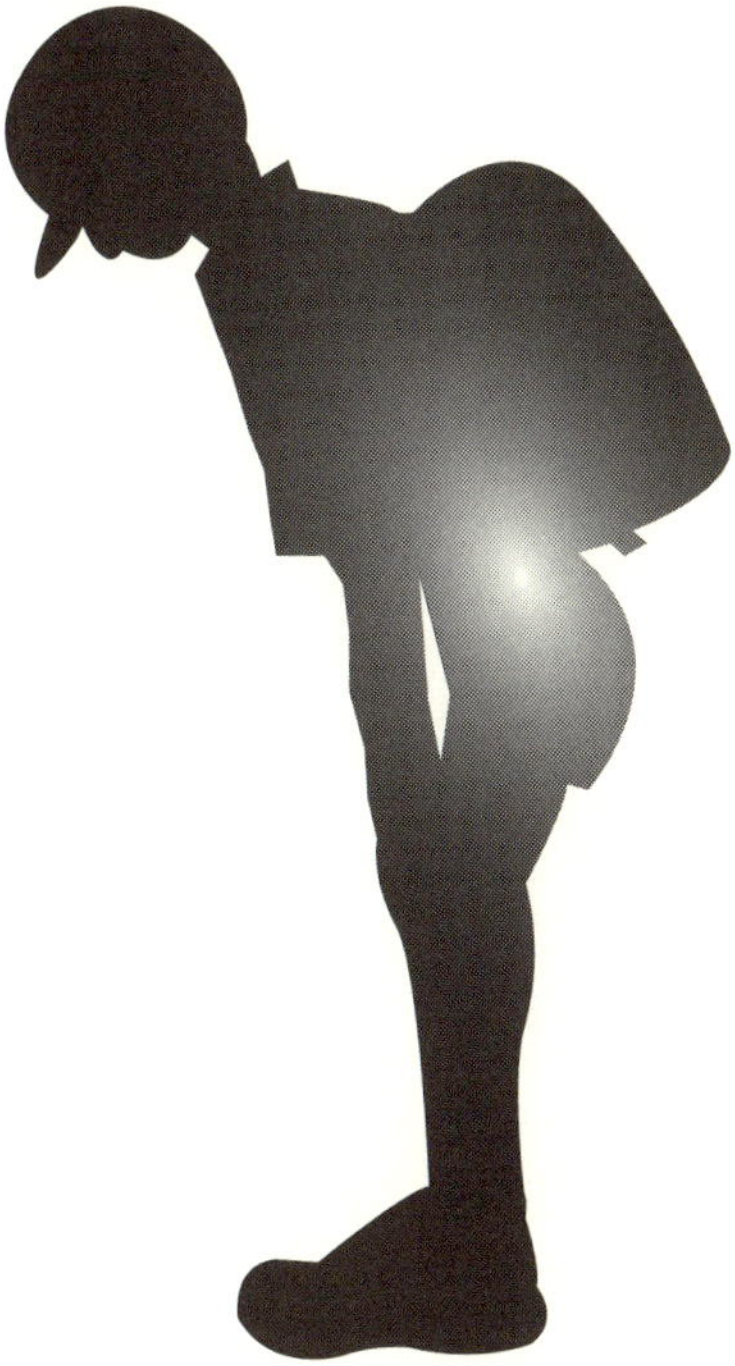

運動不足だけが原因なら、日常でジョギングや他のスポーツをすればそれは解消される。ところが、日常でスポーツをやっても腰痛や肩凝りに悩む人は多い。スポーツをすればここに膝痛も加わったりする。運動をする環境と本来の環境の誤差が体の不具合を生み出してしまう。日常でスポーツをやっても不定愁訴が消えないのは、本来の体の使い方をしていないせいだ。本来の体の使い方をしていれば体は均等に疲れて、均等に快復する。そもそも人以外の脊椎動物は人以上に体を動かしている。その割に腰痛や肩凝りに悩む脊椎動物はいない。

　本来の環境での動きから外れた体の動きが不定愁訴を起こす。本来の環境から外れる事で起こる動きの1つは崖を登ったり、凸凹ゴツゴツした地面を裸足で歩く運動。舗装された平坦な空間を靴を履いて走っても人の体の本来の動きは覚醒しない。覚醒しない分だけ負担がかかる箇所に不定愁訴が現れてくる。本来の動きを行なう際に情報を受け取る箇所を覚醒させる事で、問題の解決に近くなる事が可能になるのだ。

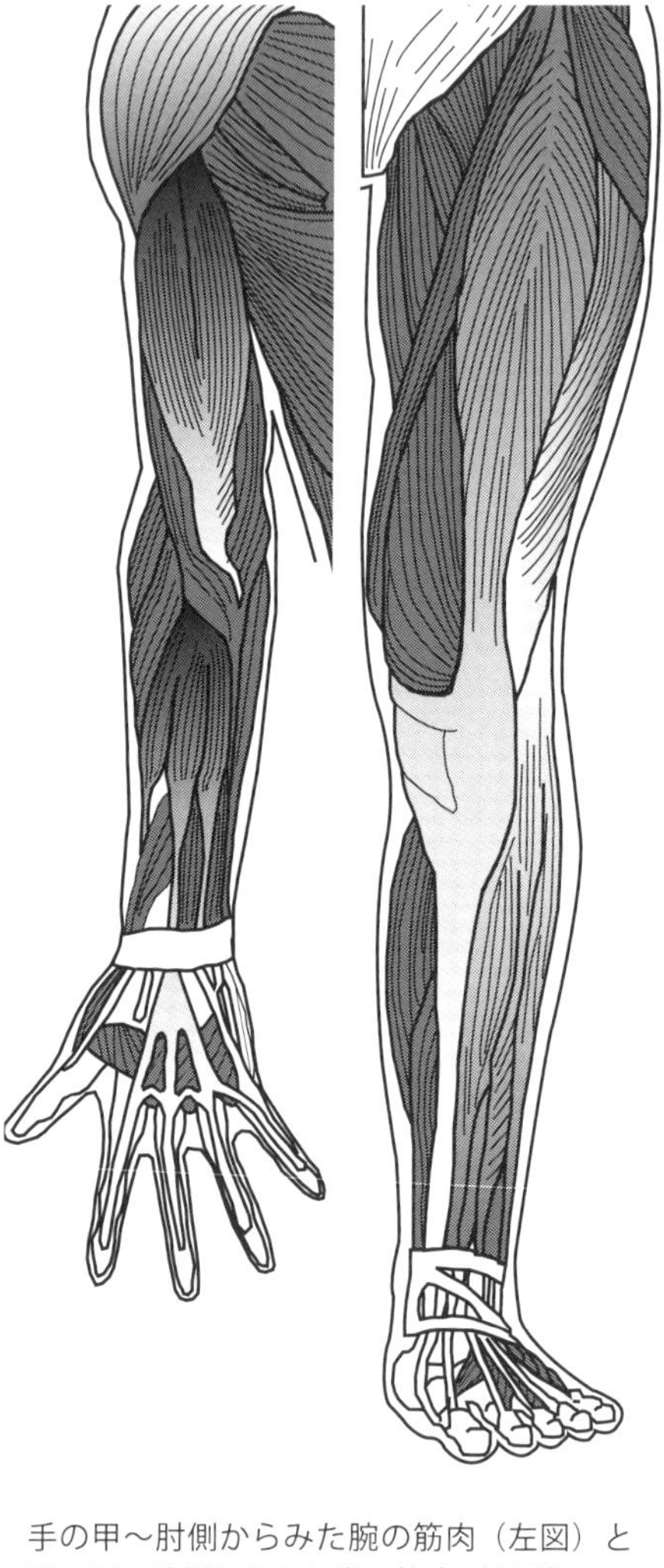

手の甲〜肘側からみた腕の筋肉（左図）と
足の甲〜膝側からみた脚の筋肉（右図）

右の図は腕と脚の筋肉だ。

これを見ると違和感を覚えないだろうか？　手足の指には筋肉がない。手足の指はほとんどが靭帯で構成されている。原始の時代の体を動かす環境とそこでの動きを照らし合わせてみると、なぜ指には筋肉がないのかの仮説的な理由が見えてくる。

原始の時代の環境は凸凹ゴツゴツしている。そこで体を動かすという事は21世紀の平地での運動とは異なった運動を行なう事になる。岩だらけのゴツゴツした斜面を普通に歩いたり走ったりもして、崖を登ったりもしたのが原始時代の体の動かし方だとしたら……

凸凹ゴツゴツした地面や崖は細い指の筋力では支えるのには無理がある。指が筋肉でできていてその筋力頼りに体を支えたり動かしたりしようとしたら疲れてすぐに地面や崖を捕える事ができなくなってしまう。だから指先はバネのような靭帯でできているように思えるのだ。

例えば、誰でも一度は経験したことがあるであろう〝鉄棒にぶら下がる〟ということを想像してみて欲しい。

「指だけでぶら下がれ」と言われたら、〝無理だ！〟と感じる人が多いのではないかと思う。自分にはそんな指の力はないと。しかしやってみるとなんのことはない。指で引っ掛けるようにしてぶら下がるのは大して辛くはないはずだ。逆に指に力を込めて握力を使いしっかり握り込むようにしてぶら下がったら楽か？……というとそんなことはないはずだ。

実は鉄棒にぶら下がる、という時は誰でも、形としてはしっかり握ったとしても、指自体を握り込む筋力などは大して使っていないのだ。

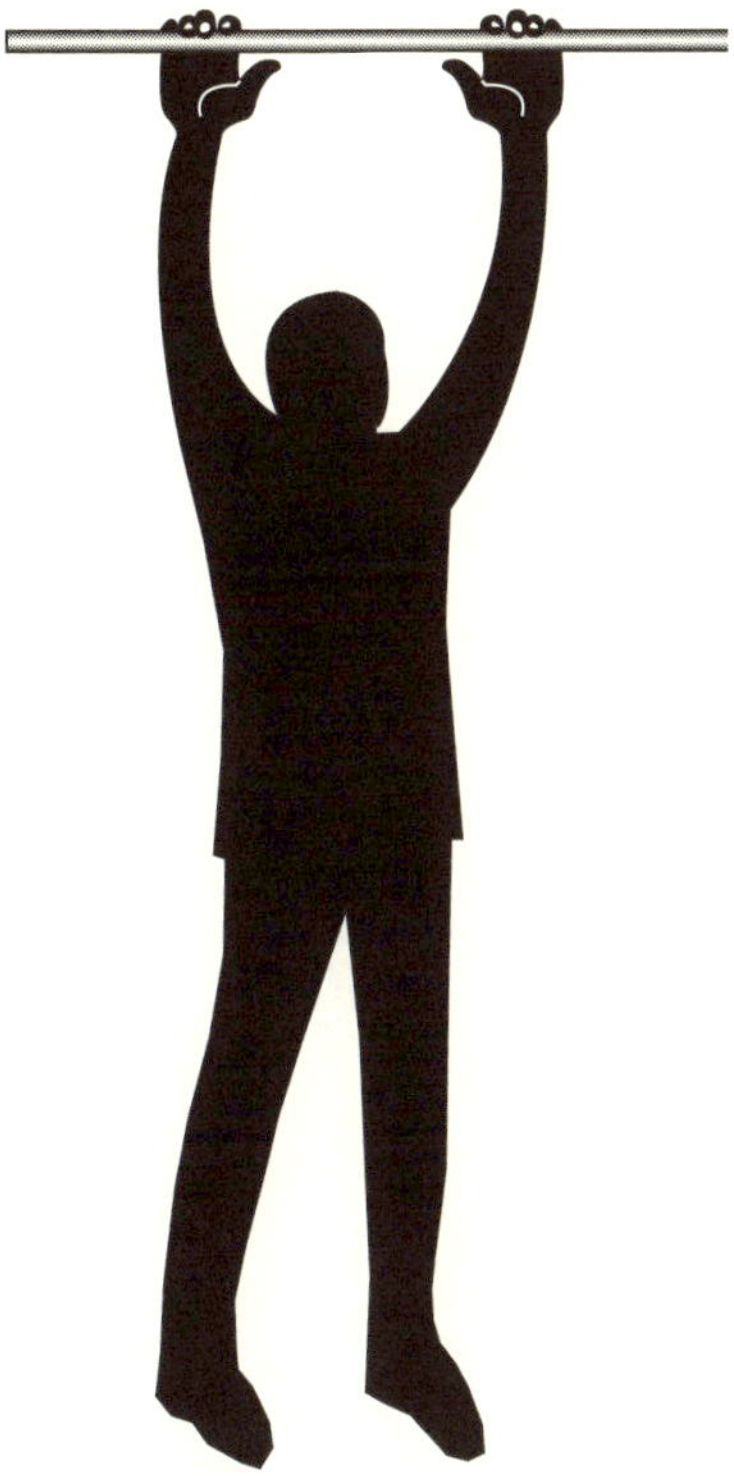

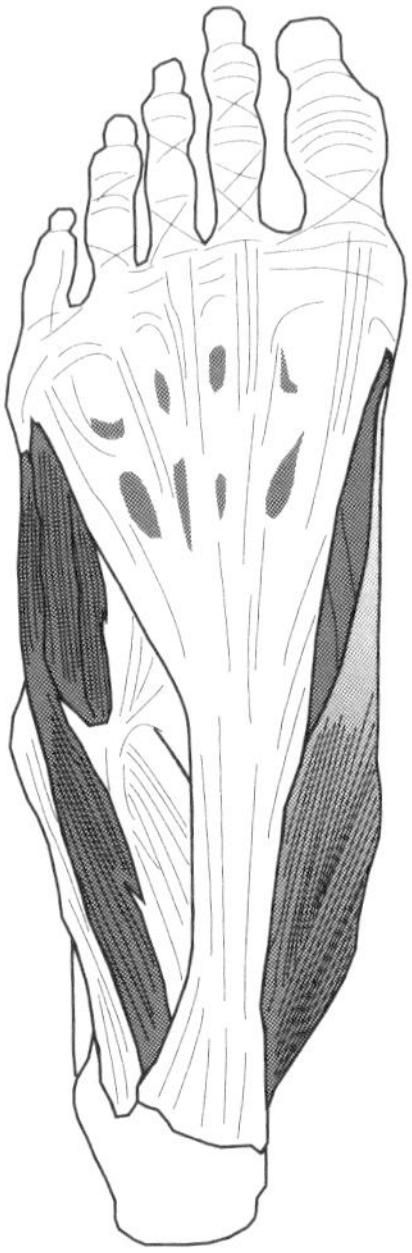

足裏の内部組織。筋肉は少なく、多くは靭帯によって構成されている。

体とは不思議で巧みな自然の力でできている。凸凹ゴツゴツした本来の環境でも人の体は充分に日常生活を過不足なく営めるような構造にはじめからなっている。

足の骨で地面を捕え、靭帯で衝撃を受け止める。人工的な靴底よりも遥かに詳細で神秘的とさえ思える構造に人の足裏はできている。

筋肉よりも硬く、骨よりも柔らかい靭帯で足裏筋絡の多くは構成されている、足の骨と靭帯とは、不思議な関係になっている。足裏はそれほど、力が入らないような構造になっていて、本当は柔らかく地面に接するのが正しい動かし方なのだ。

足裏の筋絡が柔らかければ、その箇所の骨が自由に動き、その指令が伝わり大きな筋肉が動く事で体は本来の機能を発揮する事ができる。柔らかいからこそそこから骨格の連動が正しく始まる。だから足裏を柔らかくするマッサージ等があるのだろう。

足裏の筋絡が柔らかければ地面の情報が入って足の甲の骨が正しく動く。足の指から甲にかけての正しい骨格の調和した動きに合わせて全身が正しく動く。全身が正しく動けば、内臓まで整ってゆく。内臓を支えている骨格と筋肉の関係が歪めば体の内圧が狂い、その影響は内臓にまで時間をかけて及ぶ。人の体の多くは水分で構成されているから、体の内圧の異常は時間をかけて内臓にまで悪影響を及ぼす。人の体の動きの多くは立って歩く事。立って歩く際には、足をはじめに必ず着く。足からの情報が体を動かす指令に大きく関係する。

2 腕の本来の動きを覚醒させる

指の中にある骨をよく見てみると、先端が釣り針のような形になっている。手の指先の骨も筋肉ではなく靭帯で包まれている。

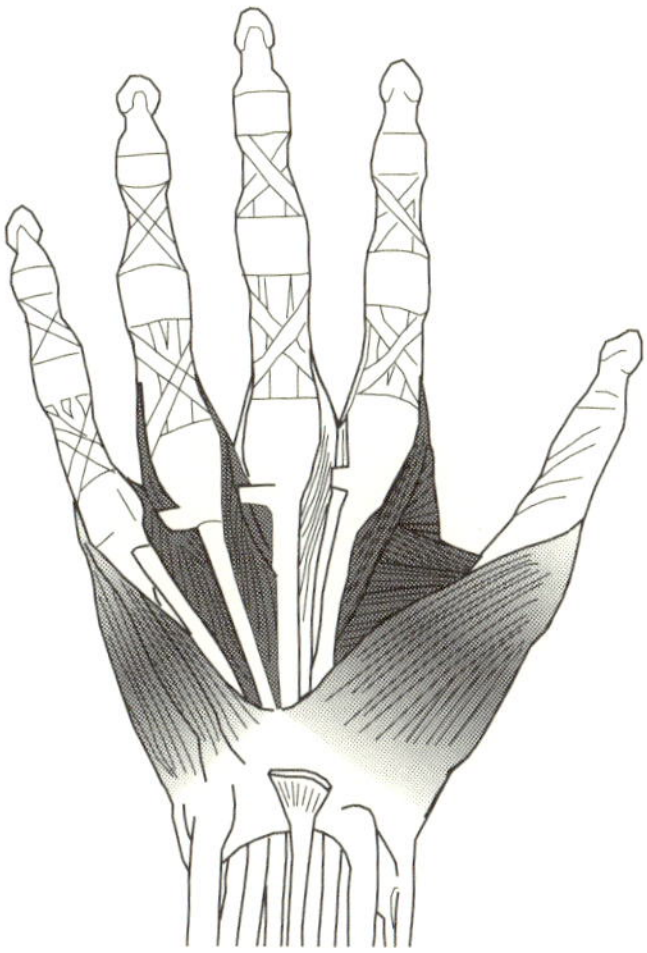

手の内部組織。指の部分はやはり筋肉が少なく、多くは靭帯によって構成されている。

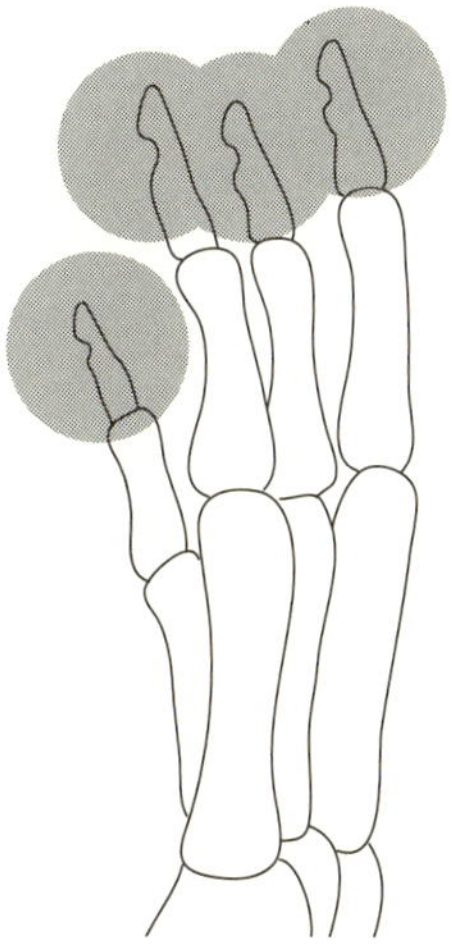

指先の骨は先端が釣り針のように、引っ掛かりが生じやすい形をしている。

人の指先は、釣り針のような指先の骨で引っ掛ける事で、崖や樹を登れるような仕組みに、産まれた時からなっている。使わないから退化しているだけで、南の島に暮らす人々が楽々と椰子の樹に登り椰子の実を取るのは、21世紀の常識に照らし合わせてみると特殊な行為なだけで、体の構造からみればごくありふれた普通の体の動きに過ぎない。

指先の骨が釣り針のような形で引っ掛かりやすいようになって、指先の構造は筋肉ではなく靭帯でできているのだから、正しく力の配分を行なえば、体重を支えてもそれほど疲れない。指先は自由に物を掴むだけでなく、自由に引っ掛ける事ができる構造になっている。

3 力はどこから始まる？

指先の力の始まりの筋絡は肘〜甲から始まっている。ところが指を動かす筋肉は手首から先に繋がっている。

持ちやすい物を持っても、すなわち普通に指を握るような動作では、甲の部分の筋肉は稼動しない。甲の部分の筋肉は指先を大きく開く時に使う。よって、掴んでは離してまた次を掴み…のような頻繁な掌の開閉運動を伴う動作や、掌を張るような操作を行なうと覚醒する。

指先を本来の凸凹した環境で使えば、甲の筋絡は覚醒しやがて日常の動作で筋量は勝手に増えていく。それが人の体の自然な成長だ。崖や樹に登ったりすればごく自然に覚醒する手の甲の筋肉。ところが環境と生活の変化により、使う機会がほとんどなくなった21世紀にはこの筋肉は眠ったままなので、大人になっても上手に動かす事ができないままになっている。

持ちやすい形のバーベルなどを使って重量の負荷をかけても、前腕の筋肉からしか鍛える事はできない。だから重い重量を使って大きな筋肉をつけても崖や樹に登る能力はそれほど向上しない。覚醒しないままの21世紀の体の力の始まりは、手首よりも先になっている気がする。

人の体は一部から急に全体が動くような仕組みにはなっていない。手の甲の筋絡が眠ったままでは、全体の筋絡も繋がって機能することはない。

この部分の筋肉はそれほど大きくない。だからこそ、ここが動きの始まりのスイッチとしての役割を果たすところとして重要になってくるのだ。

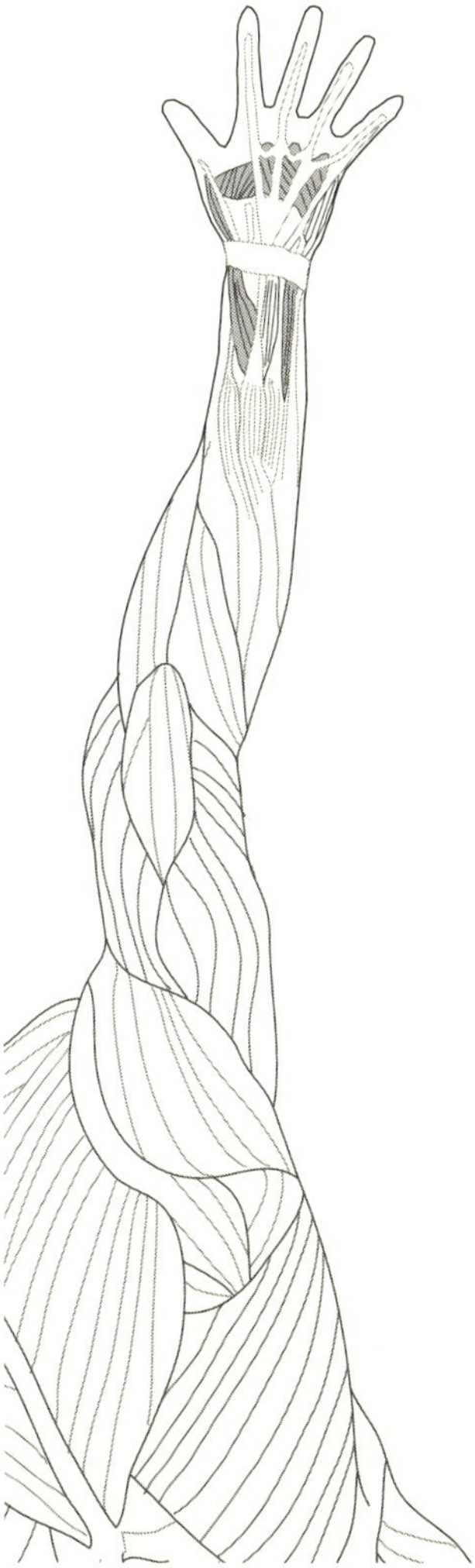

筋肉の連なりの端緒は手の甲。この筋肉は物を掴むのでなく、指先を大きく開いて掌を張る時に稼働する。

上から両手首を抑え付けてくる相手に対し、上げつつ崩す武術修練。ただ腕を持ち上げようとしてもなかなか上げられないが（右列写真）、掌を張るようにして手の甲の筋肉を稼働させると全身が連動し、大きな力を出すことができる（写真左列）。

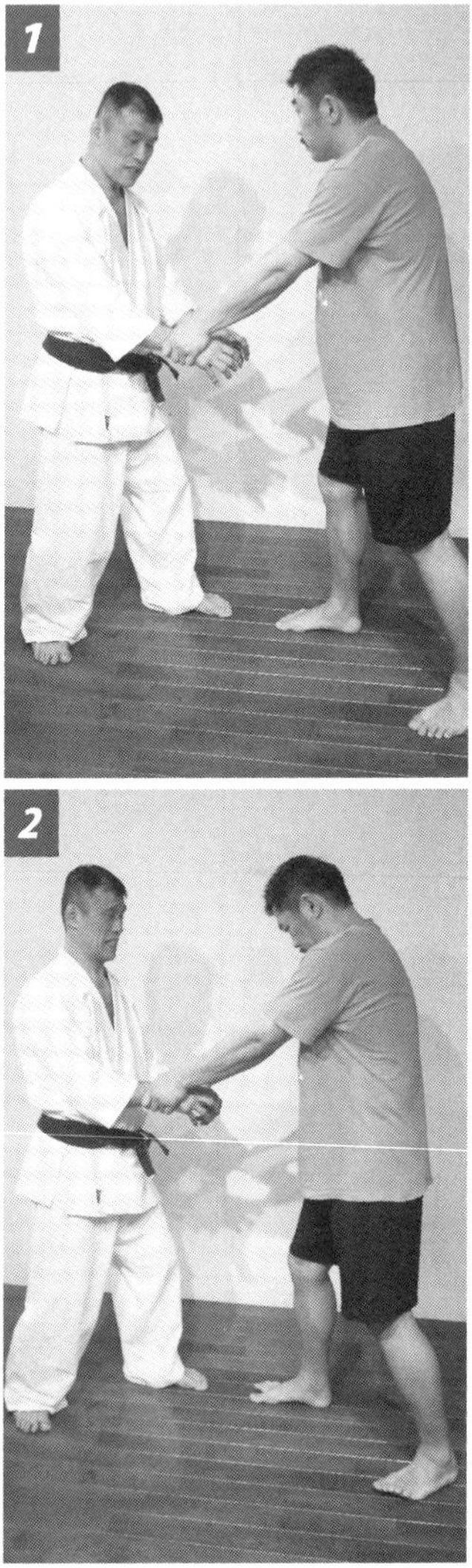

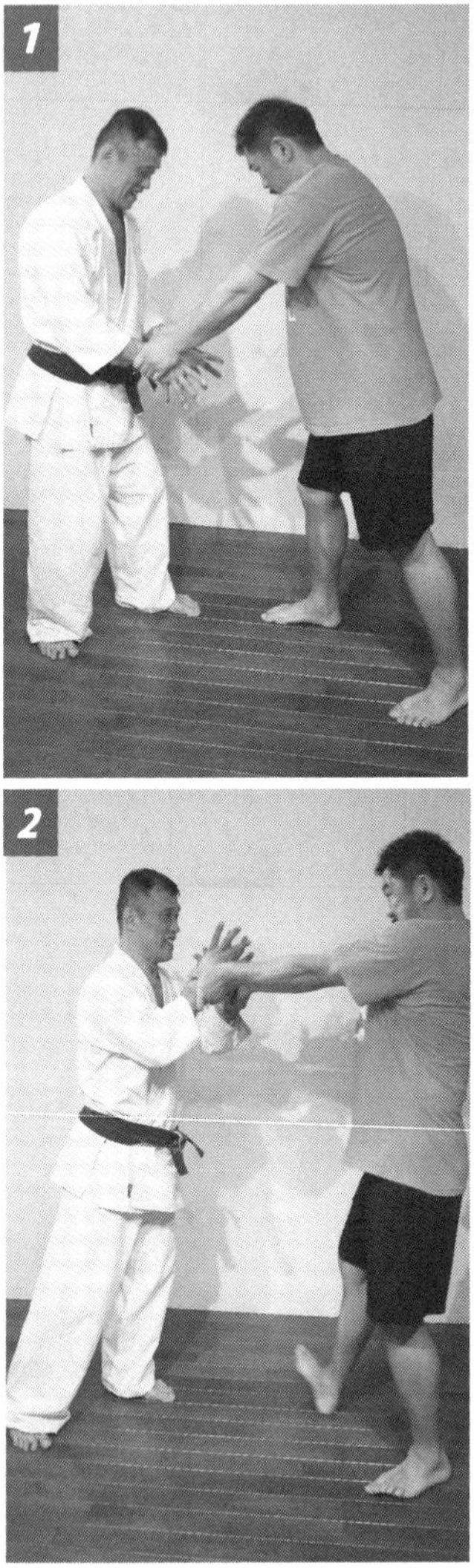

甲の部分の筋絡が動くと、腕の筋肉の動きの効率が一気に高まる。多面的に筋肉が働くように変わる。多面的に筋肉が稼動すれば体本来の動きに近くなってゆく。甲の筋絡が動くと、末端の情報と共に指令が入り腕と脚の筋絡と連動が始まる。その際にはギアが一段上がった体の運動になる。

通常のトレーニングは筋肉を足し算で増やす事で力や速さや持久力の向上を計る。その際、鍛える筋肉の箇所には、手の甲の筋肉はほとんど含まれていない。しかしこの筋絡を覚醒させ鍛えていくと、不思議な現象が起こるのだ。

甲の筋肉を鍛えると、それ以外の体の筋肉の動きが変わり、連動性が良くなる。体を動かす際に伝わる情報が、一段厳しい動きが始まる事を伝えるのかもしれない。普通に物を持ったりするのと、崖や樹に登るのでは、体の動かし方そのものを変える必要が出てくる。本来の環境で生活を営めば成長と共に自然にそこを使い、体が大きくなるにつれて勝手に必要なスイッチが入り、勝手にスイッチが入った時に動く筋肉が発達するのだ。

サルはこの部分の筋肉がとても発達している。だから木々を自由に登ったり飛び移ったりできる。本来は勝手にスイッチが入りギアが入れ替わるように体が自由に動いて崖や樹に登ったのが原始の時代の人の体と運動能力だ。21世紀にはそのような環境での運動は不可能に近い。

武術でも相手に腕を持たせて上げる際にこの筋肉を稼動させると力が一気に大きくなる。

体全体の機能を充分に使いこなすには、手足の甲の筋肉を覚醒させる必要がある。この筋肉が覚醒すると足し算ではなく、掛け算的に体全体が覚醒して機能が発揮できるようになる。

脚の筋肉の連なりの端緒は足の甲。現代生活においてはほとんど使われない筋肉だ。

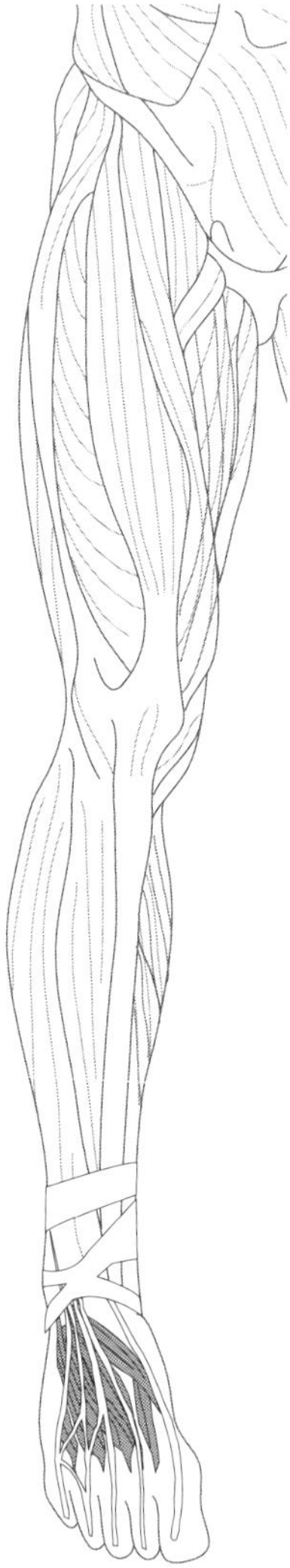

4 脚の本来の動きを覚醒させる

手と脚は似ているようでいて、別の仕組みで動く。手は物を持ったり、崖などに登るために、骨格が内部で回転する特性を持っている。

脚は自分の体重を上手く支えるために、表面からは見えない左右の微動を内部の骨格で行なっている。

地球は3次元の構造になっているので、歩く時、走る時、ジャンプをする時にも3方向に力を発した方が効率が高くなる。体を動かす際に跳ね返ってくる、衝撃も3方向で受け止めた方が、衝撃を上手に拡散するから、体に受ける衝撃は少なくて済む。

脚は体を支え動かすという目的に従ってできている。支え動かす場所は3次元で平坦ではない凸凹ゴツゴツした大自然の土地。脚を曲げる時に、横方向の動きがなければ、人はロボットのような動きしかできない。言うまでもなく、本来の人の体はロボットを遥かに凌ぐ、精密な動きができる。ロボットにはない内部の微動ができるから人は自然な動きができるのだ。

脚の筋絡の始まりは、足の甲の筋肉だ。裸足で歩き、崖や斜面等を素足で登ることで甲の筋肉は勝手に覚醒し、ギアが上がった状態で動き出す。しかし、靴を履いて平坦な場所を歩いても、なかなか稼動しない。手足の甲の筋絡を覚醒させる事が、体の奥の筋肉を覚醒させる鍵になる。

歩き方を考えてみよう。しかし、ほとんどの歩き方の理論は、靴を履いて道路や競技場で歩いたり走っ

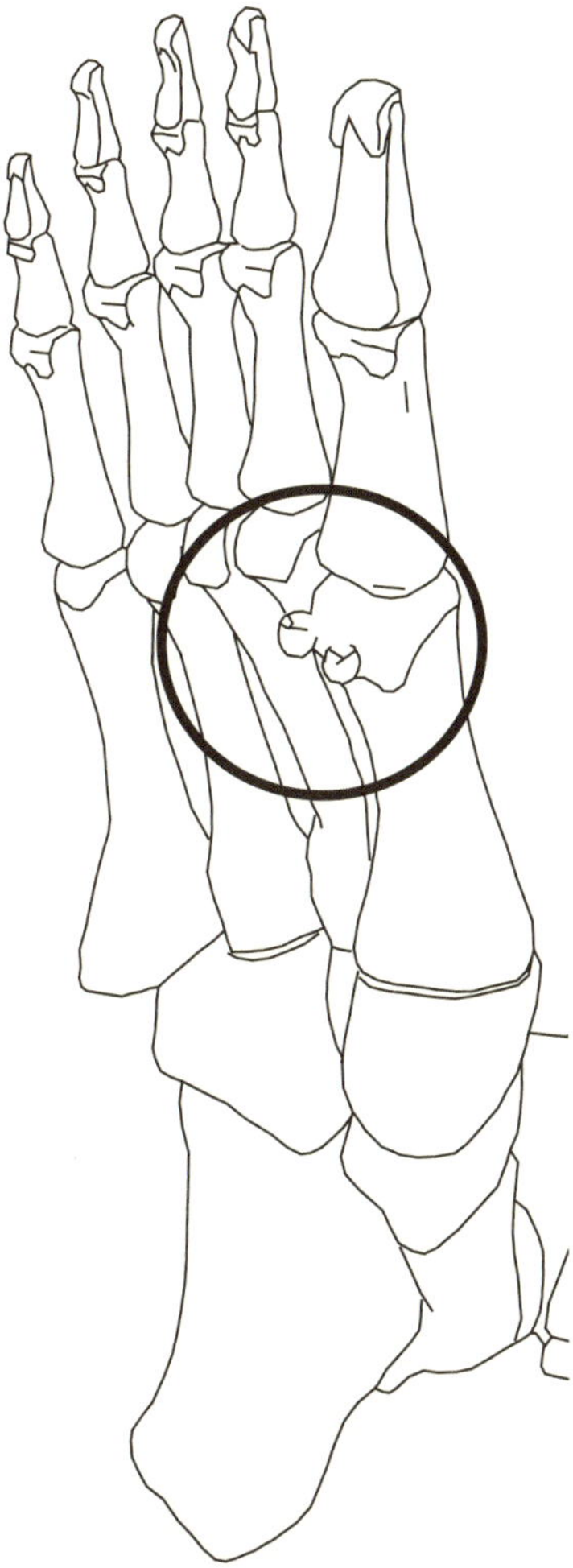

右足の骨格を足裏側から見たところ。親指の付け根の裏には、まるでそこで支えるかのように２つの突起を持つ骨がある。

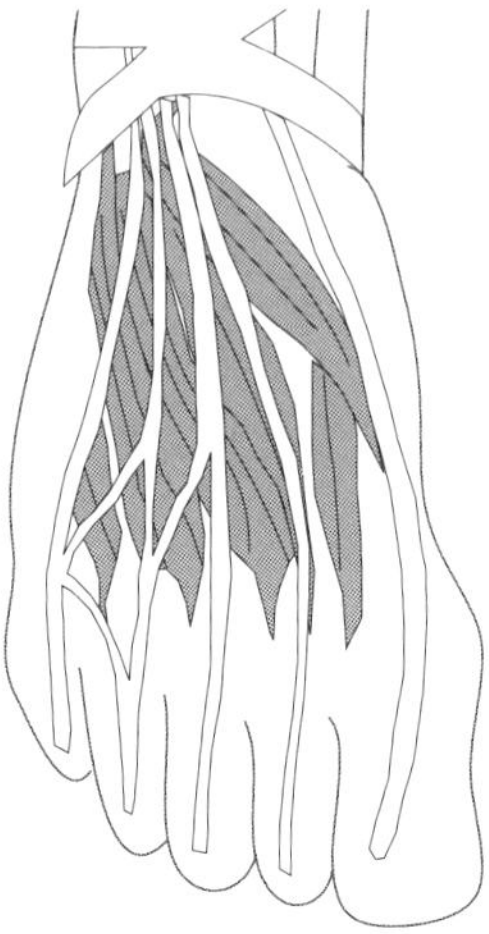

足指の筋肉群をみると、親揖以外の４本が一まとまりになっており、古流武術での教えと一致する。

たりする前提でできている。

前ページの図は足の裏の骨だ。25ページにもあげたが、今度は少し角度をつけている。

親指の裏にはまるでそこで支えるためにあるような突起が2つある。親指は一番太いので、やはり体を支えるのに重要な役割を担っているのだ。

親指に重心を置いてそのままで人は歩くのだろうか？2つの突起は指の奥にある。靴を履いて道路を歩くという本来の動きではない歩き方から考えるよりも、裸足で実際に凸凹の場所を歩いてみればすぐにわかる。親指は浮くのだ。だから付け根に2つの突起があってそこに体重がかかる。

凸凹した地面ではバランスを取るために体重が小指にかかり、親指は浮きながら進む方向を示したりしつつ体のバランスを取る。踵から足を着くと、凸凹した地面ならバランスを取れなくなってしまう。踵は着かないような構造に、本来の体はなっている。本来の環境で動かさなくなったからできないだけで、そこに腰痛や肩凝りの原因が隠れているのだ。

古流では親指は1本で他の4本と同等の格を持つという教えがある。親指と他の4本の指との関係性に歩行の秘密が隠れている。

1本と4本でバランスを取り親指に重心があるのだから、親指を着いては他の4本は機能しなくなる。つまり4本に動きを任せ親指は浮き気味にする。重心が働きすぎてはバランスが崩れるからだ。

筋肉を抜き出して見てみよう（前ページ図参照）。

21世紀の医学では筋肉を表面からだけでなく、徐々に奥の方まで詳細に見ることができる。この図は骨格に近い箇所の筋肉だ。

親指以外の4本の指の筋肉は足首の方に向かい一つの固まりに集合している。解剖図等なかった時代に古流で発見した身体理論が21世紀の解剖図で見てその通りになっているのは全く驚異的な事実だ。

親指と他の4本の指、という2系統で動かす、人の足の動きと構造はそうなっている。まるで足袋の形通りである。草履や下駄の鼻緒を使った構造は、人の足の構造を活かしやすい、歩きやすい構造になっている。人体構造からというよりも使いやすさ、経験値からできた物が日本の履物なのかもしれない。

親指は1本で他の4本と同等の格。実際の筋肉の構造も親指と他の4本の2つに分かれている。人は裸足で足先の力を巧みに使って歩いたり走ったり、時には崖や樹にも登ったりしたのだろう。舗装された道路を靴を履いて歩くと気がつかないことは、人が本来暮らす環境に当てはめてみると案外簡単に理解ができたりもする。

凸凹ゴツゴツした地面、それよりも斜めになった凸凹の斜面や崖を裸足で登る事を想像してみよう。歩

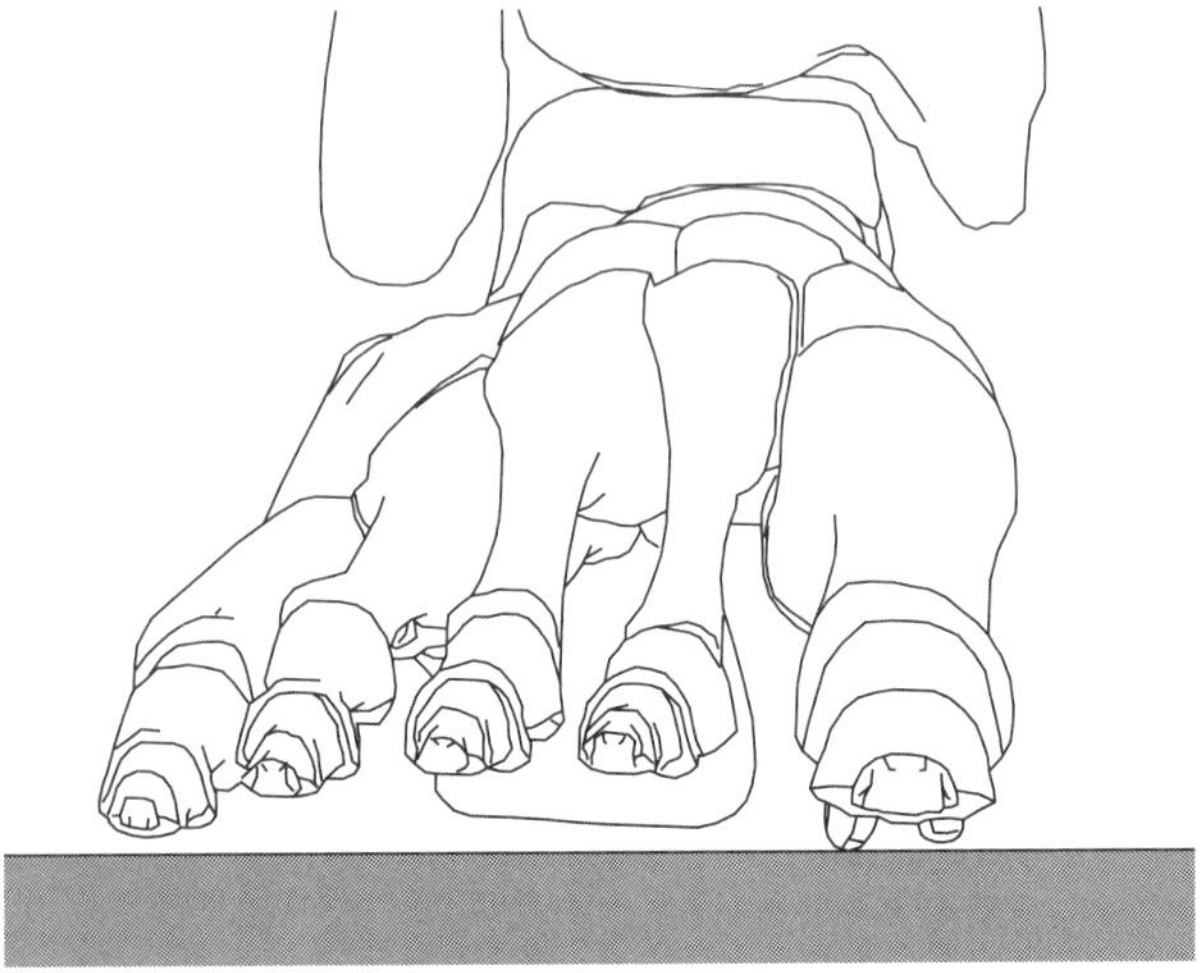

親指以外の４本の足指は少し浮いている。

くよりも厳しい環境の方がより体を効率良く動かす必要があるからだ。

人の本来の機能は厳しい環境を筋量を増やすことで克服するのではなく、体のギアを上げて動きの効率性を高めて対応する。

崖を登る時には、親指の骨の下の２つの突起がとても役に立つ。崖の斜面に親指を着いて体を支える。指は靭帯でできているから指にはそれほど力はない。着いた親指をそのまま動かして崖を登る事は困難だろうが、体を支え方向を決める役割に適している。親指で支えて他の４本で体を動かす。おそらく祖先の時代の人はそんな風に、現代からは想像もつかないほど自由に足指を使いこなしたのではないだろうか。まるで手の指のように動いたのかもしれない。猿の足指はまるで手の指のように動くのだから、あながち間違ってもいないだろう。親指で体を支え他の４本の指の動きで体を動かす。

骨格を見てみると他の４本の側の骨格は少し浮いている。きっと自由に動くために関節の間にスペースがあり、本当は自由に動く。使わないから動かせなくなっているだけ、動かせる人がいないから動かせないと決めつけているだけの話で、解剖図を見れば、動くような構造になっている。本当は足の指は自由に動くのだ。

親指を着き体を支える。他の4本の指で体を動かす。他の4本の指を日常的に使っていれば、形は丸くなってくるので、足を動かす際には踵は浮いてくるのだ。足裏3点(踵・拇指球・小指球)という身体理論があるが、舗装された道路を靴を履いて歩くよりも、裸足で崖を登ってみればまさにその通りになっていることが理解できるのだ。

もっとも靴を履いて舗装された道路を歩く日常、そこに便利な乗り物を使う移動手段まであるのだから、足裏3点は想像上の動きになってしまったのかもしれない。

舗装された道路を靴を履いて歩く→凸凹ゴツゴツの地面を裸足で歩く→崖を裸足で登る、の順序で体をより効率良く動かす必要が出てくる。21世紀では想像もつかない、裸足で崖を登るという運動は人が暮らす本来の環境、太古の時代の環境ではごく当たり前の日常の動作だったのだ。

人の体の構造は太古の時代から大きな変化はしていない……だとしたら、人が歩くという運動を効率良く、能力の向上をさせるためには？　それは、崖を登る運動から考える事で、現代のものとは別の身体理論になる。

もっとも、古い時代の武術の型には足指をこの理論で動かし、体全体に繋げ、体のギアを上げる、という鍛練法は数え切れないほど存在している。親指は1本で他の4本と同等の格を持つ。この理論も遥か昔の理論だ。

その時代には道路も舗装されていなく、靴も履いていないので比較的簡単に体のギアが上がり身体能力の向上に非常に役に立った運動だったのだろう。

21世紀には、体の内部を具体的に見るという、古い時代には想像もつかなかった新しい方法が存在している。感覚的にわからなくなった部分は映像で補い、再び体を覚醒する事ができるはずだ。

5 手・足の甲の筋肉覚醒法

○手の甲の筋肉覚醒法（写真　100ページより）

①指は筋肉がないので、力がそれほど入らない。指の力は筋絡の肘から甲より始まる。まずこれを認識することから。指は普段はあまりに使えていないので、まずは指を開いたり閉じたりする。

②開いたり閉じたりして動きが大きくなったら、今度は指を閉じる事で甲の部分の筋肉に意識を集中して開いたり閉じたり。

③閉じたり開いたりが自由にできるようになったら、今度は肘を意識しながら腕を回転させる。腕は回転運動を主な目的に構造ができている。回転させながら、掌を開いたり閉じたりする。甲の筋肉と指先を動かす腱を繋げて鍛える。

④立った状態で胸を開き、腕は肩をハメた状態で外側に開く。そのまま呼吸で骨格を動かす。この段階に入ると体の状態は大分覚醒している。

○足の甲の筋肉覚醒法（写真　102ページより）

①足は座った状態から始める。まず指を開いたり閉じたりして動かしていない箇所を動かし、覚醒の準備を行なう。足は手に比べて感覚が鈍いので焦らずに行なう。手で感じた感覚を足にも伝えるように心がけると早く効果が出る。

②親指と他の4本の指を動かす。親指を上にしたら他の4本は下に、親指を下にしたら他の4本は上に。じっくり無理せずにやる事が大切。普段使わなくなった箇所なので無理するとつる事があるため、少しずつ段階を踏んで行なう事が必要。

③仰向けに寝て、片膝を両手で抱える。その状態で脚を伸ばす動作を行う。膝を抱えているので実際に伸ばす事はできない。抱えて伸ばす事でより全身の動きを引き出す。この体勢で足の指を開いたり閉じたりする。甲の筋肉が正しく動けば、全身が連動し体が動き始める。動き始めた体は膝を両手で掴む事で抑えられ、甲の筋肉が覚醒した状態で動くトレーニングになる。なかなか全身の連動ができない場合には全身を動かしながら足の指を動かすことで覚醒する可能性が高くなる。

④同じ仰向けで親指と他の4本のトレーニングを行なう。

⑤今度は両膝を抱えて、左右の足の指を同時に開いたり閉じたりする。

⑥次に両膝を抱えて、左右の足の指を親指と他の4本に分けて動かす。

この辺りまで進むと、大分足の甲の筋肉が覚醒してきている。段階を踏んで無理をしないで、できる運動を確実に行う事が大切。

手の甲の筋肉覚醒法

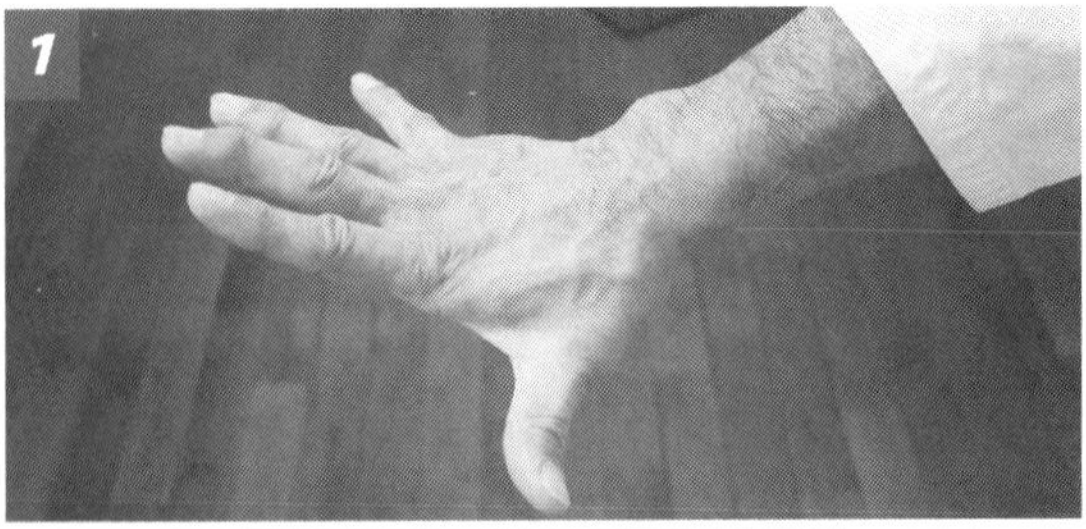

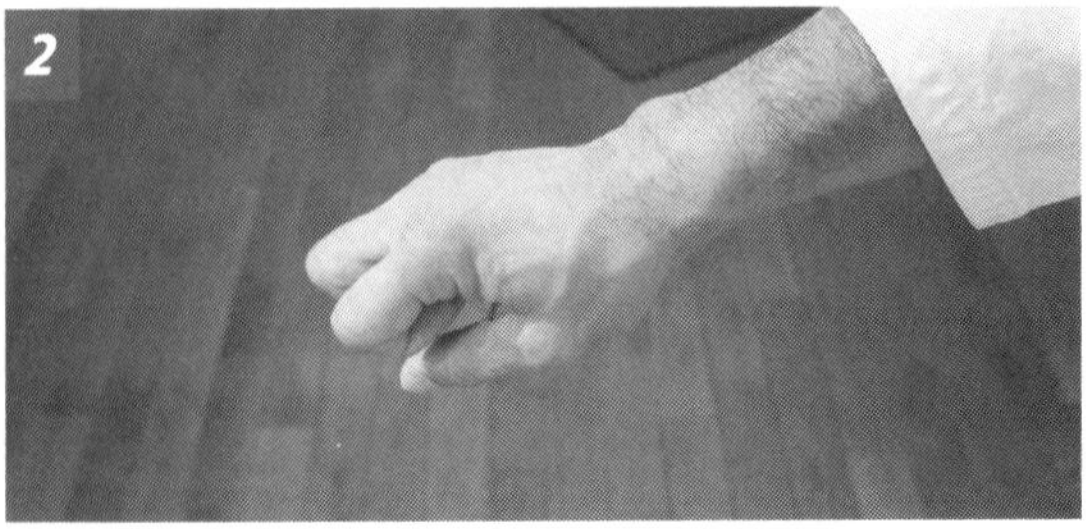

①まず最初に指を開いたり閉じたりする運動から。

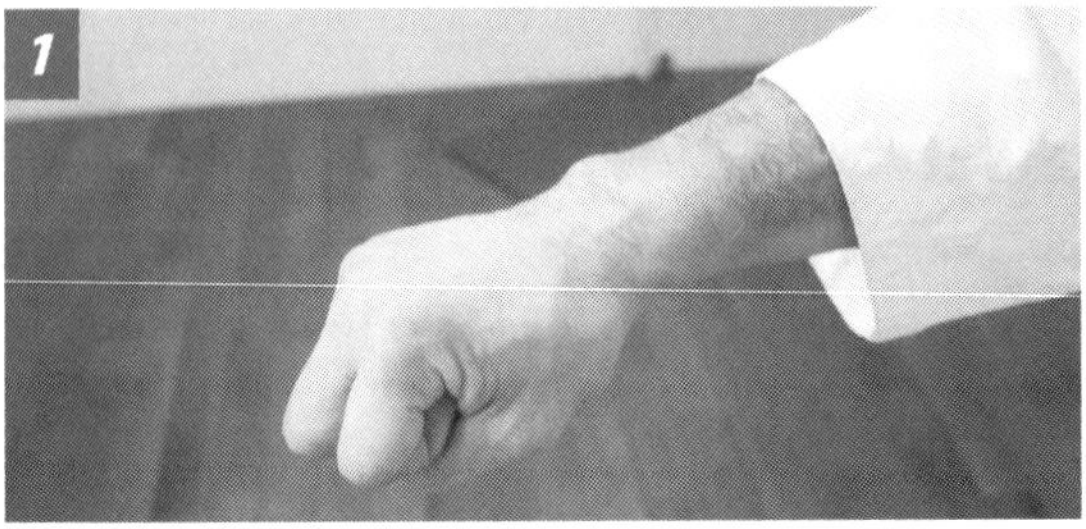

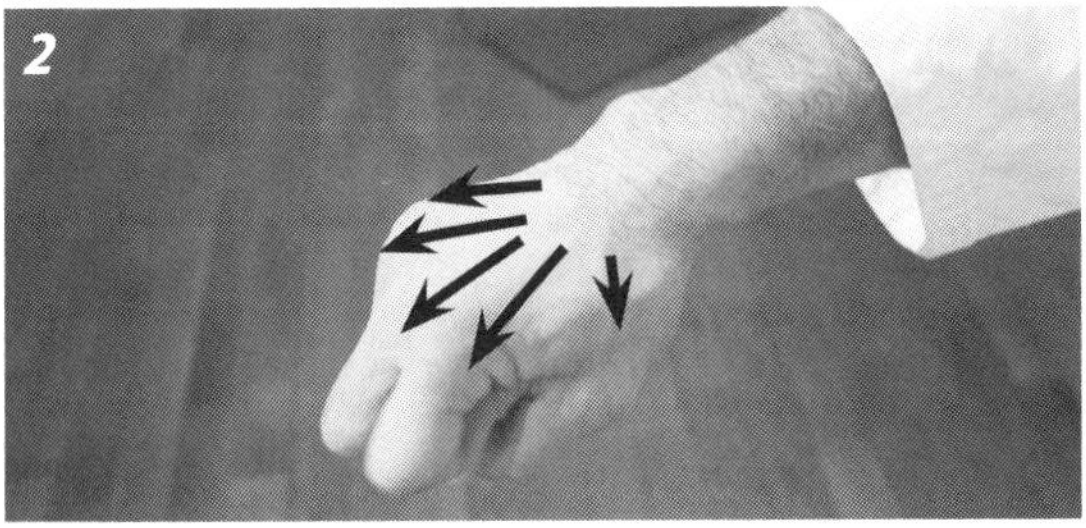

②次に、指を閉じた状態のまま、手の甲の筋肉を意識しつつ中手骨（指の骨の最も根元の、手の甲の中にある骨）を開いたり閉じたりする。

③閉じたり開いたりが自由にできるようになったら、今度は肘を意識しながら腕を回転させつつ掌を開いたり閉じたりする。

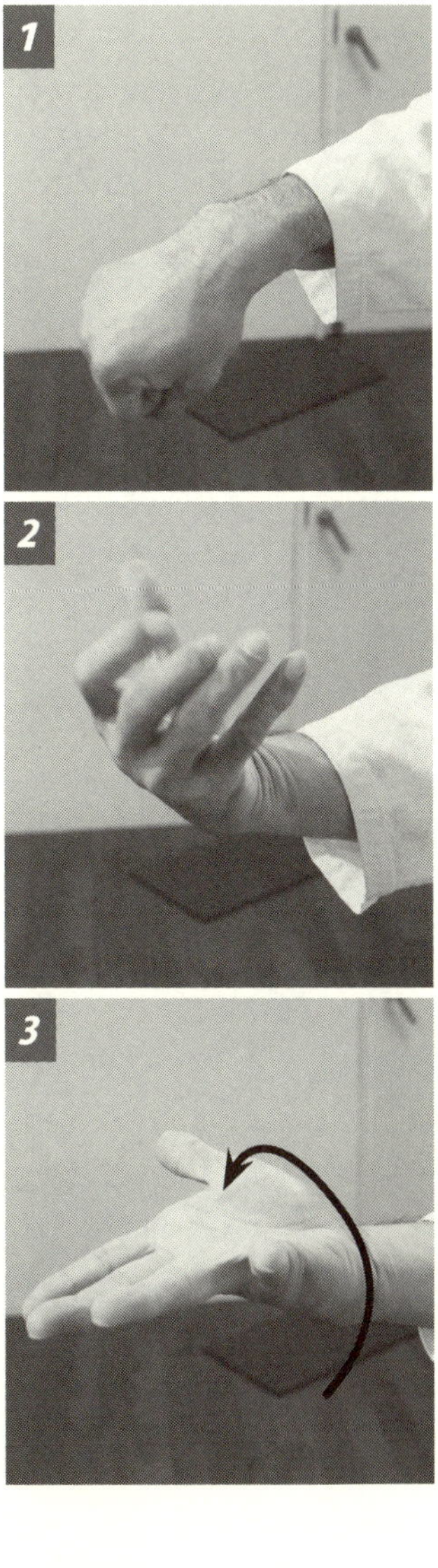

④立った状態で胸を開き、肩をハメた状態で腕を外に。そのまま呼吸と連動させる要領で骨の繋がりをもって掌を回転させる。

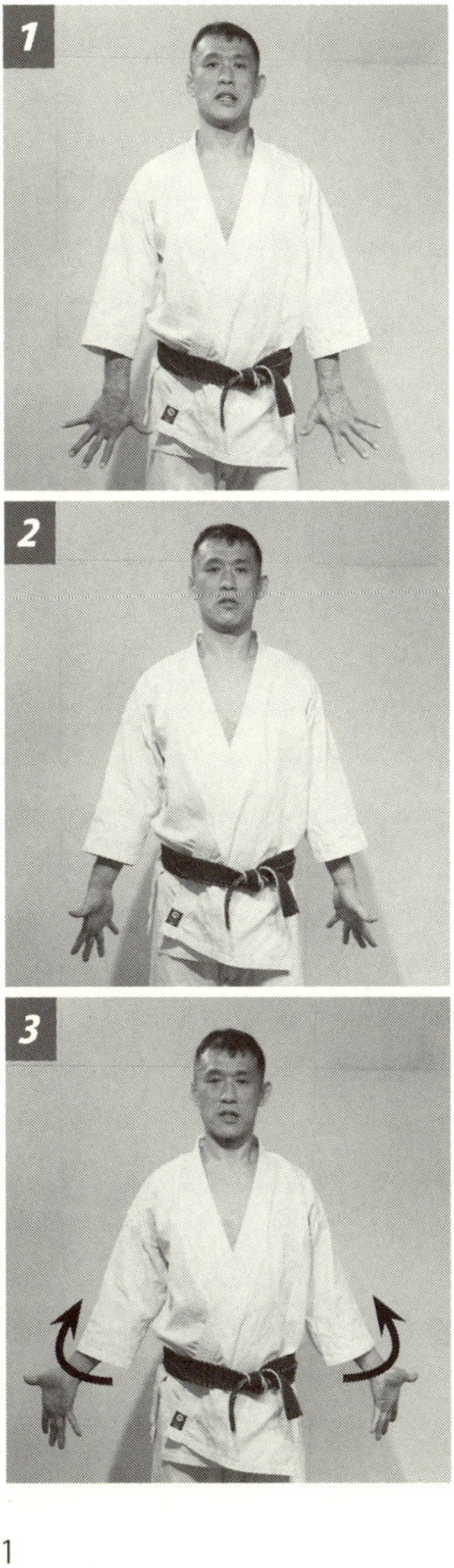

足の甲の筋肉覚醒法

①座った状態で、足指を開いたり閉じたりする。

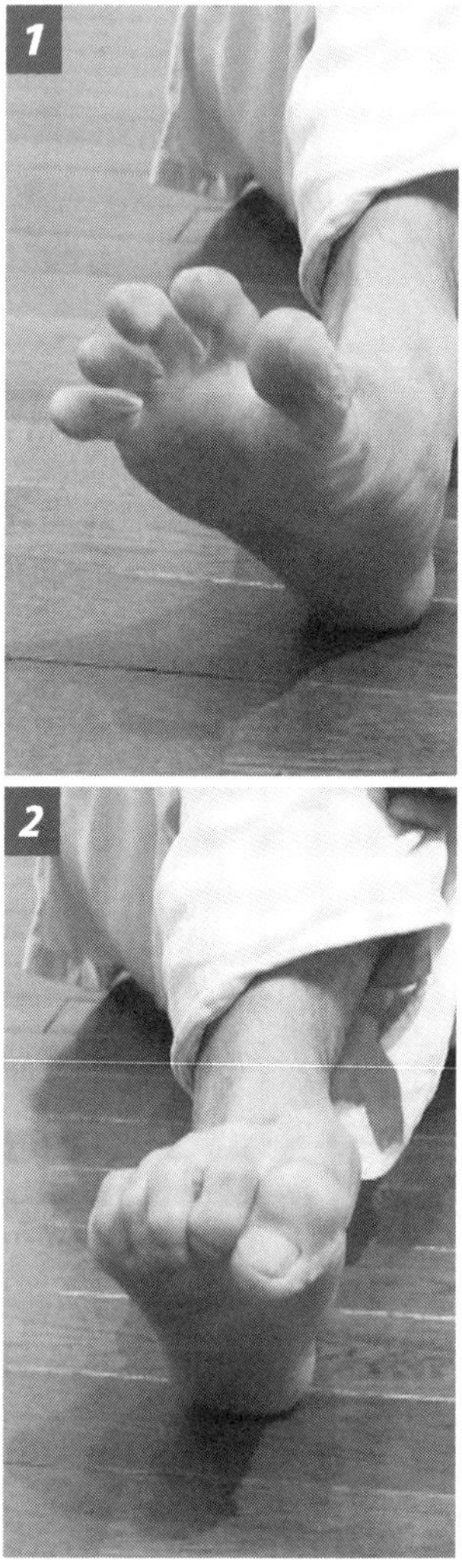

②親指と他の４本の指とを交互に動かす。

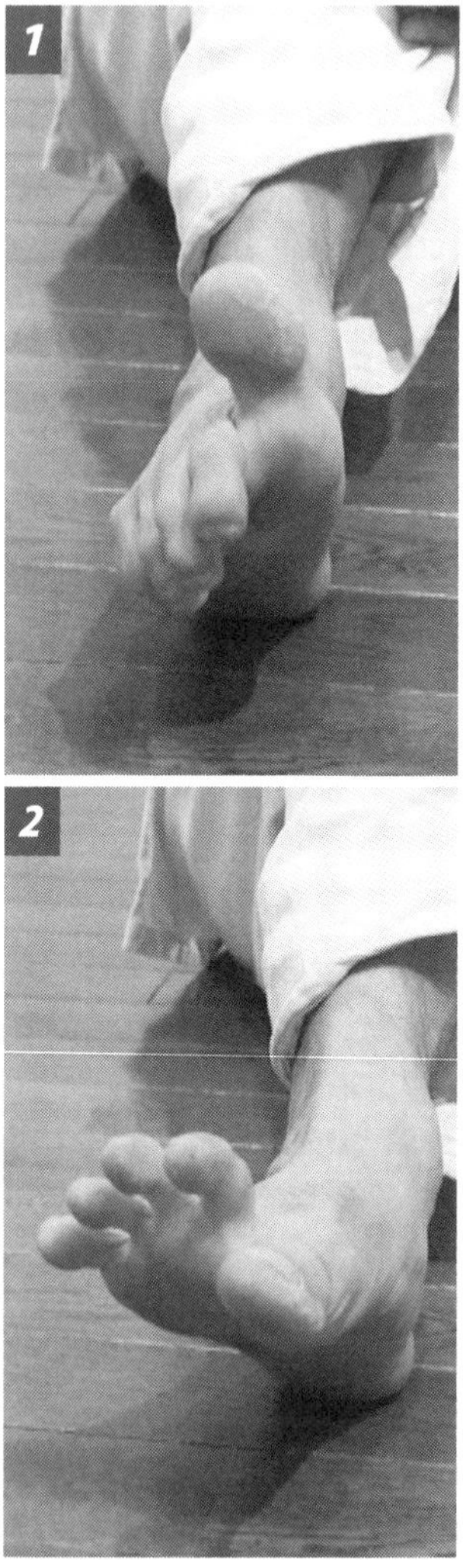

③仰向けに寝て片膝を両手で抱え、その状態で脚を伸ばす動作を行ないつつ、足指を開いたり閉じたりする。

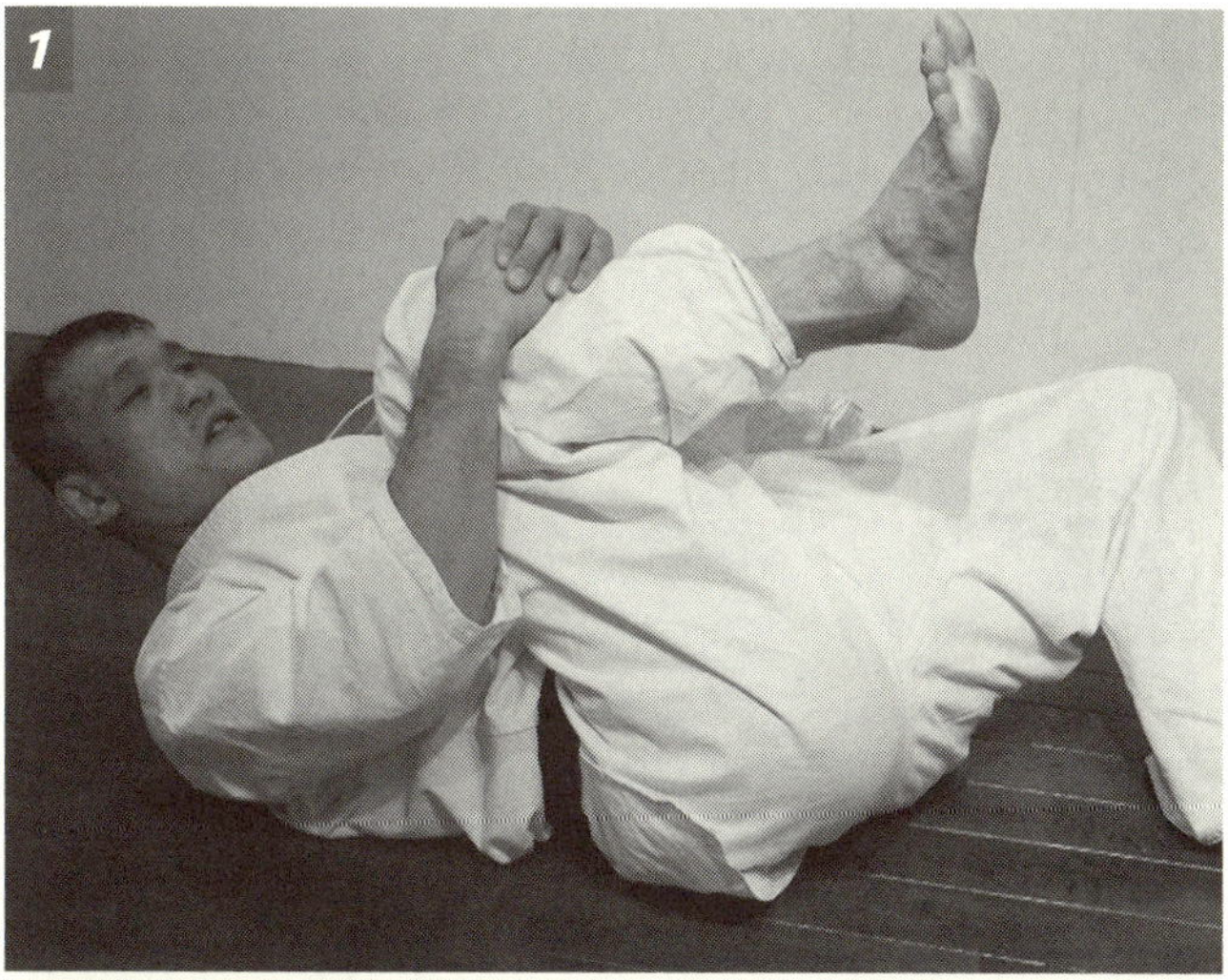

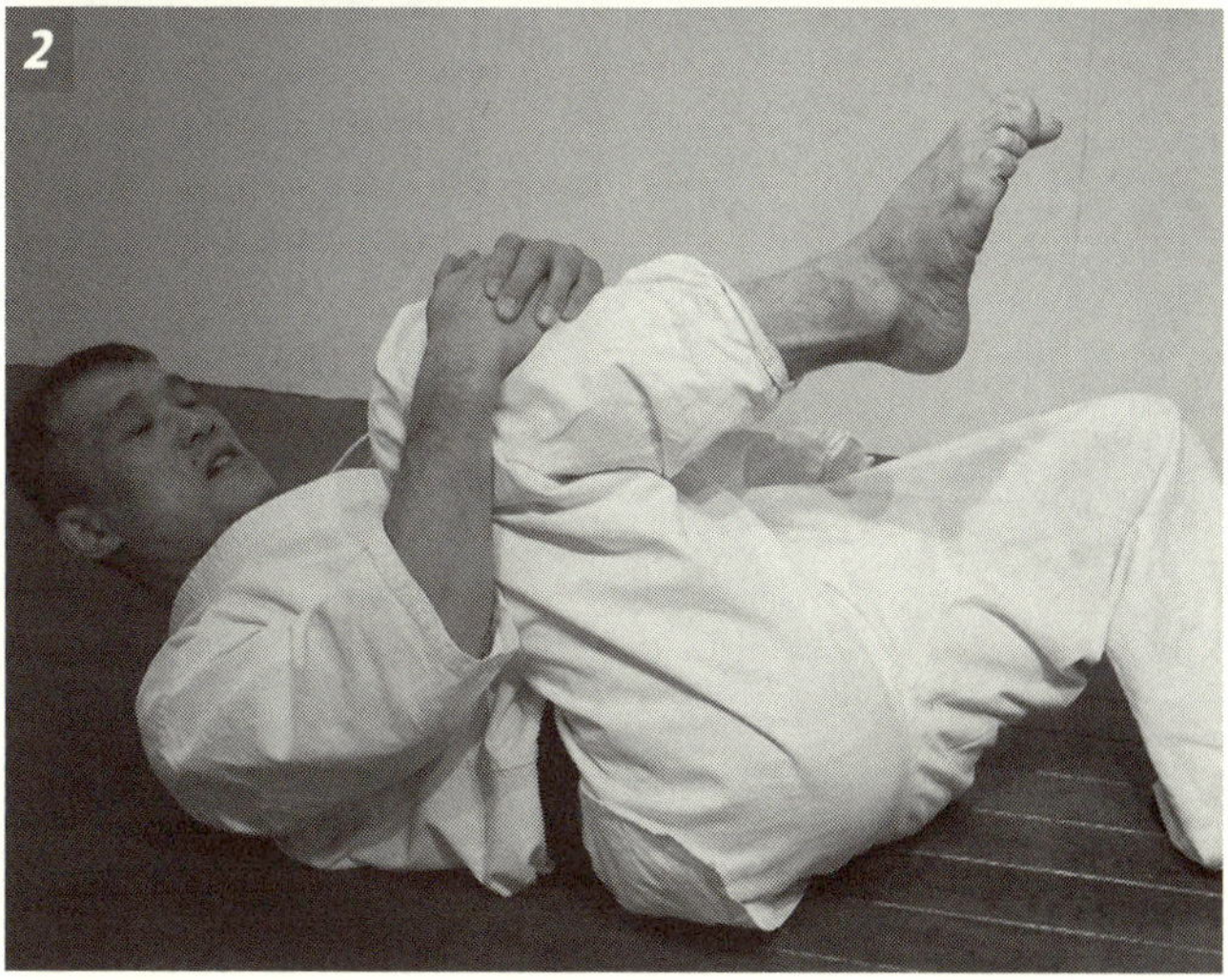

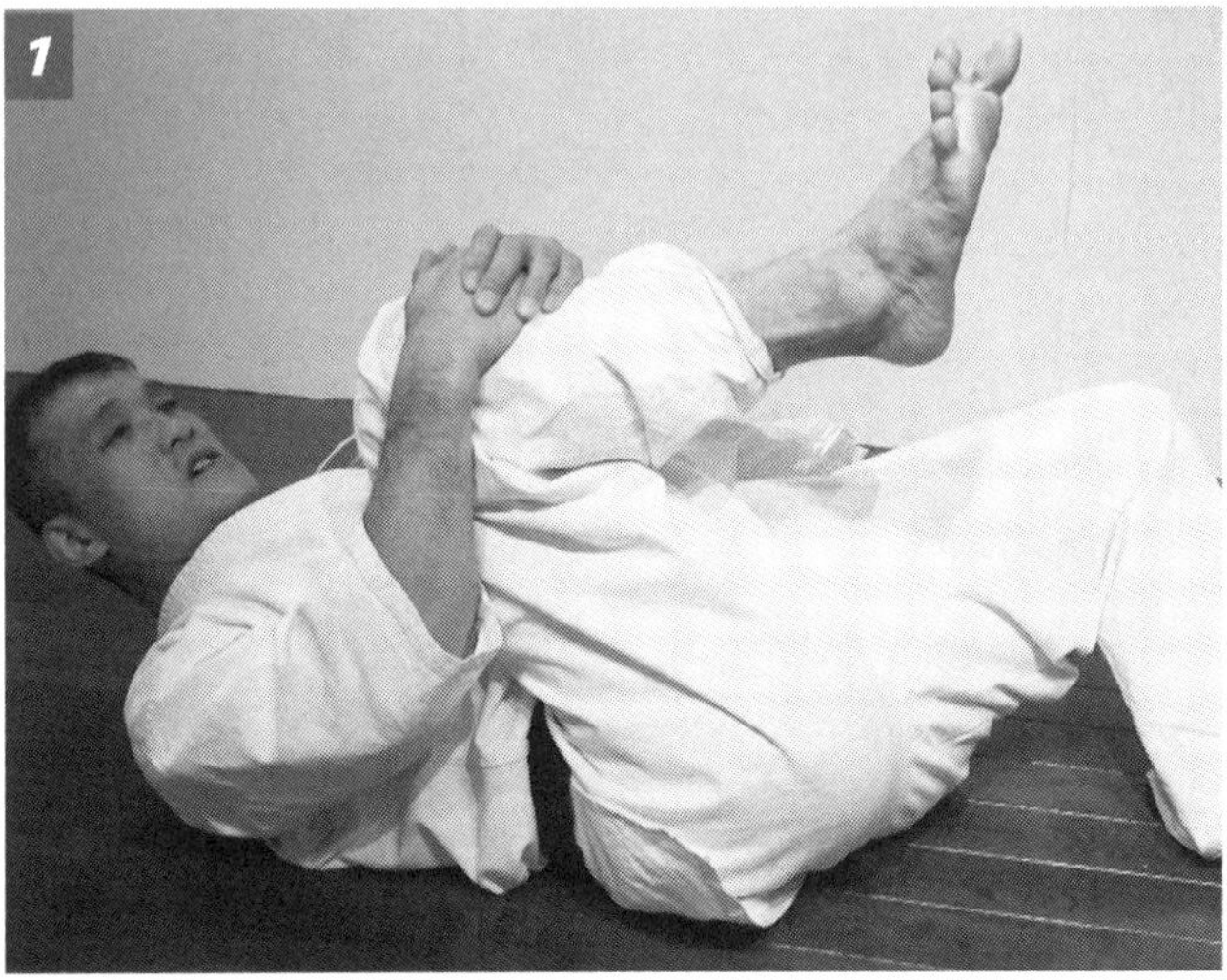

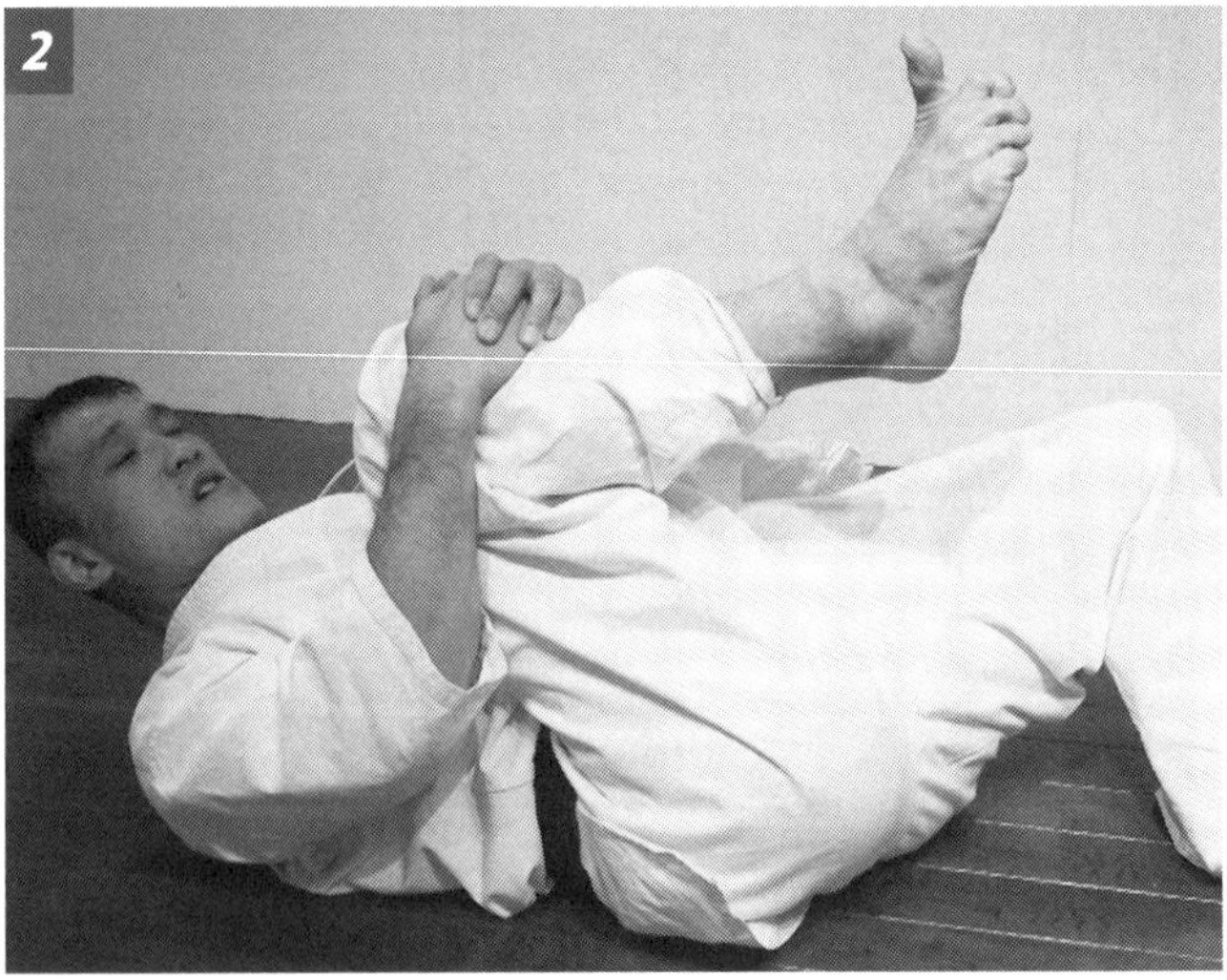

④仰向けに寝た③と同じ体勢で、親指と他の４本の指を交互に動かす。

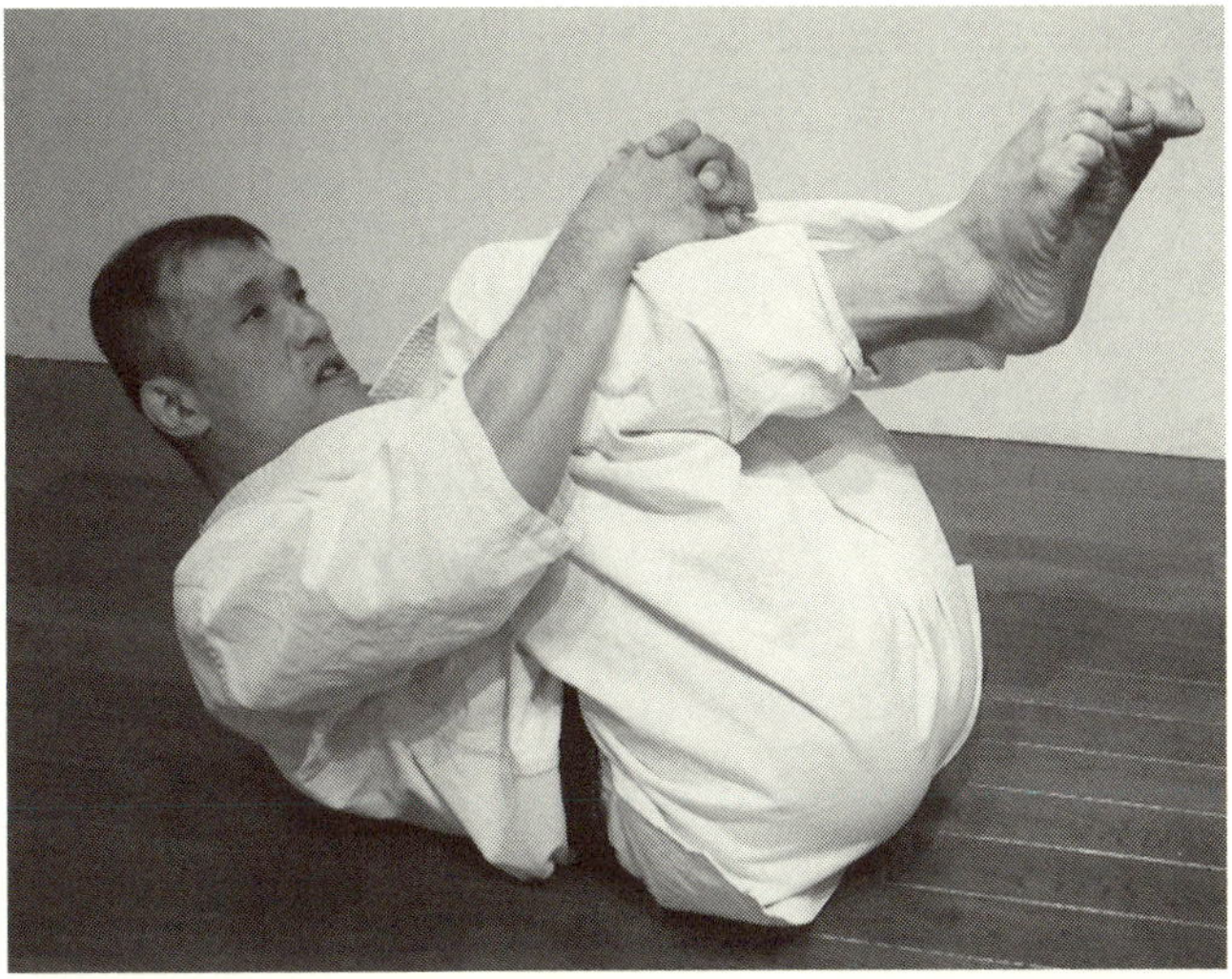

⑤両膝を抱えて脚を伸ばす動作を行ないつつ、足指を開いたり閉じたりする。

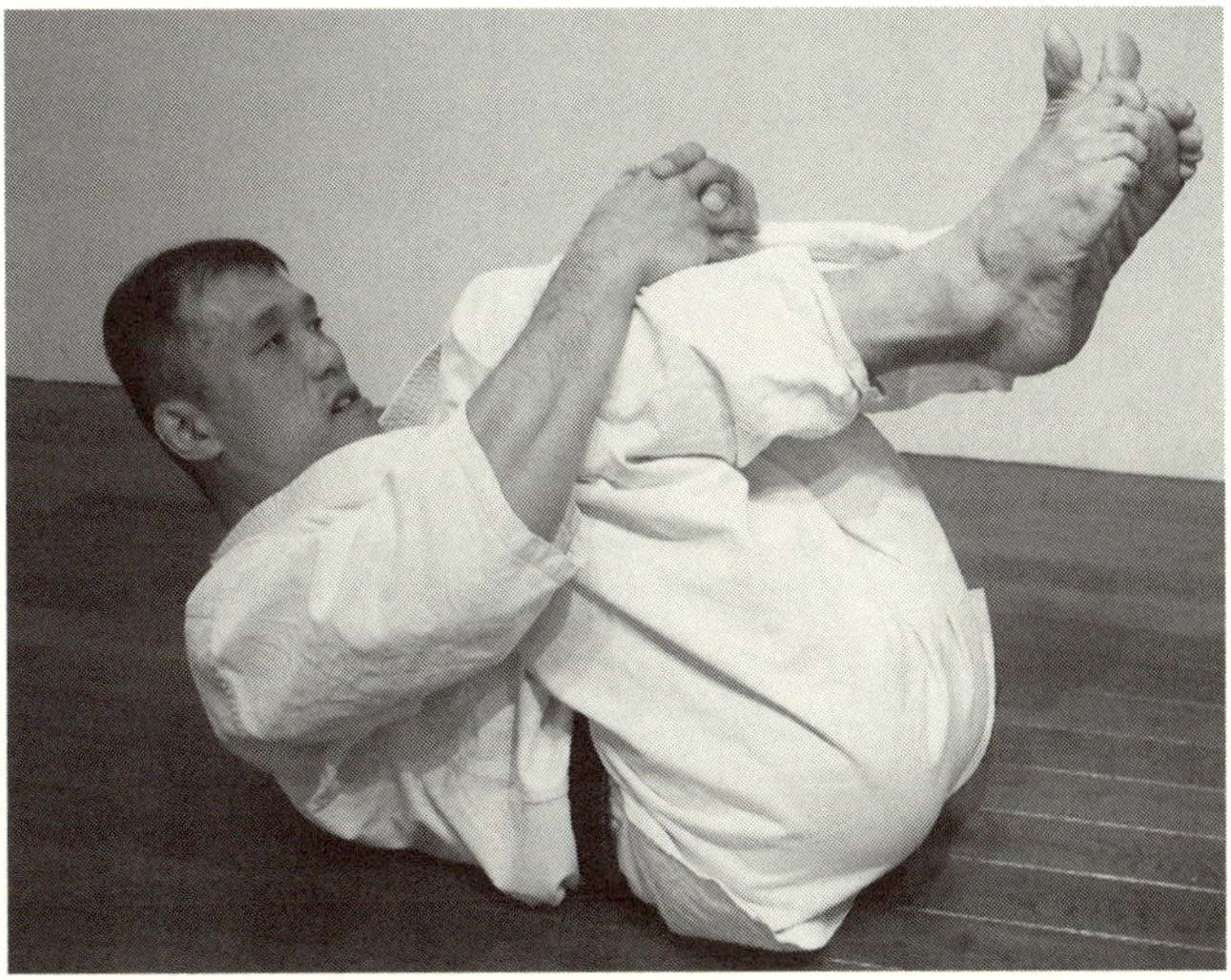

⑥両膝を抱えて脚を伸ばす動作を行ないつつ、親指と他の４本の指を交互に動かす。

第4章

人の動きの始まりは呼吸！

1 成長には、正しい順番とかけるべき時間がある

人は産まれた瞬間におぎゃーと泣く。泣かなければ必死になって背中を叩いてでも泣かせる。呼吸をさせるためだ。そうしなければ命に関わる。産まれてから泣くということは、人が生きる上でそれだけ大切な〝運動〟でもある。人の命の始まりは、呼吸でありその始まりは大きな声で泣くという行為。人の命の終焉も息を引き取るという行為。呼吸の終わりが命の終わりになる。

大きく元気に命の呼吸が始まり、静かに厳かに命は終わりを迎えるのかもしれない。人が生命を営むのには呼吸は絶対的に欠かせない。

より良い呼吸は体を健康にしてくれる。呼吸とは運動だから、動かす筋肉と使い方によって差が生じる。だからこそより良い呼吸を求めて、各種の呼吸法が世の中にある。

体を動かす際には呼吸は欠かせない。呼吸とは空気が目には見えないから気にしないだけで、生命を維持する際にも、体を動かす際にも欠かせない、非常に大きな影響を持っている要素だ。

原始の環境は凸凹ゴツゴツしている。人は産まれた瞬間には立てない。立って歩けるようになるまで1年近くの月日を寝返り～ハイハイという順序を経て段階的に立てるようになり、ヨチヨチ歩くようになる。成長すると、走ったりジャンプしたりも自由自在にできるようになる。

段階的に進むということは、生命の仕組み的に意味がある。すべての生命の仕組みには無駄などないようにできているのだ。

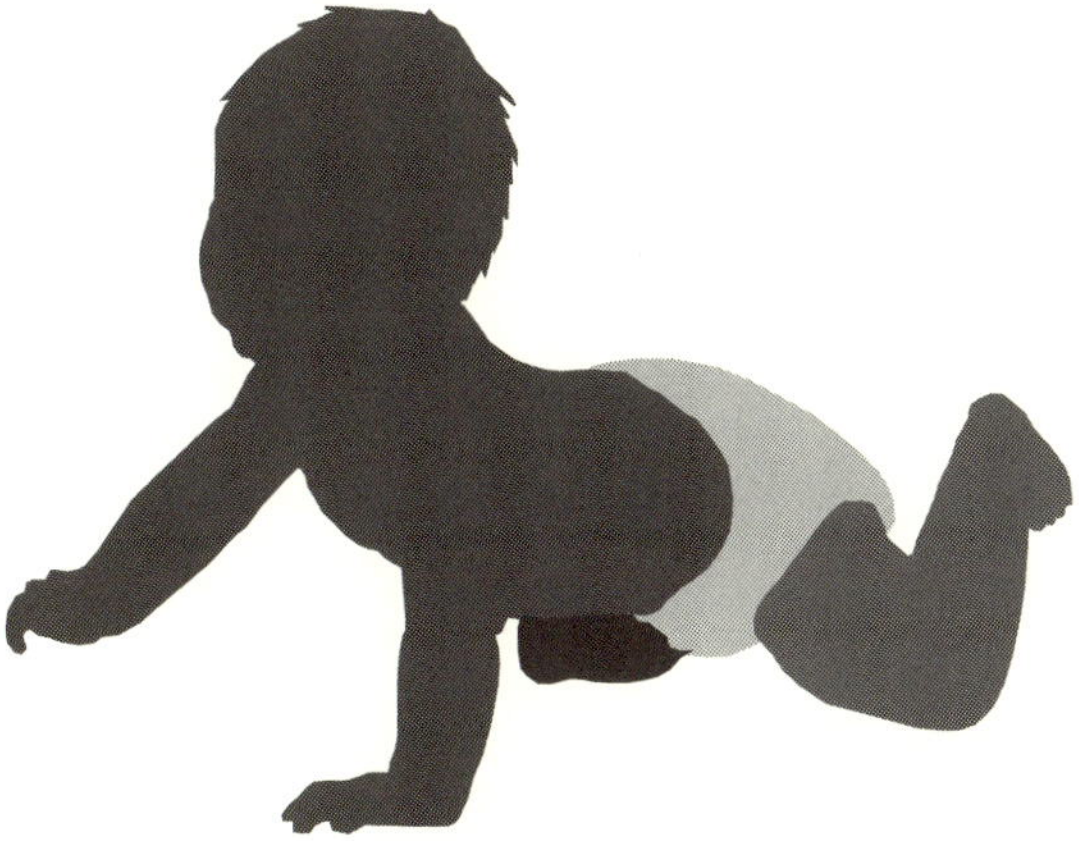

21世紀の環境は家の中が狭いし、あまり外にも出かけない。家が狭いから（家の中に色々な物があるから）赤ちゃんには掴まるために必要な物が溢れている。ホンの少しハイハイをすると家の中にある何かにすぐに触れる事ができる。そこに掴まれば立ちやすい。21世紀の赤ちゃんはハイハイをする空間が少なく、掴まる物が豊富にある環境に暮らしている。

空間（環境）での生活が自然な体を勝手に創り上げる。ハイハイをする期間が短く、早い時期に立ち上がるようになることは一見早く素晴らしい成長に思える。ところが、物事には順番と、かけるべき時間というものがあるのだ。ハイハイをする期間が短いと、その時期に必要な鍛え、覚醒すべき体の箇所が覚醒しないまま成長してしまう。

ハイハイをすることで、４つ足の感覚も身につけてから２本の足で立つのかもしれないし、４つ足の状態で大きくなったら覚醒しにくい体の各所の覚醒をしながら成長していくのかもしれない。ハイハイをあまりやらないで、早く立った子供には、跳び箱を上手く跳べない子供が多いらしい。十分に肩をハイハイで覚醒させて、手で体を支える感覚と筋肉が育っていないと、跳び箱を跳ぶ時に必要な、手で体を支える機能と感覚が眠ったままなのだろう。充分な覚醒を行なわないで、段階を無視した成長は、跳び箱を上手く跳べないこと以外にも、見えない他の弊害を生んでいる可能性がある。

2 原始時代のベビーベッド

産まれてはじめに行なう運動である呼吸は体の動きの始まり。始まりがきちんとすれば、道のりもきちんと決まる。しかし現代は、ともすると環境の違いによって覚醒しないまま大人になっている可能性がある。

21世紀では産まれたらすぐにベッドに寝かせる。ふかふかした柔らかいベッドに眠る赤ちゃんは可愛い。安心してスヤスヤと眠ったり、おぎゃーと元気に泣いたり。基本的には、ベッドでほとんどの時間を赤ちゃんは過ごす。人が暮らす環境には、本来あれほど素晴らしくふかふかで心地良い空間はない。

原始の時代であれば、おそらく平地でさえそれほど多くなかったろう。凸凹ゴツゴツした少し斜めになった空間、それでも当時は、岩や樹木に溢れる原野に比較すれば住みやすい安楽な場所として赤ちゃんのために確保したんだろうと思う。

赤ちゃんが産まれたら、どんな時代だって優しく抱きかかえるだろう。そしてもちろん、どの時代でも、そのままずっと24時間抱っこをしてはいないだろう。必然、どこかに寝かせることになる。

原始時代でも安楽な空間に赤ちゃんを寝かせる。寝かせる場所はベッドではなく、21世紀から考えたら果てしなく凸凹ゴツゴツした空間。そこで当然寝返りもする。21世紀のふかふかした心地良いベッドに比べれば遥かに厳しい場所で赤ちゃんは寝るし、寝返りもする。しかし、それが人の本来の成長、生命の営みでもあったのだ。

厳しい環境こそが実は体に優しい成長を促してくれる。背中が凸凹ゴツゴツしていたら、赤ちゃんは背中に何らかの感覚を受け続ける。時には小さな石とかもあるかもしれない。そんな場所で眠ったり寝返りをすれば、ベッドで行なう寝返りよりも、多面的な動きをせざるを得ない。

床がゴツゴツしていたら、背中にフィットするようにふかふかの毛布を敷く。それが現代の考え方だ。しかし原始時代は違う。背中が床に合わせて動くのだ。

赤ちゃんは筋力がないから、上手に体重移動をしながら段階的に体を動かせるようになってくる。寝返りは力ではなく、骨格レベルで体重移動をして始まるのだ。

筋力が付いてくると、四つんばいになり、ハイハイが始まる。それもすべて凸凹ゴツゴツした地面で行なう。

自分が暮らす大地の凸凹に合わせてバランス感覚を育てながら、筋力のない時代に、骨格の上手な動かし方を訓練する。ヨチヨチと歩く時にも、凸凹した地面を歩く。ヨチヨチしか歩けないのだから、骨格をバランスで支え、体を立たせるのだ。歩く時にも、骨格を上手な体重の移動で動かす事を学び訓練しながら成長していく。

筋力のない赤ちゃんの時代に、本来の凸凹した大地で自然に行なう運動が骨格を体重移動で動かす力を鍛え、テコの力で動く事で骨格は全部が動く状態になる。そうやって体を骨格レベルで成長させて、人は歩いたり走ったりする運動を開始する。

呼吸のメインエンジンである横隔膜は、肋骨の間の筋肉（肋間筋）に繋がっている。

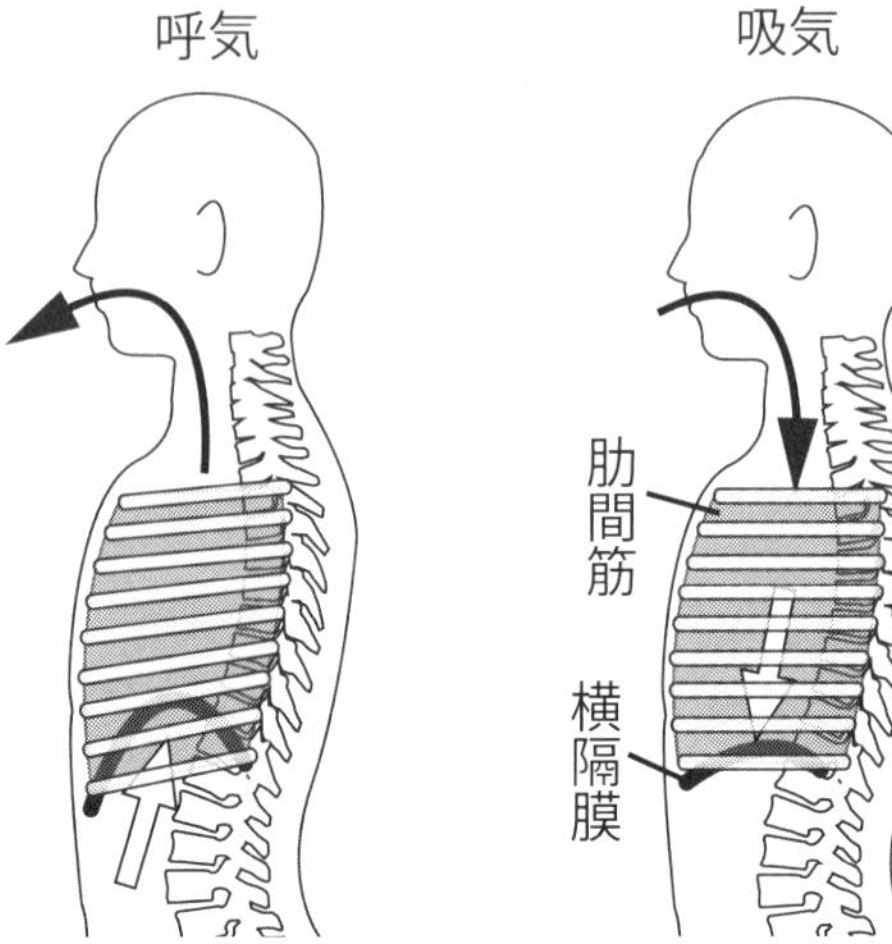

3 〝不完全呼吸〟な現代人

21世紀の体と原始の体は同じようで異なる。構造は同じでも覚醒している箇所が全く違う。寝返りやハイハイをする前に赤ちゃんがする、人が産まれて始めに行なう運動、呼吸は21世紀の時代には産まれた瞬間にベッドがある事で、寝かせた瞬間から、覚醒が止まり劣化が始まっているのかもしれない。

呼吸とは、横隔膜で行なうものだ。横隔膜を動かす事で肺に空気を送り込むし、吐き出すことも行なわれる。人の体の筋肉を表面から地層を削るようにして下に向かって見ていくと、横隔膜が最奥にある。体の表面の筋肉の奥が横隔膜。体の動きは奥から始まる、人の命は呼吸から始まるし、動きも呼吸と深い関係がある。横隔膜から筋肉の繋がりを見ていくと、肋骨の間の筋肉（肋間筋）に繋がる。

赤ちゃんには、泣く事が運動であり、勉強であり、仕事でもある。

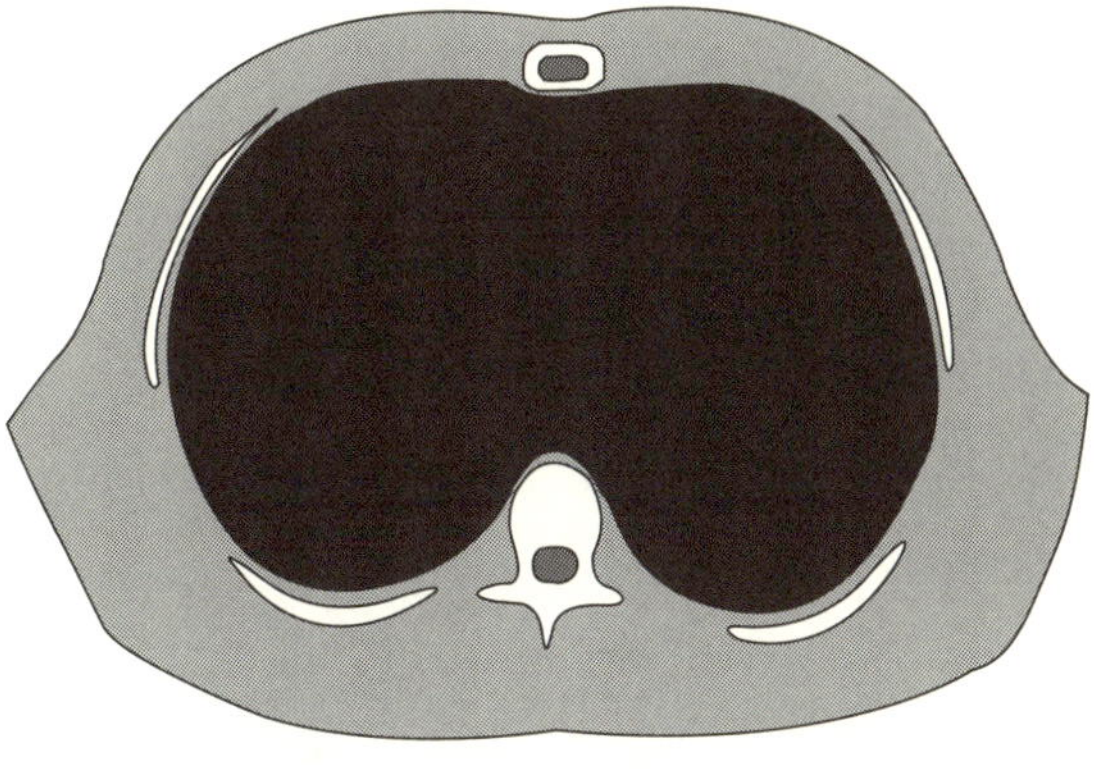

肺〜肋骨の周囲には前後左右それぞれに筋肉が付随しており、胸郭が本来360度全方向に動き得ることを示している。

産まれてからはじめに泣くことで、横隔膜を鍛え、次の段階の成長として、横隔膜から繋がる肋骨の間の筋肉まで鍛えるようになる。肋骨の間の筋肉は肋骨の後ろまで綺麗に繋がる。ここでふかふかベッドに甘やかされると、成長に必要な覚醒が止まる。あるいは中途半端な状態にまでしか届かない。

21世紀のほとんどの人は深呼吸をすると背中が反る。つまり、背中側がへこみ、胸・腹側だけが膨らむ格好になる。肋骨には均等に間に筋肉が存在している。充分に成長して発達すれば肋骨はその形のまま柔軟に膨らむはずなのだ。つまり前後左右に360度膨らむ。解剖図を見れば、360度均等に動くような構造に筋肉はなっている。

人の本来の環境で背中に刺激を受け呼吸を繰り返し寝返りを打っていると、骨はそれぞれが動くようになる。その結果として背中まで肋骨の間の筋肉は正しく覚醒して成長する。正しい成長は、環境の中で生活をする事で、勝手に自然に起こる成長でもある。優しい21世紀のベッドではそれが逆に難しくなってしまうのだ。ふかふか柔らかいと背

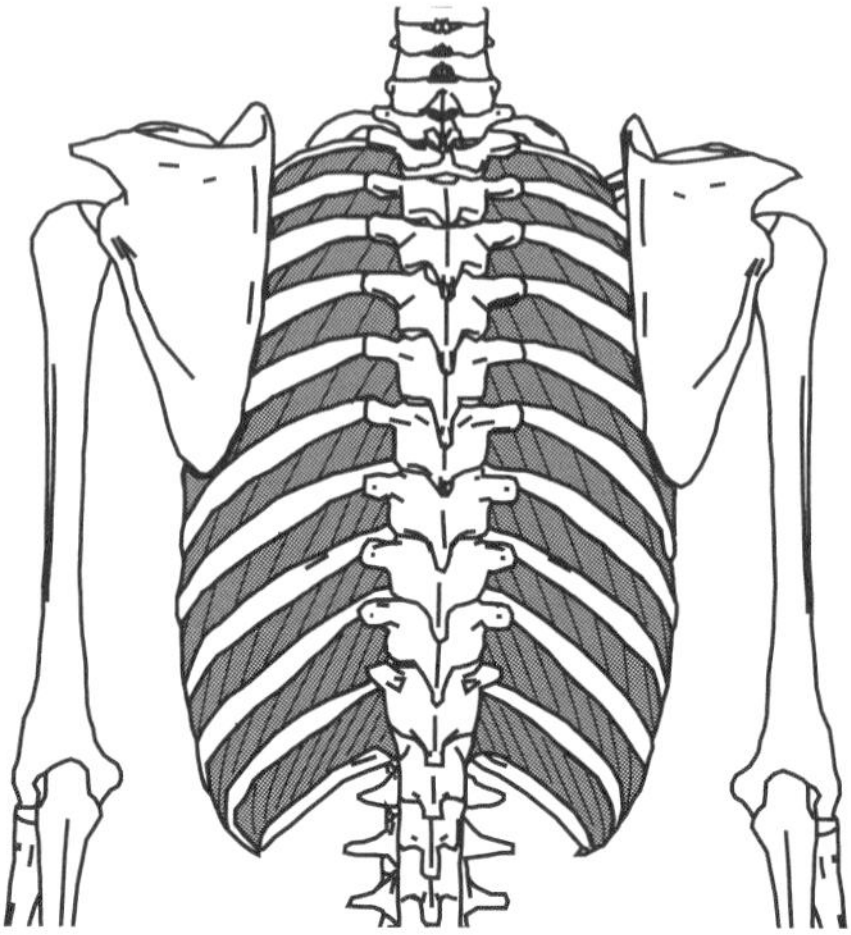

呼吸に大きく関わる肋間筋は背中側で背骨の一つひとつと繋がる

中まで意識ができない。原始の凸凹ゴツゴツした地面なら勝手に覚醒するはずの箇所が眠ったままで21世紀の体は大人になるのだ。

肋骨の後ろの筋肉は背骨の一つひとつと筋肉で繋がる。

人は脊椎動物であり、脊椎は1本ではなくたくさんの骨が積まれたような形になっている。そしてそこには筋肉がきちんと付いているし、その筋肉は肋骨から繋がる筋肉と繋がっている。

この構造から考えて、はっきりとわかることは…

4 背骨を動かせ！

どう考えても脊椎動物の脊椎は動く構造になっている。動かないのに筋肉がどうして付いているのか？…それを説明する方が実は無理がある。動かないのではなく、21世紀の人類が喪失した動き、動かせなくなった箇所が脊椎なのだ。

呼吸をして肋骨が動けば、人の背骨は動く。21世紀には背骨を呼吸で動かせる人はほとんどいない。ところが解剖図を

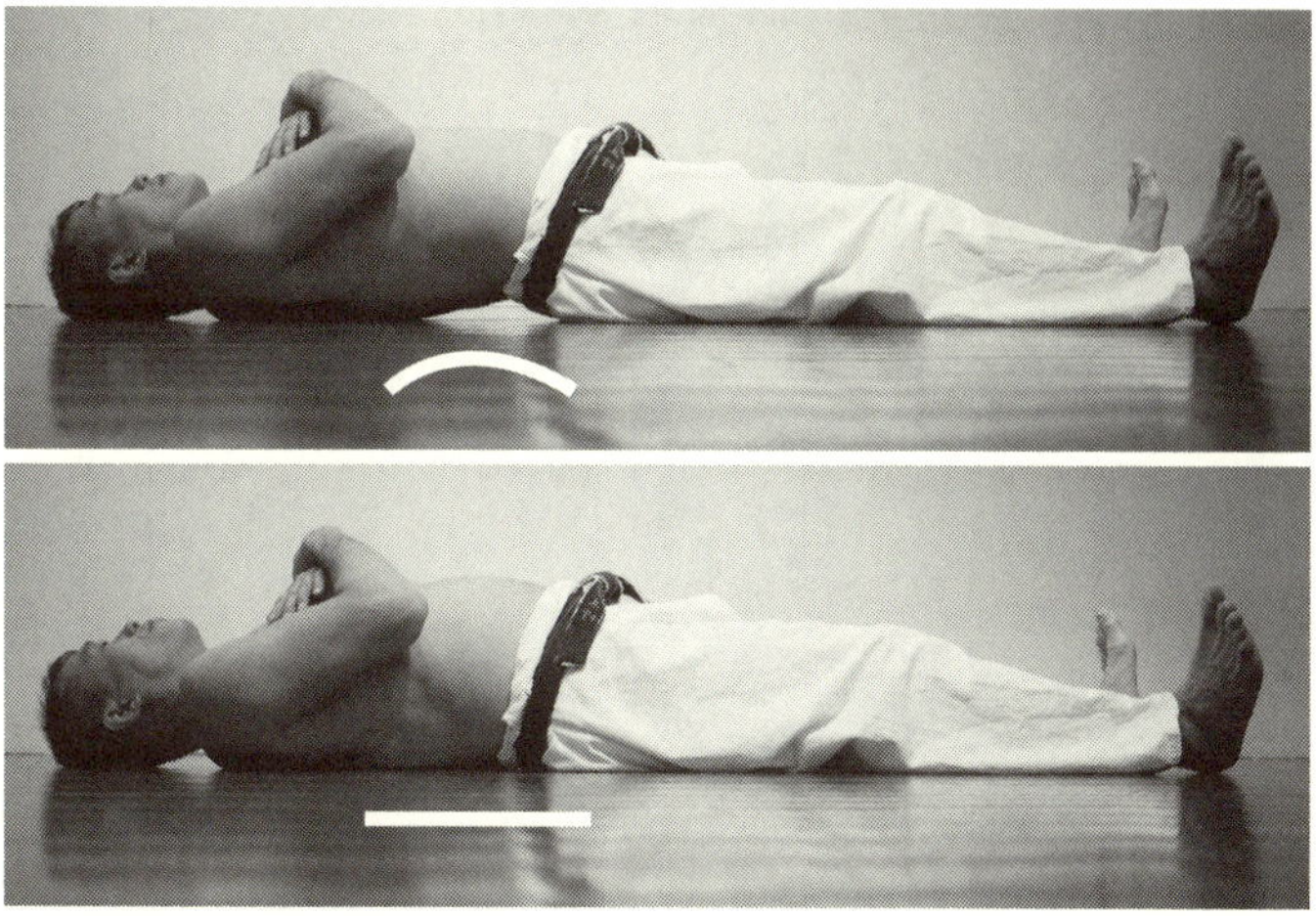

背骨が自由に動かせると、自然にある背骨の湾曲を自分の意志で伸ばすこともできる。

見れば背骨は動くはず。動かない方がおかしい構造に人の背骨はなっているのだ。

私は自分の背骨を動かす事ができる。武術の鍛練を重ねることで背骨を動かせるようになった。

動かす事ができれば真っ直ぐに伸びたりする。そもそも背骨とは動く構造になっているのだ。背骨の筋肉を動かす事ができれば、身長が伸びる。

これは動かせるようにならなければ理解できない。脊椎動物の背骨は動くようにできている。動くと体が圧倒的に変わる。健康状態も力も速さも変わる。

背骨は腰の上に乗っていて、頭部を支えている骨なのだ。体全体が変わって当然。腰と首も楽になるし動きも変わる。

原始時代の人々が現代人に比べて圧倒的な体力と運動能力を持っていたならば、それは背骨が動くという身体運動が一役買っていた気がする。体の中心の背骨が動くと、肩甲骨と骨盤も可動範囲が変化する。

奥の動きが止まった箇所から、体の全体の動きの繋がりが止まる。それが21世紀の普通の体なのだろう。

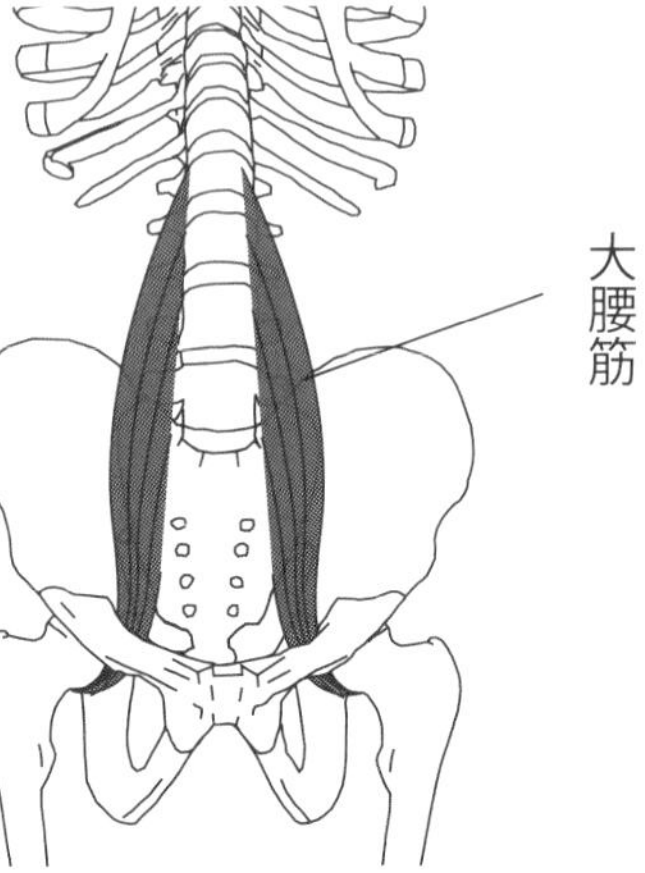

深層筋として近年注目されている大腰筋。肋骨の内側から骨盤～大腿骨を繋ぐ太い筋肉だが、現代人が使えなくなっている部分の一つでもある。

体の奥からの動きは表面の動きの何倍も効率が高い。背骨が動くと周りの小さな筋肉も勝手に動く。肋骨の間の筋肉は、骨盤にも繋がっている。肋骨の内側から骨盤に向けて大きな太い筋肉（大腰筋）も繋がっている。

この筋肉も21世紀には眠ったままの人がほとんど。呼吸をして肋骨が動けば、その動きは骨盤に繋がる。骨盤から足の動きに繋がる。この筋肉が覚醒すると、背骨にさらに大きな動きが加わり、身長が伸び縮みする。

人の体は肋骨と骨盤の間が空いており、ここには背骨しかない。空いているスペースに内臓があるからだ。

この部分のスペースを支えるには筋肉が必要になる。21世紀は外側の腹筋や背筋を鍛える。そこを鍛えているのに腰痛が消えなかったりもする。腹筋や背筋だけで体を支えている訳ではないのだから、奥の筋肉も動かして鍛えなければ腰痛は消えにくいのだ。その〝奥〟が動かせない、というのも、まさに現代人の体が繋がっていないせいだ。

実際に体が覚醒してくるとこの部分の筋肉が発達してくるのだが、そうなると体の感覚が変わってくる。今までよりも腰や

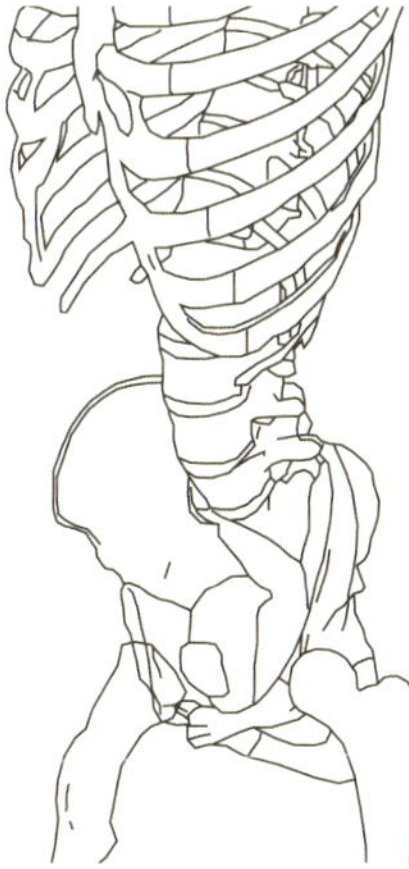

人間の腹部には肋骨のような梁（はり）状の骨格構造がなく、背骨だけで体を支える形になっている。

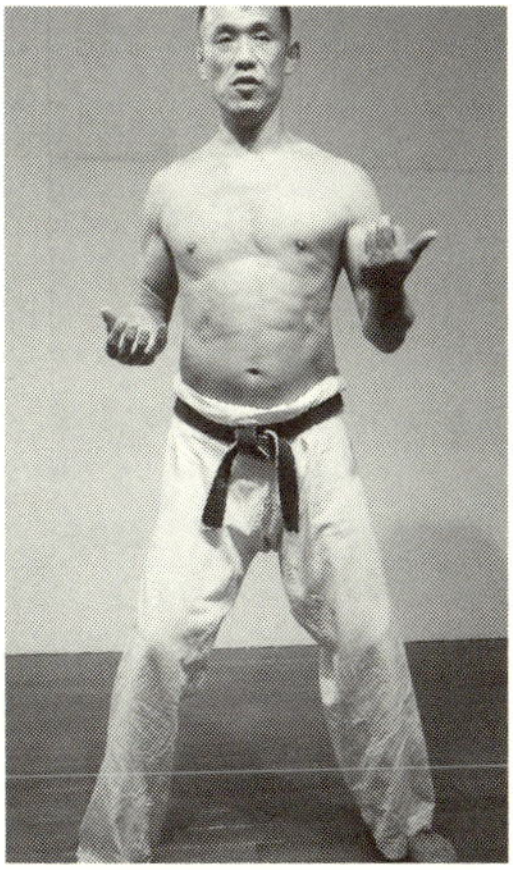

丹田が発達すると、独特の張りと重量感が腹部に宿る。

首肩の感覚がとても楽になる。骨による支えが少ない分、奥の筋肉で体を支えることができてきて、表面の筋肉の負担が減ってくるせいだろう。

表面の腹筋と背筋だけで体を支えるなら、ほとんど動かないほどに固い状態でなければ体は支えきれない。

奥の筋絡が安定すると背骨や骨盤が安定しやすい。内臓などが入ってる胸から腰にかけての体の部分は内側にある太い筋肉の帯で支え、それによって固まらずに自由に動くような構造になっている。

この部分が覚醒して発達してくると、体が楽になり、出せる力が増える。この辺りが覚醒した状態を〝丹田が発達した状態〟と言うのだと思う。

5　人の体は繋がり、大自然とも繋がっている

人の体は繋がっている。骨格と筋肉、皮膚、内臓、血管、リンパ、神経等の様々な組織が集まって人の体はできている。石や豆腐のように、一つの塊でできている訳ではない。そのどれ

もが必要だから、体に備わっているし、必要な数と形で配置されている。

その関係は、大自然に合わせてできている。大自然とは人が暮らす本来の環境である原始の環境。そこで暮らせば、ただ生活を営むために体を動かすだけで、すべてが調和を持って機能し、機能することで体全体が生命の調和を持って健康な日常を過ごすようにできている。

しかし、人だけが環境を便利に作り変えてきたことによって機能を発揮できなくなる弊害は、肋骨、背骨やそれらの運動の成果とも言うべき〝呼吸〟にも及んでいるのだ。

人が産まれて始めにする運動は呼吸。生涯行なう運動も呼吸。体の奥の動きも呼吸から始まる。呼吸は命を根幹から支える生命の大切な営み。21世紀の今、本来の環境から離れた暮らしを営む我々には、本来の呼吸を覚醒させることが、体を変える第一歩になる。呼吸が覚醒すれば次に体の奥の小さな筋肉が覚醒する、覚醒すれば次へと段階的に体は発達して機能が向上していくようになっている。

6 呼吸力の覚醒法

呼吸のトレーニングは、まず寝て行なおう。現代人は立つという動き自体が退化しているので、立つだけで余計な力が入ってしまう。寝た状態で余計な力を抜き、呼吸の動きその物を引き出そう。

①胸を大きく膨らませる。そのままの状態で呼吸を止める。呼吸を行なう横隔膜を大きく動かしたまま止める事でアイソメトリックトレーニングを行なう。（写真　120ページより）

②トレーニングを続ける事で、横隔膜の筋肉が発達すると、出力が高まり肺を膨らませる能力が高くなる。

呼吸は横隔膜の動きによって肺に空気を送り込む。呼吸が大きくなれば自然にお腹まで膨らむようになる。呼吸が小さいままお腹を膨らませても、呼吸を司る横隔膜は鍛えにくい。

③横隔膜が発達してくると、自然にお腹まで膨らむようになる。そうなると体が反ってくる。体の後ろ、横隔膜の後ろの筋絡が覚醒していないのでこうなる。体が反るようになってきたら、息を止めたまま背中を床に着けるように動かす。呼吸は止めたまま力を入れる。

力を出す時に息を吐くというのは、正しくもあり、間違ってもいる。息を吐いて力が大きくなるのならば、息を吐く量が多くなれば力も大きくなるだろう。しかし、大きく息を吐くと、力は大きくならないで、力が消えて抜けたような状態になる。

息を吐く動きで息をできるだけ出さないのが正しい大きな力の出し方になる。普通は難しいので、少し息を吐くことで、体の力を出す。大きく息を吐けば力が抜ける。息を止めたまま動作を行うトレーニングは、呼吸の力を高めてくれる。呼吸を止めたまま体を動かすと、出力が大きくなり体に負担がかかるので、体力に応じて少しずつ呼吸を止めて動かすトレーニングを行なう。大きく胸を膨らませた状態で反った体を真っ直ぐにすると、横隔膜が大きく動き、自然に横隔膜の後ろの筋肉が動く。意識しないで自然に動く事で肋骨の後ろの箇所の筋肉が覚醒し鍛えられる。やがて自然に呼吸を360度広げて行なえるようになる。

呼吸力覚醒法

①まず寝た状態で全身の余計な力を抜く。息を吐き切ったら胸を大きく膨らませながら吸気し、呼吸を止める。

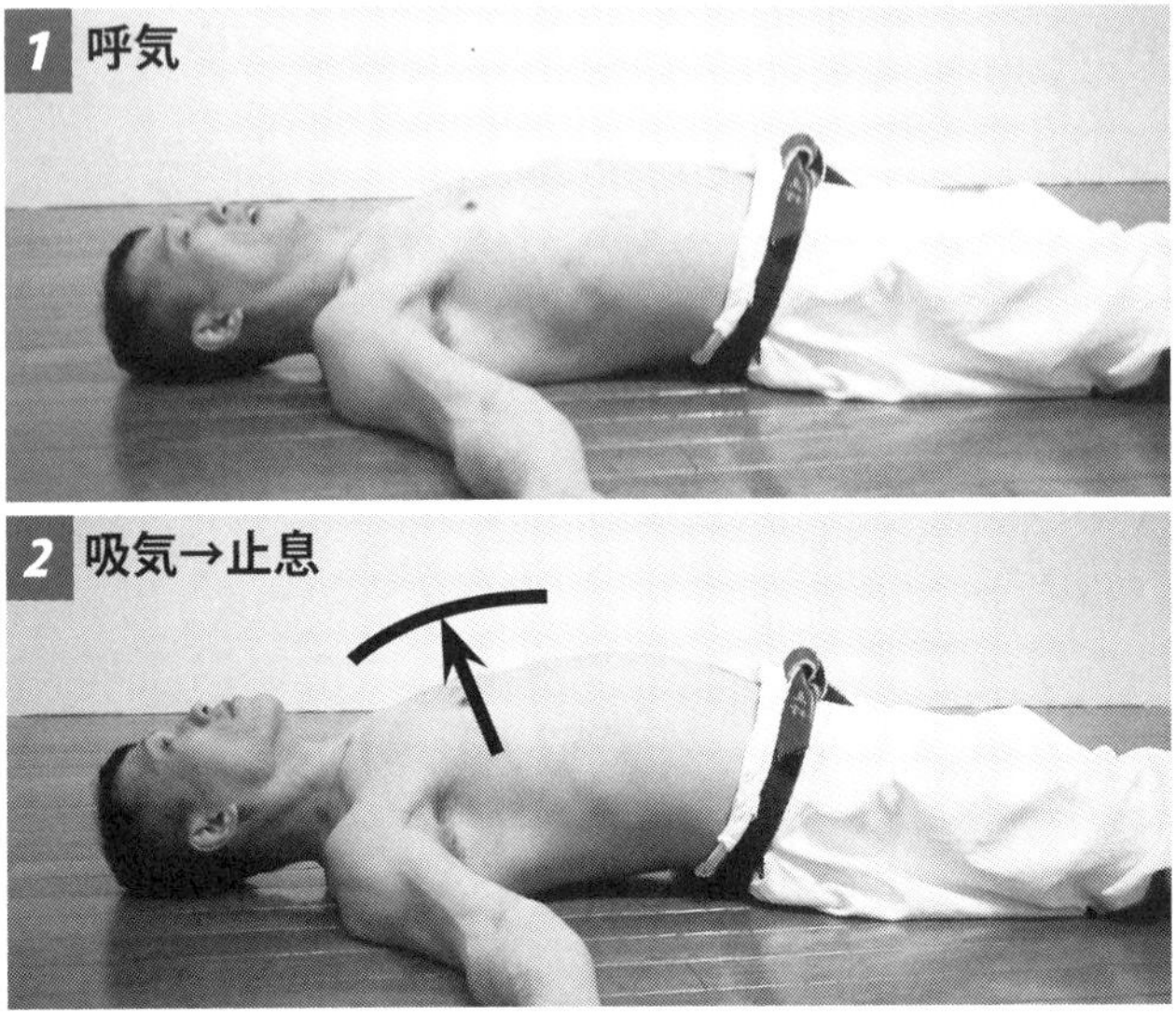

②呼吸が大きくなってくると、吸気時に自然にお腹が膨らむようになってくる。

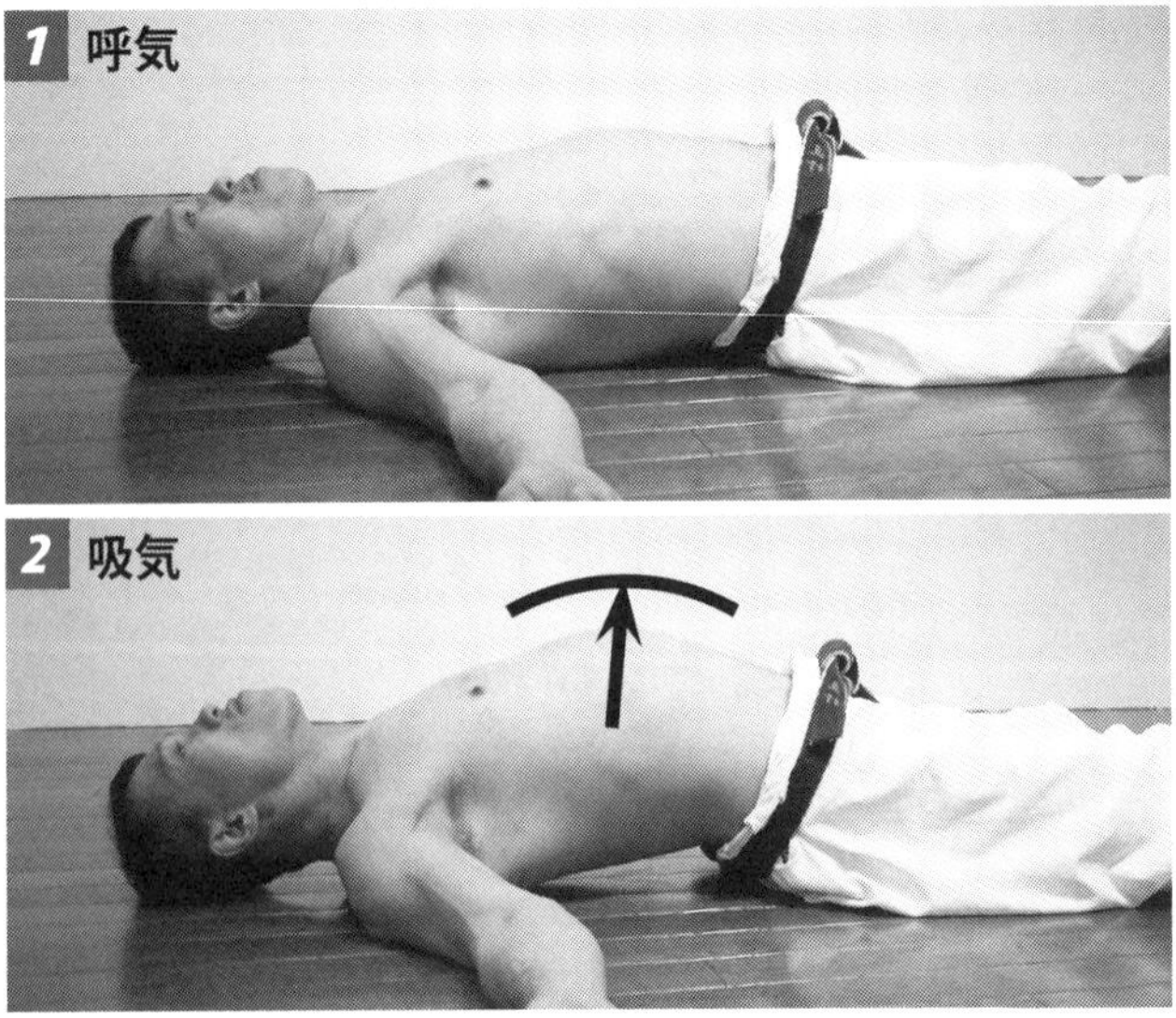

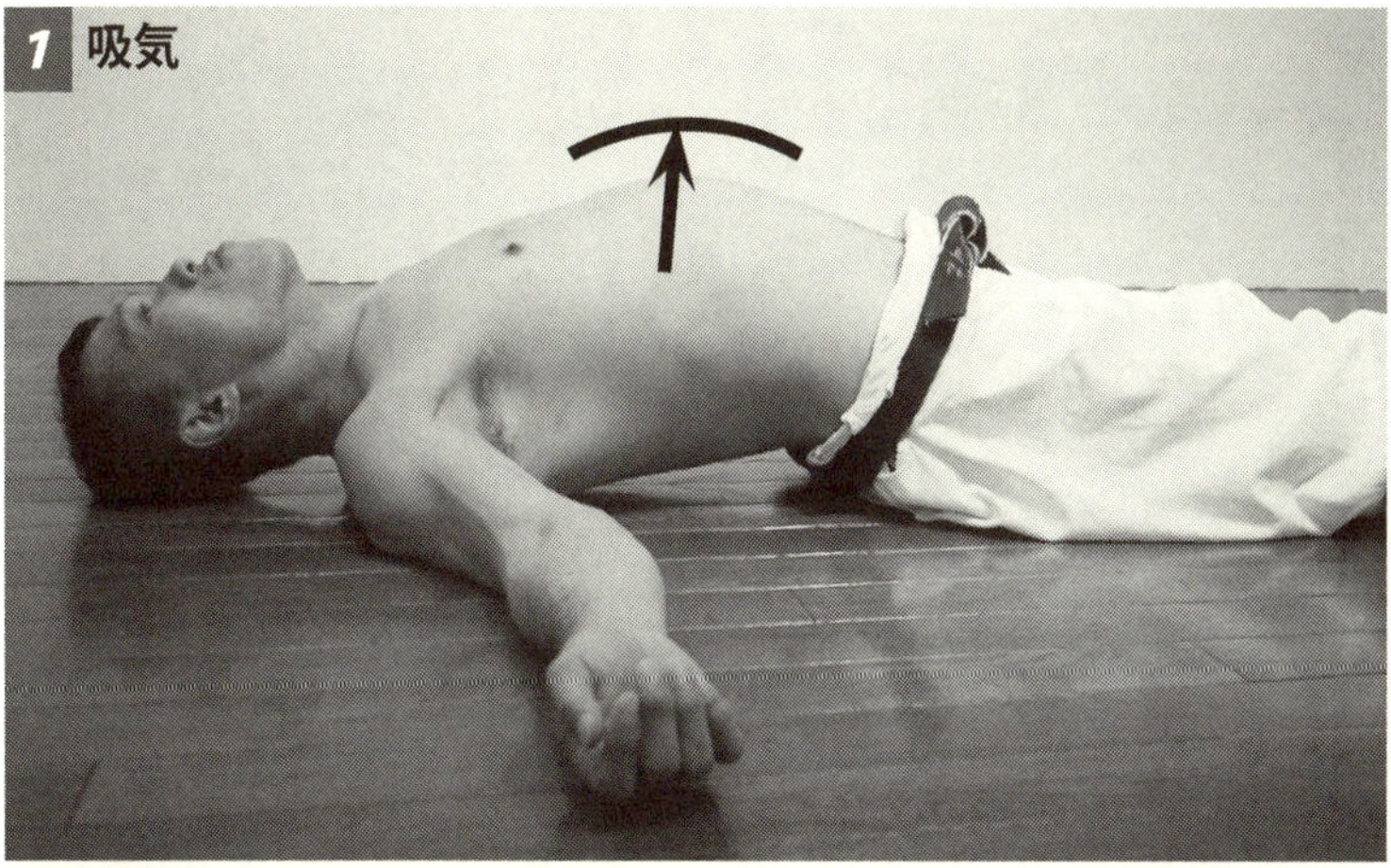

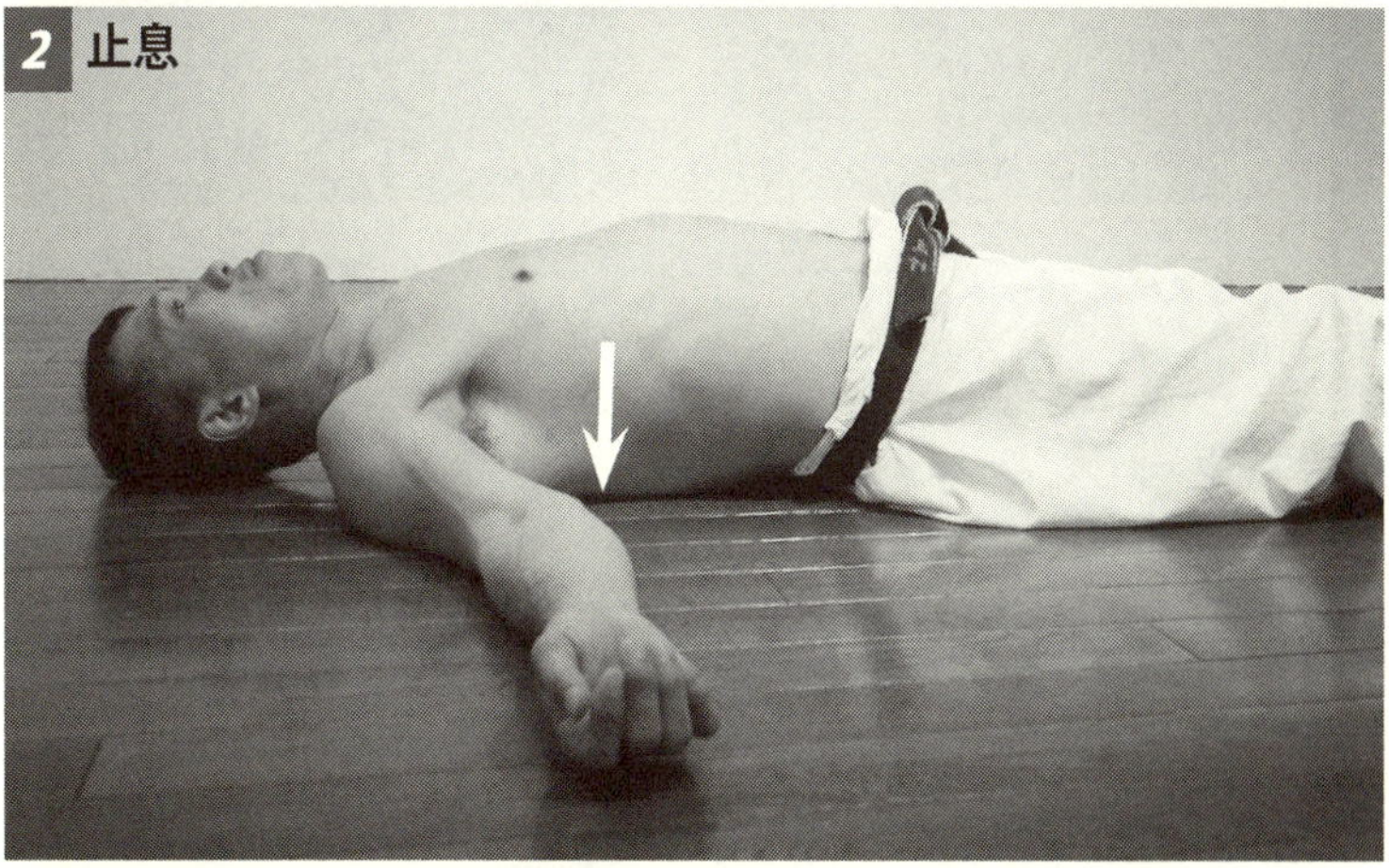

③呼吸が大きくなってくるとお腹が膨らむようになってくるが、横隔膜の後ろの筋絡が覚醒していないため、体が反る（写真１）。その状態から息を止めたまま背中を床に着けるように動かすと背面側の呼吸筋が覚醒する（写真２）。

動きと呼吸

×

大きく息を吐きながら動くと力が抜ける。

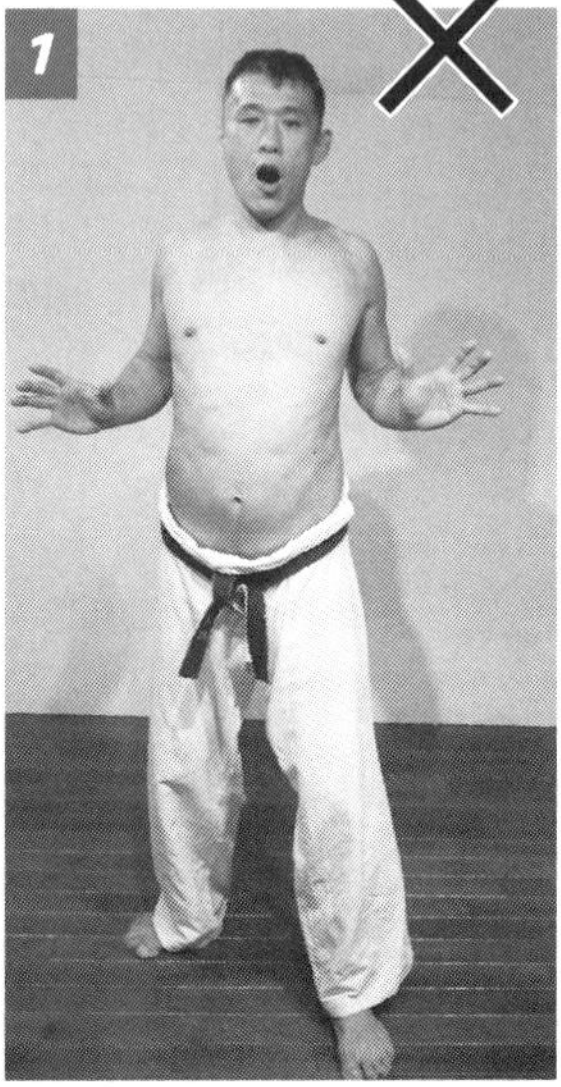

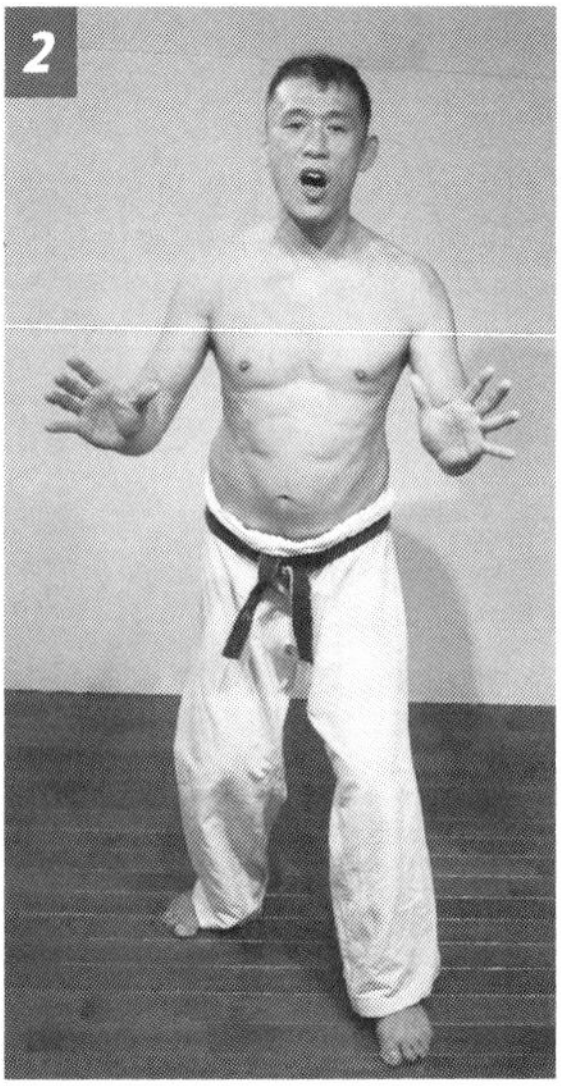

○

息をできるだけ出さないのが正しい大きな力の出し方。呼吸を止めて動くトレーニングは、呼吸の力を高める効果がある。

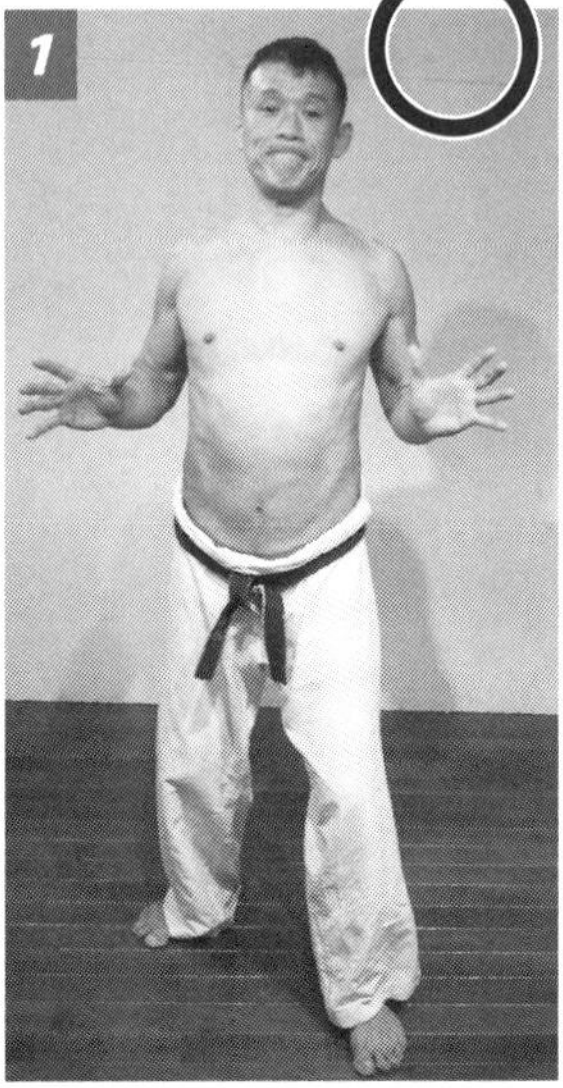

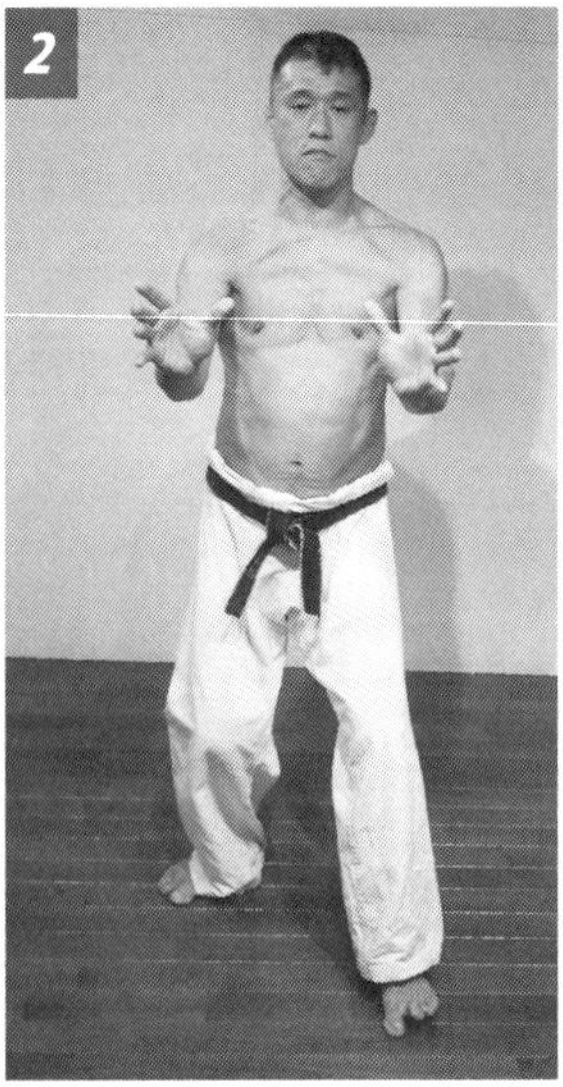

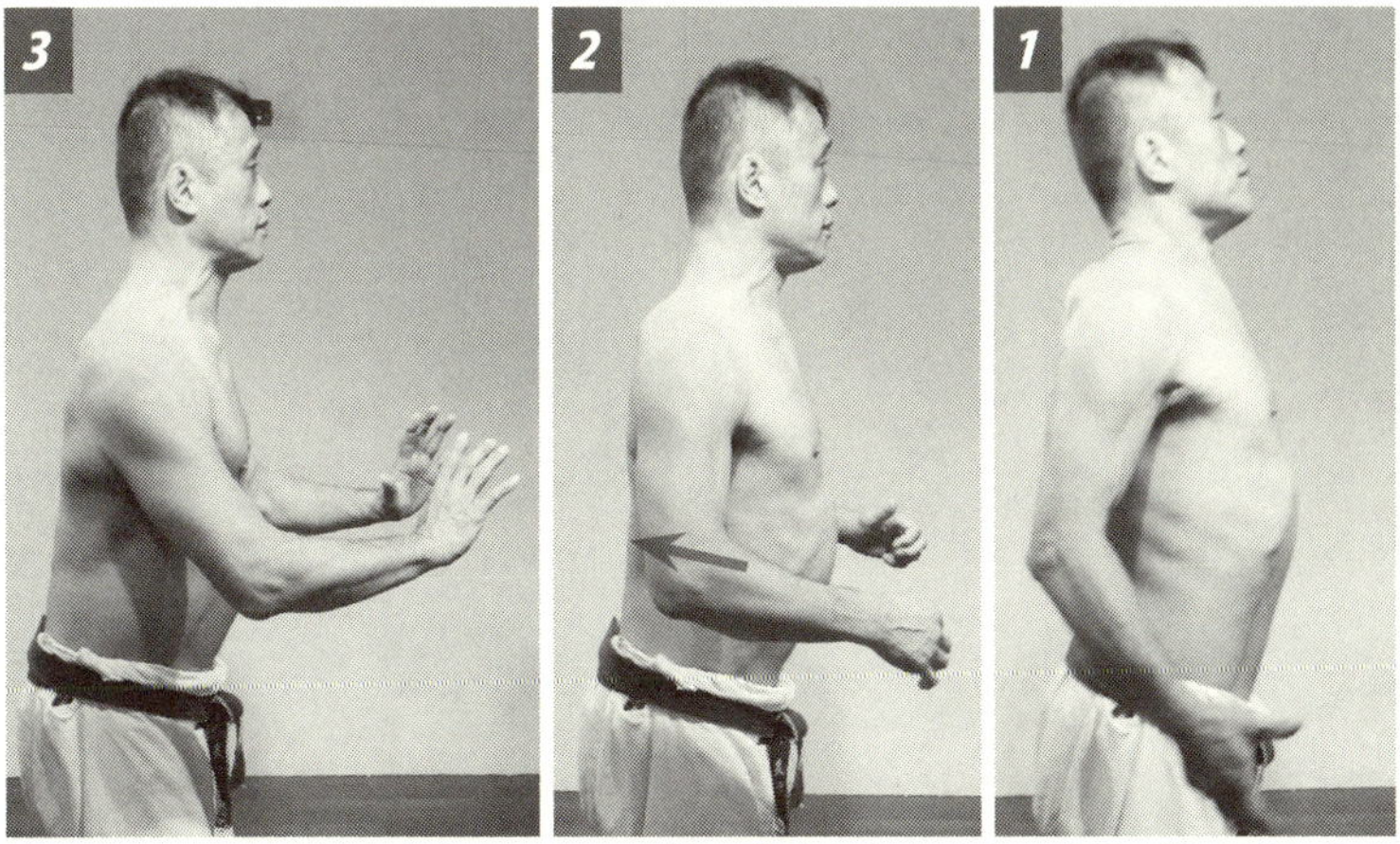

息を吸って反った体を真直ぐにすると横隔膜が大きく動き、自然に横隔膜の後ろの筋肉が動く。この状態で動くことによって背面側の呼吸筋が覚醒し、360 度全方向が呼吸に使えるようになる。

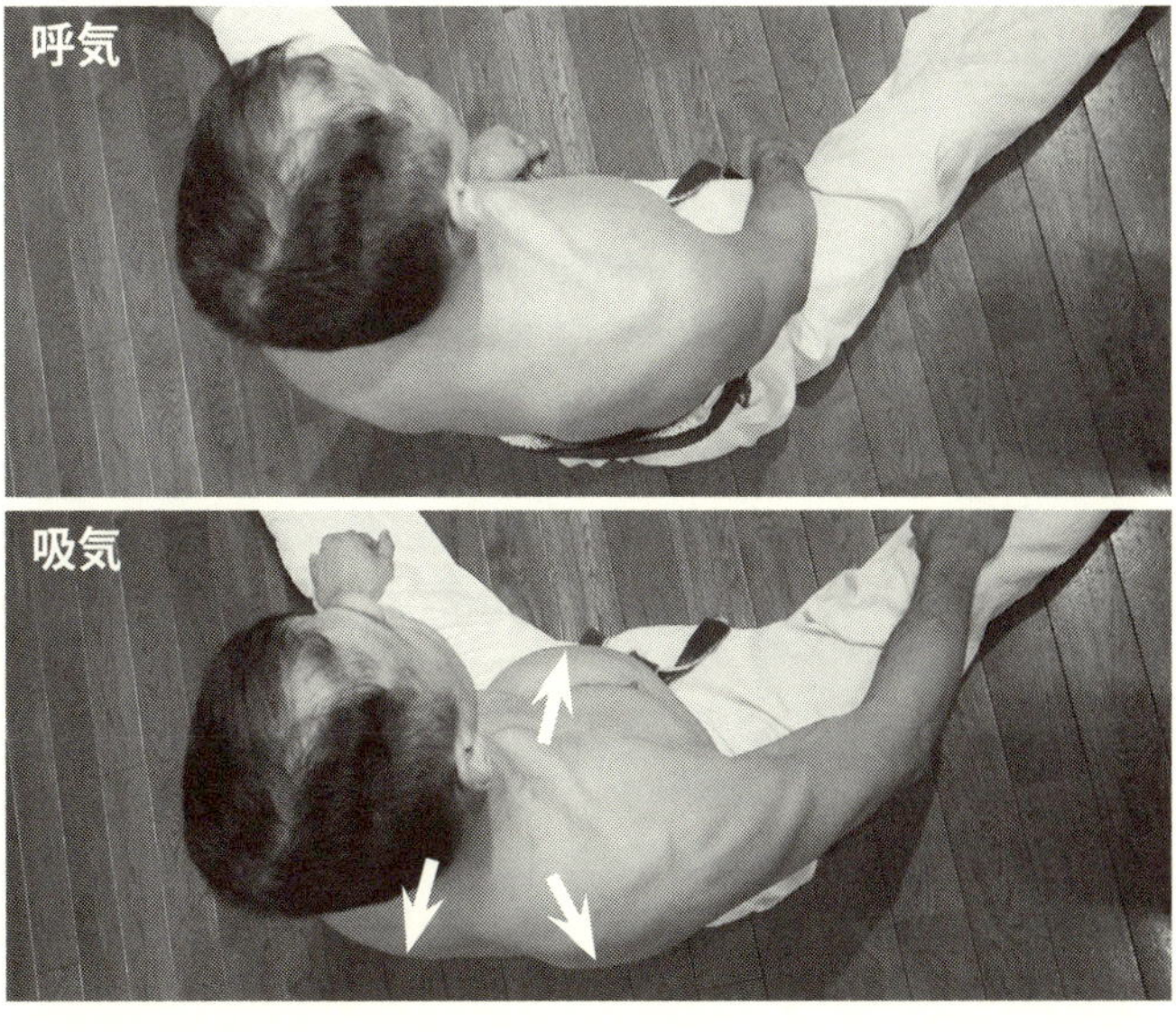

背面側の呼吸筋が覚醒すると、吸気時に背中側も膨らむようになる。

第5章

“骨絡調整術”実践編1

1人で体を覚醒させるメソッド

—身体可動性を高める

まずは一人で行なえる〝骨絡調整術〟からご紹介しよう。

とくに自分は体が固いと感じている人、トレーニングを重ねても思ったような効果が上げられないでいる人などはぜひ実際にやってみていただきたい。

〝骨絡調整術〟は、ここまで述べてきたとおり、繋げて使えないでいた骨格を繋げ、身体を表面ではなく奥から、部分ではなく全体で使えるようにするためのものだ。よって、身体パフォーマンスを確実にアップさせるが、別な言い方をすれば、人間を原始時代、つまり人間本来の状態に戻すためのものだ。いわば人が体を動かすための大前提の状態を作るものなのだ。

ここからやらなければ、何も始まらない。

効果は大きいが、どれも簡単なものばかりなので、少しずつ感覚を掴みながら実際にやっていってみてほしい。

注意していただきたいのは、無理矢理に大きく動かそうとしないこと。〝骨絡調整術〟の本旨は「今より大きく引き伸ばすこと」ではなく「繋げること」なのだ。

一人でやるからこそ、逆に痛めてしまうような事故は起こりにくい。自分の身体をていねいに繊細に観察しながらやってみよう。必ずあなたの体に〝覚醒〟が起こるはずだ。

1 寝て行なう方法

立つといった日常で行なう運動ですら、平坦な21世紀の環境においてはどうしても覚醒しきれないまま眠っている箇所が多い。眠った箇所が多ければどうしても余計な力が入ってしまう。余計な力は、本来動くべき箇所の覚醒の妨げになりやすい。

だから、まずは横になり余計な力を抜いて骨格に意識を集中させる方法から始めてみよう。このことが、この運動を行う際の効果を飛躍的に高めるのだ。

○その1　肩をハメる（写真　130ページ）

仰向けでなく横向きになって行なうと骨盤との連動が起こりやすい。

○その2　肩～首～腰の関係性（写真132ページ）

感じやすい腕の動きを上手く使い首の骨絡まで連動させる。さらにその動きを背骨を介して伝え、腰の骨絡まで連動させる。

○その3　股関節をハメる（写真134ページ）

内側と外側の2方向に股関節の球状の箇所を動かす。

○その4　股関節と呼吸の関係性（写真136ページ）

呼吸が正しく動けば肋骨から他の骨まで連動する。体の連動性を使い股関節の動きの覚醒を高める。

○その5　股関節と肩関節の関係性（写真138ページ）

肩関節が正しく動くと骨格の連動が起こる事を使い、動かしやすい肩からの骨格の動きで連動を起こし、股関節をより動かす。この際に呼吸も同時に加えると効果が更に高まる。

「骨格調整術実践編」に入る前に……

○ワンポイント

〝ハメる〟感覚をつかむ

本章、そして次章でご紹介する「骨格調整術」はどれも〝骨を繋げて動かす〟方法論によっている。そしてそのために必ず要所関節を〝ハメる〟という操作を行なう。

〝ハメる〟というのは、いわゆるロックした状態で、動きがその関節を経由して勝手に伝わっていく状態だ。まずはこの〝ハメる〟感覚をつかむことから始めてみよう。

〝ハメる〟ポジションとしては「その関節の行き切った状態」すなわち、だいたい各関節に2ヶ所ある。右に回し切ったところと左に回し切ったところ、といった具合だ。

腕をゆっくり小さく動かしてみる。普通はそれだけでは体幹までは動かされないはずだ。つまり、上腕骨と体幹は繋がっていない状態にある。

次に腕を内か外に回転させて、行き切ったらそのポジションで腕を動かしてみよう。

少しずつ、意識して動かしていないにも関わらず肩甲骨が動かされるようになってくる。やがて胸骨までもが動かされてくるのを感じられるはずだ。それが繋がっている感覚だ。

「骨格調整術」の目的は、その動きをさらに体幹を伝えていき骨盤～股関節にまで到達させる

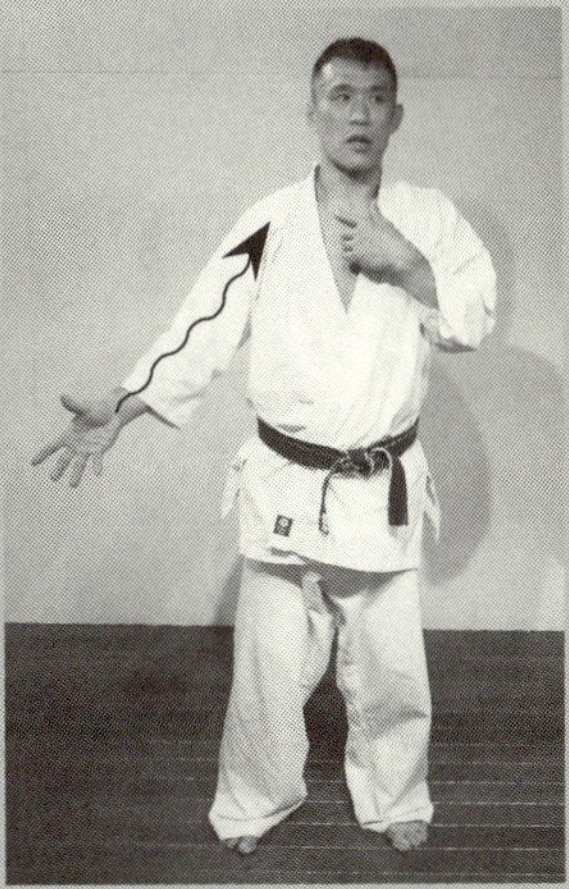

繋がっていない状態

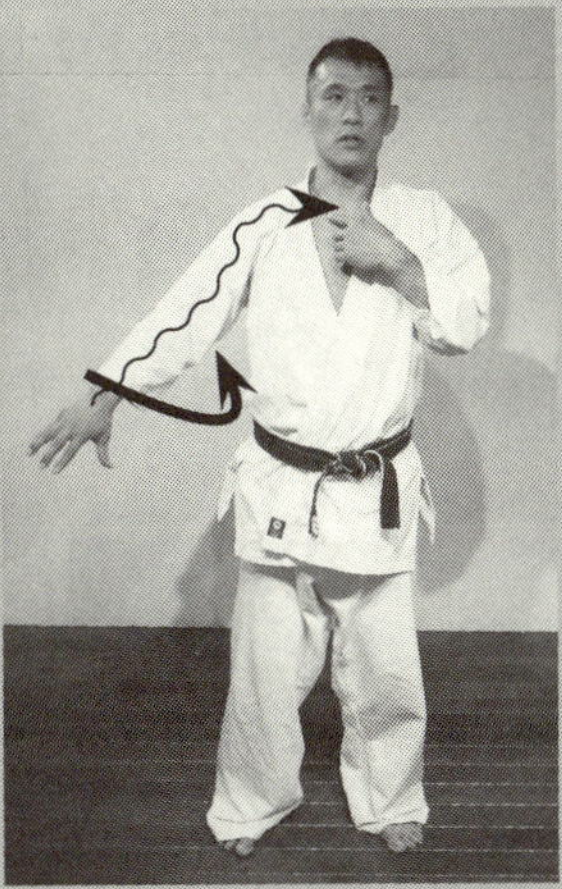

上腕骨を内旋させ、肩関節が繋がった状態。腕の動きが胸骨にまで伝わってくる。

ところにある。このために、どんな体勢でもなるべく体幹は捻らないこと。捻ると動きが伝わりにくくなる。

　最初はなかなかこの感覚がつかめないかもしれないが、実はさして難しいことをやっている訳ではない。要するに、どこか無意識に力んでしまっていて、そこで身体が分断されているのだ。力みさえとれてくれれば、自然に体は繋がってくる。

　だから、たとえ下手でも、ずっとやっていると繋がるようになってくる。それは、疲れてきた体が自然に〝楽に動けるシステム〟を採用すべく、繋がりだすのだ。

　何と言っても、身体を繋げるのを妨げる最大の敵は力んでしまう事。

　無意識ゆえに大敵な力みは立つだけで生じやすいが、寝た姿勢ならば比較的やりやすい。

　まずは寝て行なう方法から、実践してみよう。

1　寝て行なう方法

○その1　肩をハメる

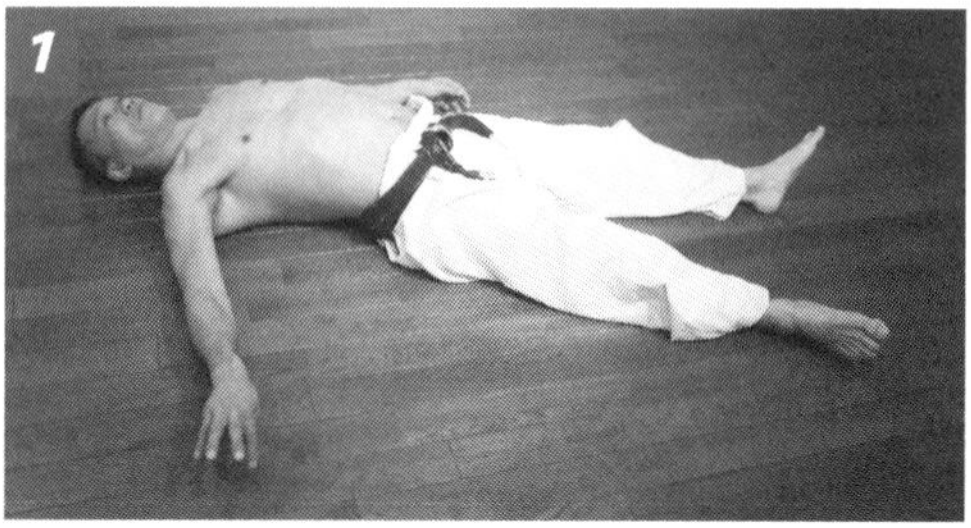

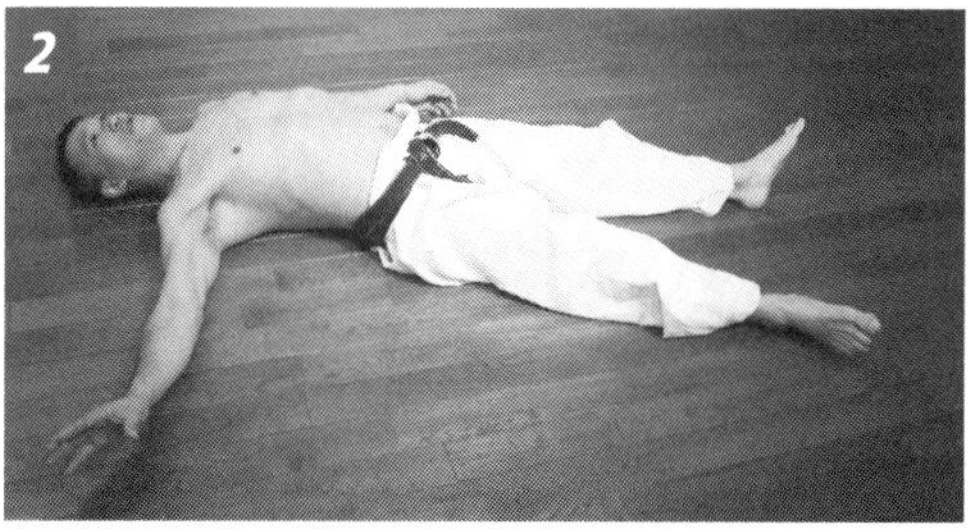

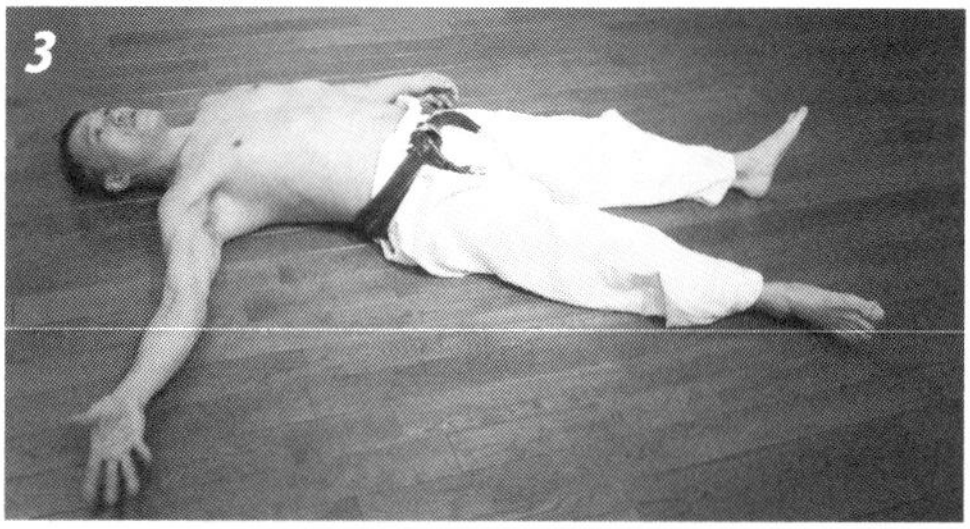

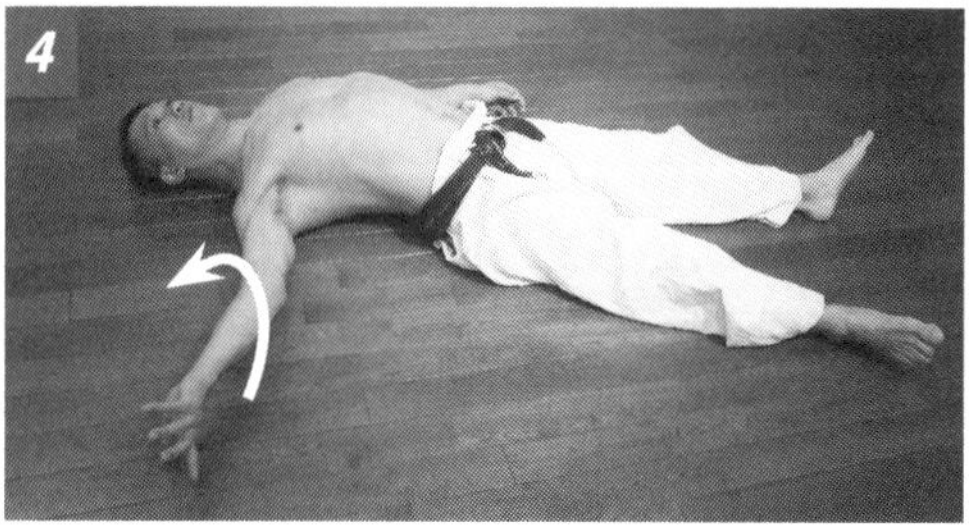

腕の動きを肩甲骨～背骨～骨盤にまで繋げるため、まずは肩関節を〝ハマった〟状態にする。手首だけでなく肘から回転するように注意し、それ以上回らない所まできたら、そこが〝ハマった〟状態だ。

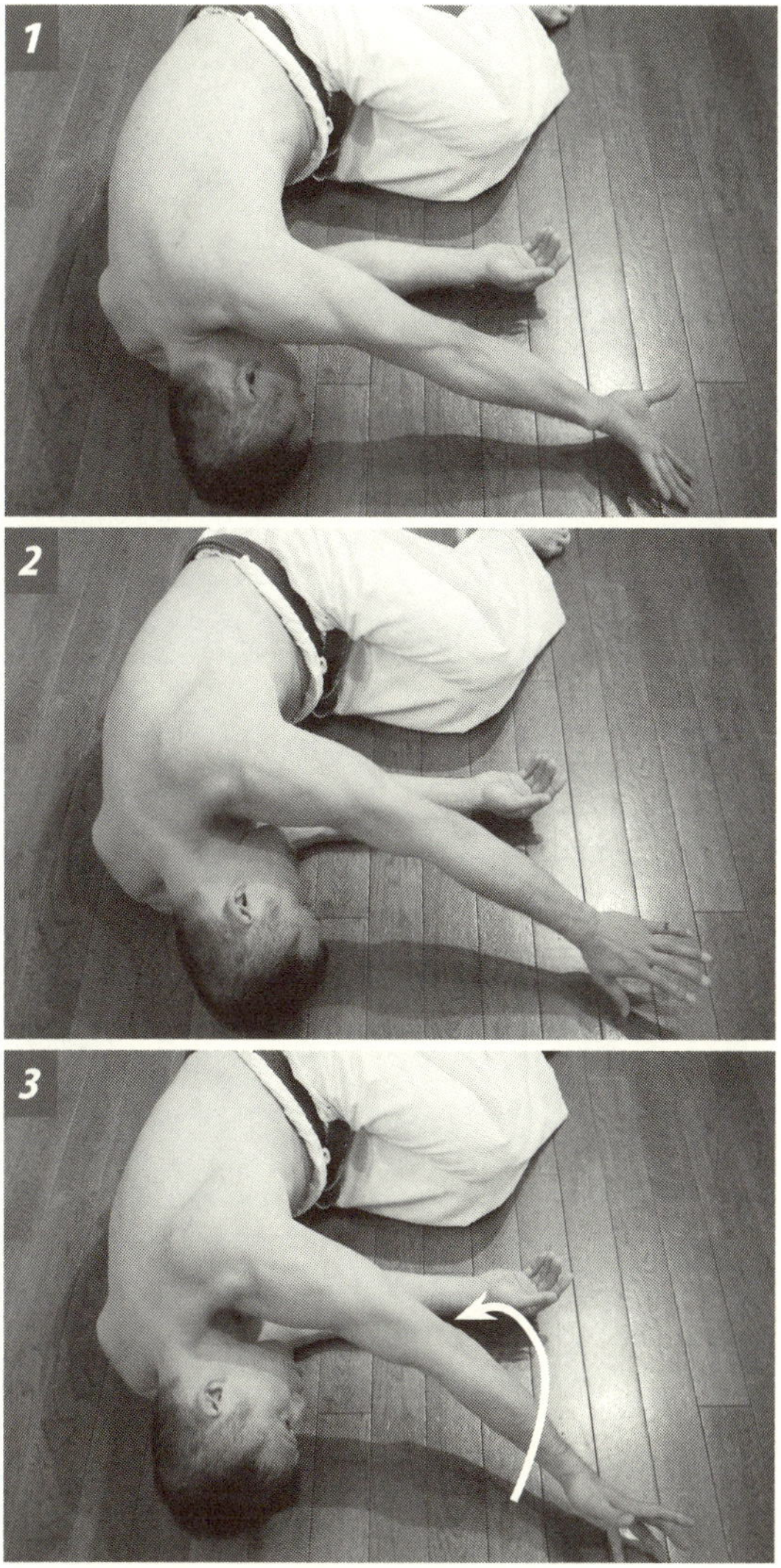

横向きに寝て肩ハメを行なうと、上側の肩甲骨をフリーな状態にできるので、骨盤までの連動が起こりやすい。

1　寝て行なう方法

○その2　肩〜首〜腰の関係性

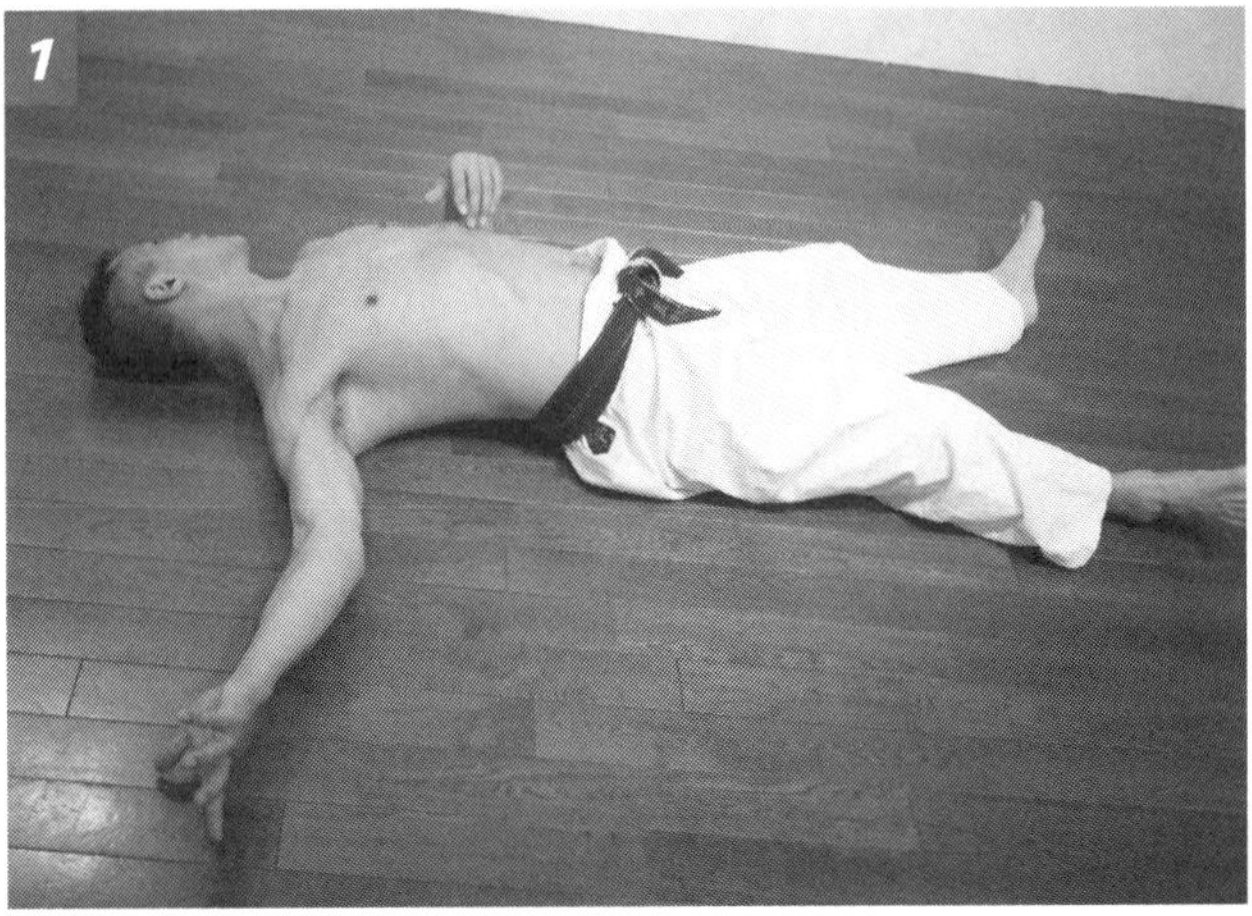

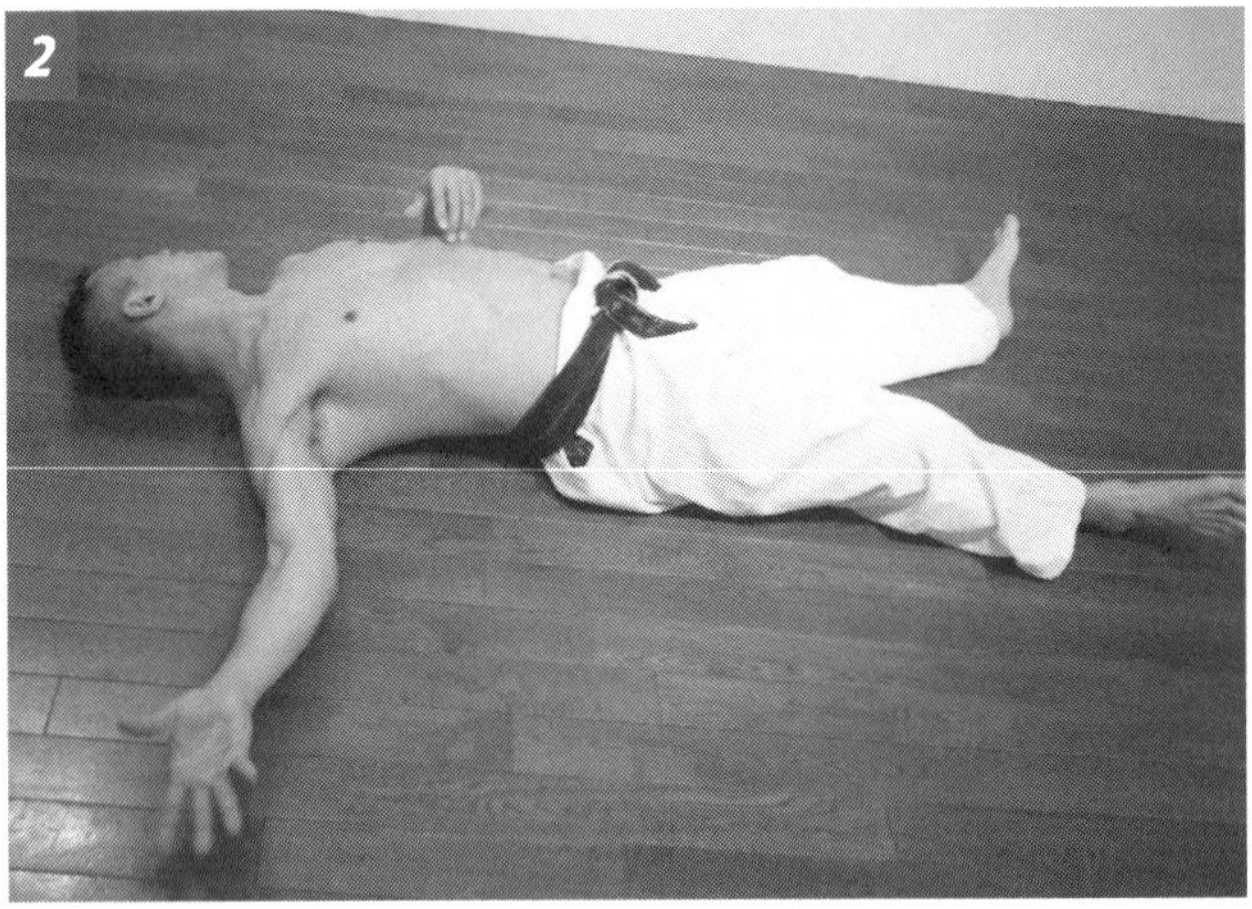

顔を腕の反対側へ向け、肩をハメる操作を行なう。繋がったら感じやすい腕の動きを探り、それが首にまで伝わるのを感じる。首まで繋がったらその動きを背骨を介して伝え、骨盤まで伝える。

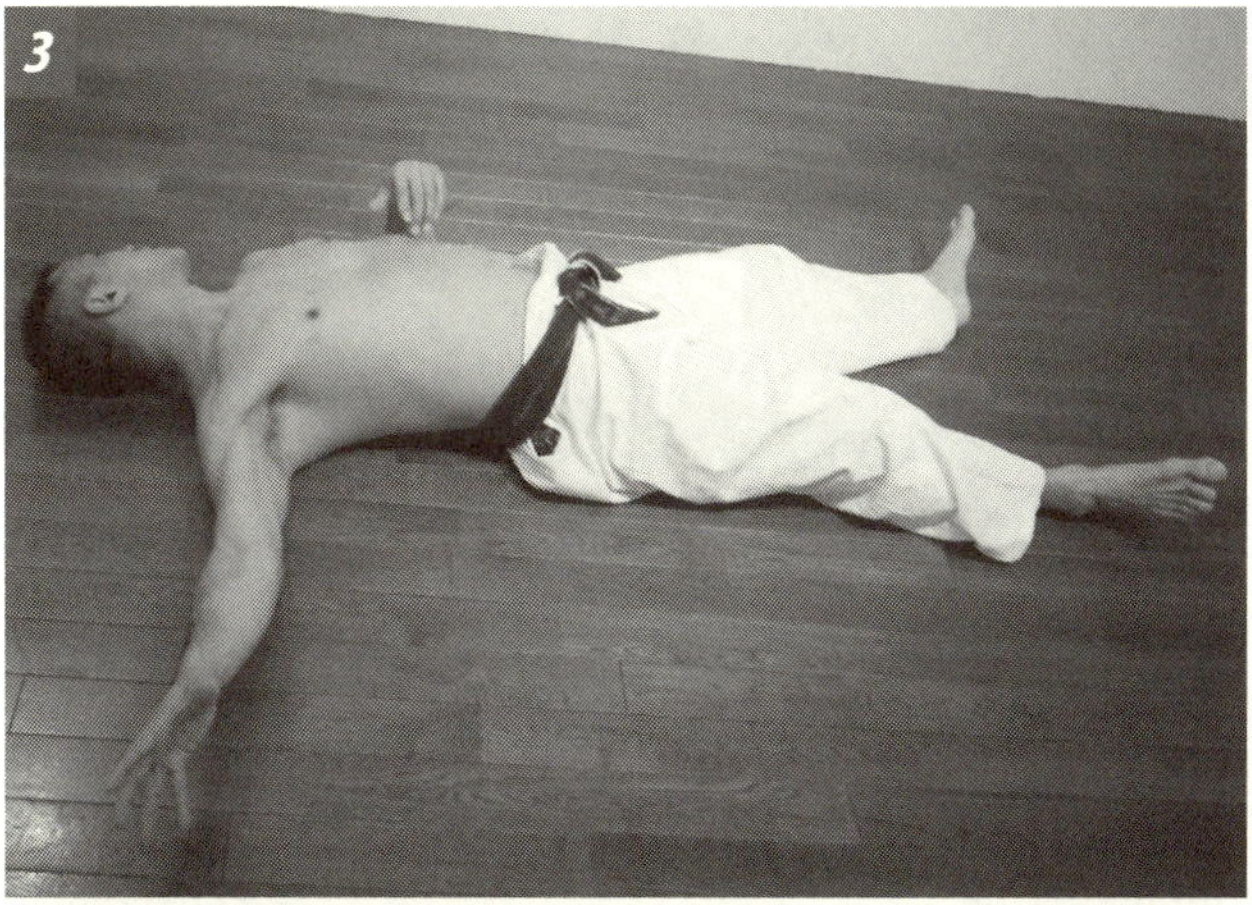
3

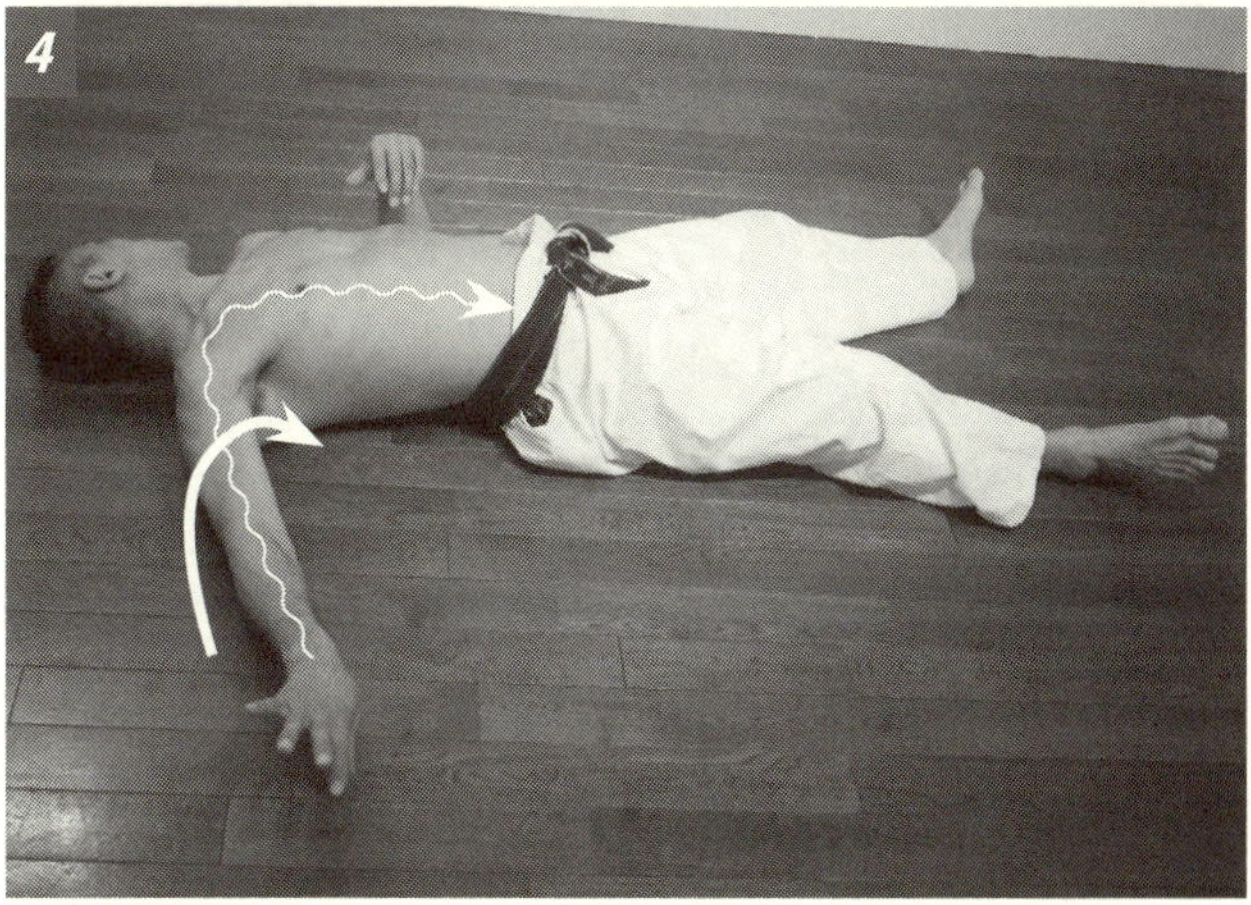
4

1　寝て行なう方法

○その３　股関節をハメる

股関節がハマっているかどうかは、脚の動きが骨盤に伝わるかどうかで確認する。この写真のようにハマっていない状態では脚を動かしても骨盤は動かないので、まずはそれを確認。

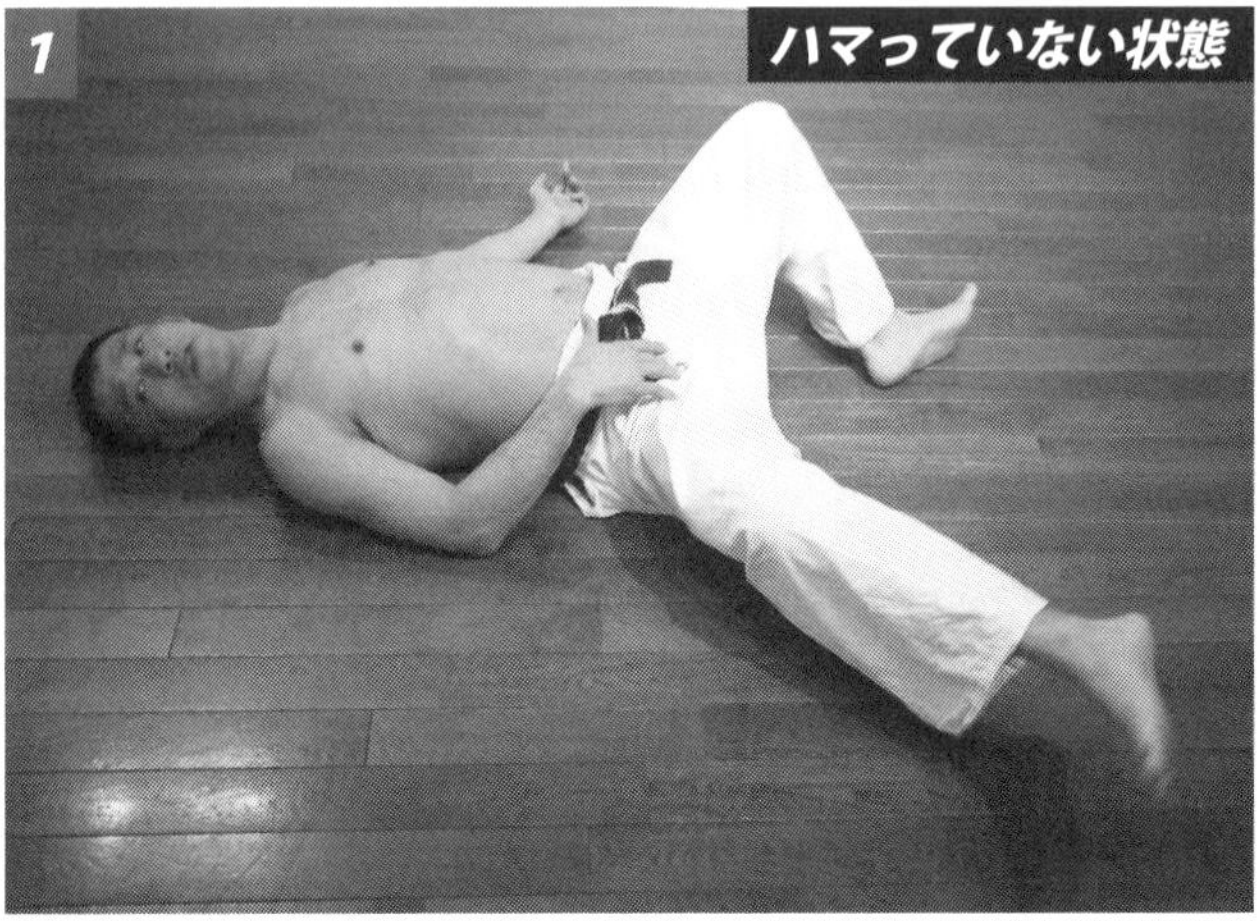
1
ハマっていない状態

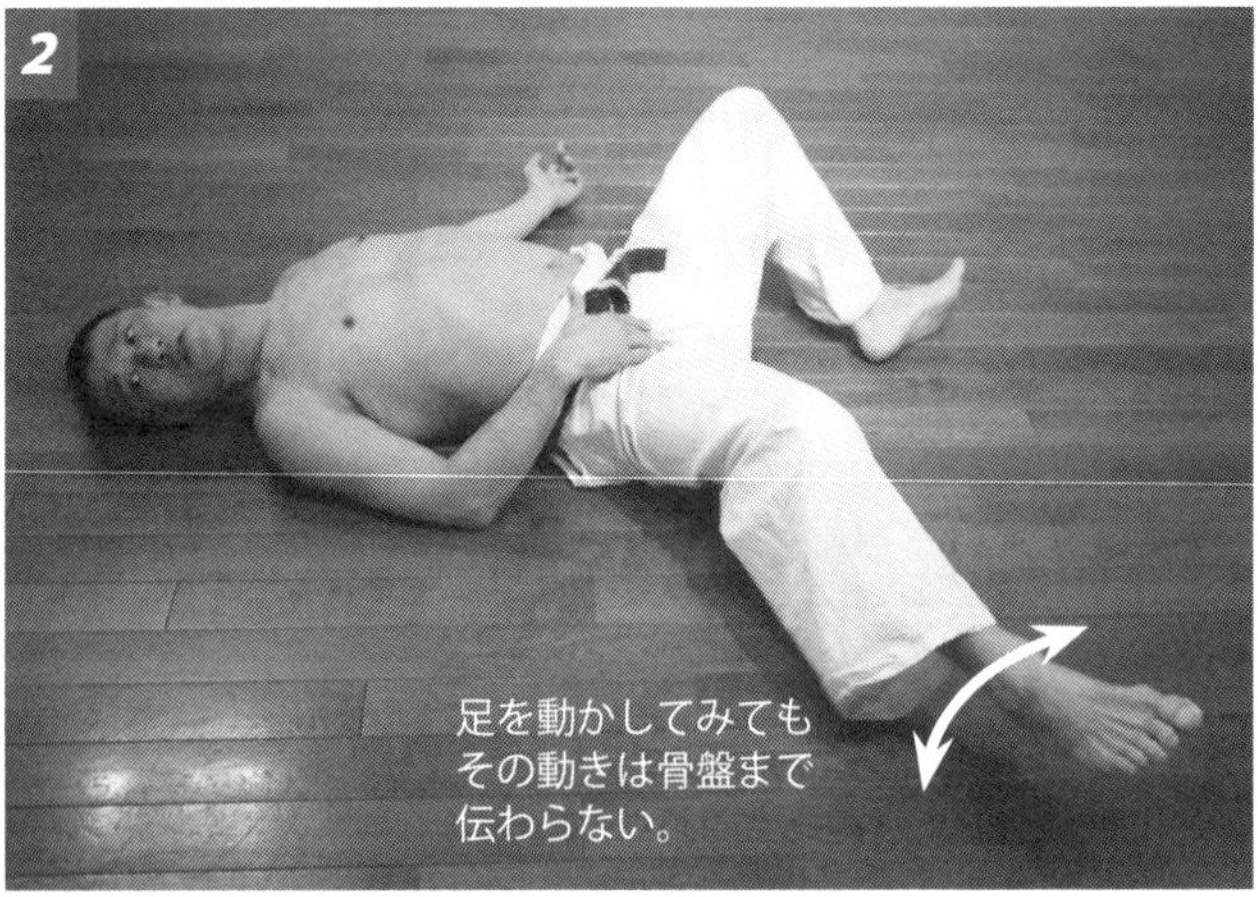
2
足を動かしてみても
その動きは骨盤まで
伝わらない。

股関節がハマる箇所は外旋させ切った所と内旋させ切った所の２ヶ所。大きな球状の関節が斜め方向に付いている事を意識して、ハマるポジションを探る。ハマると、脚の動きが骨盤に伝わってくる。

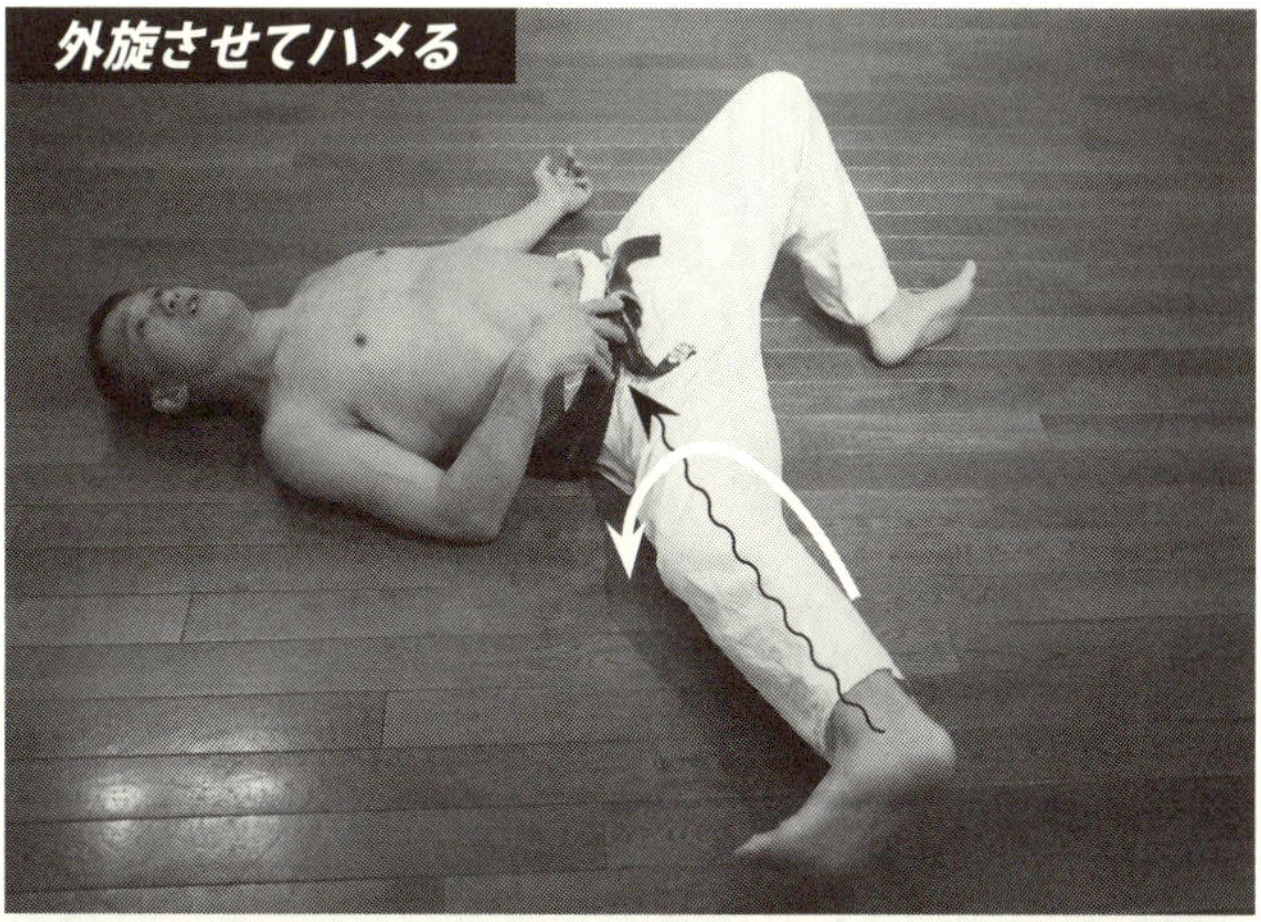
外旋させてハメる

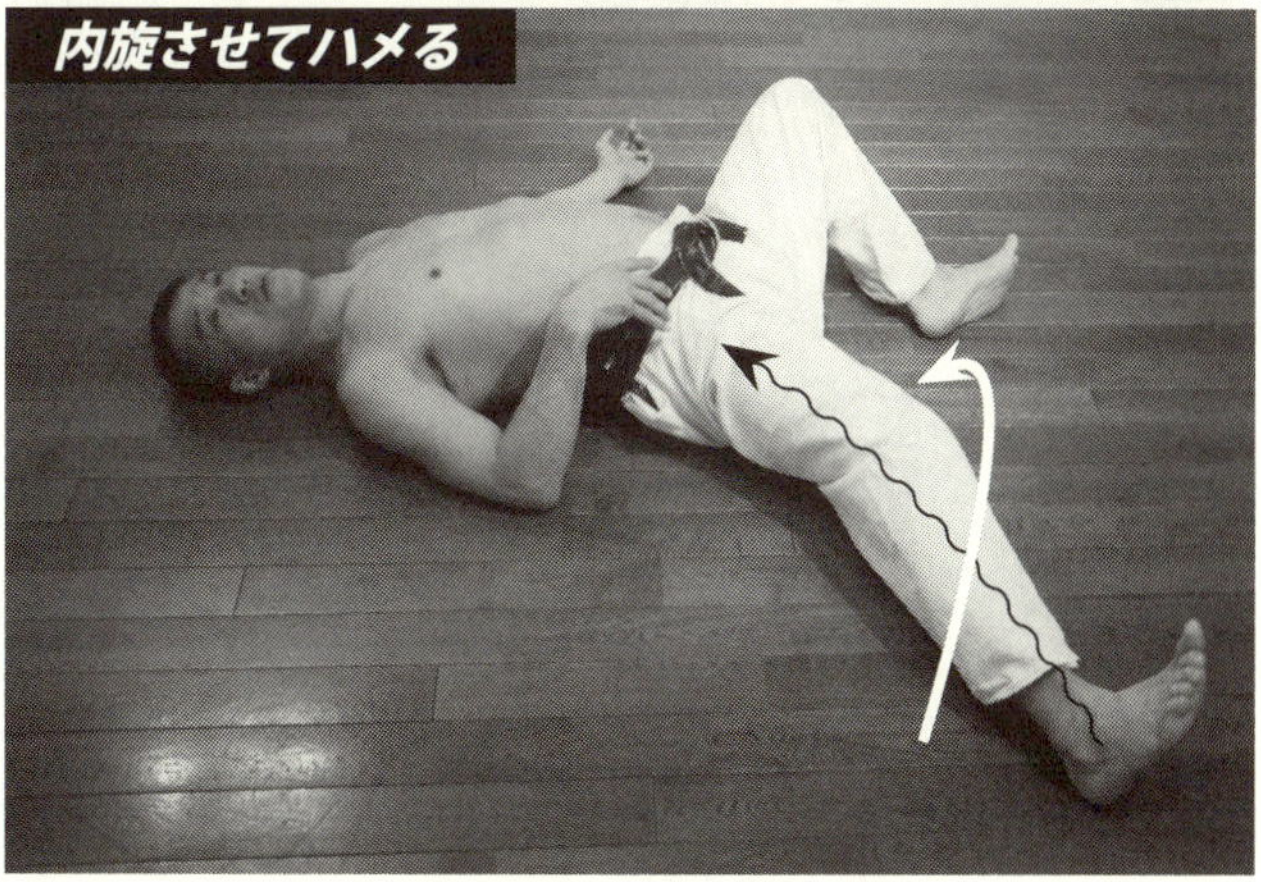
内旋させてハメる

○その４　股関節と呼吸の関係性

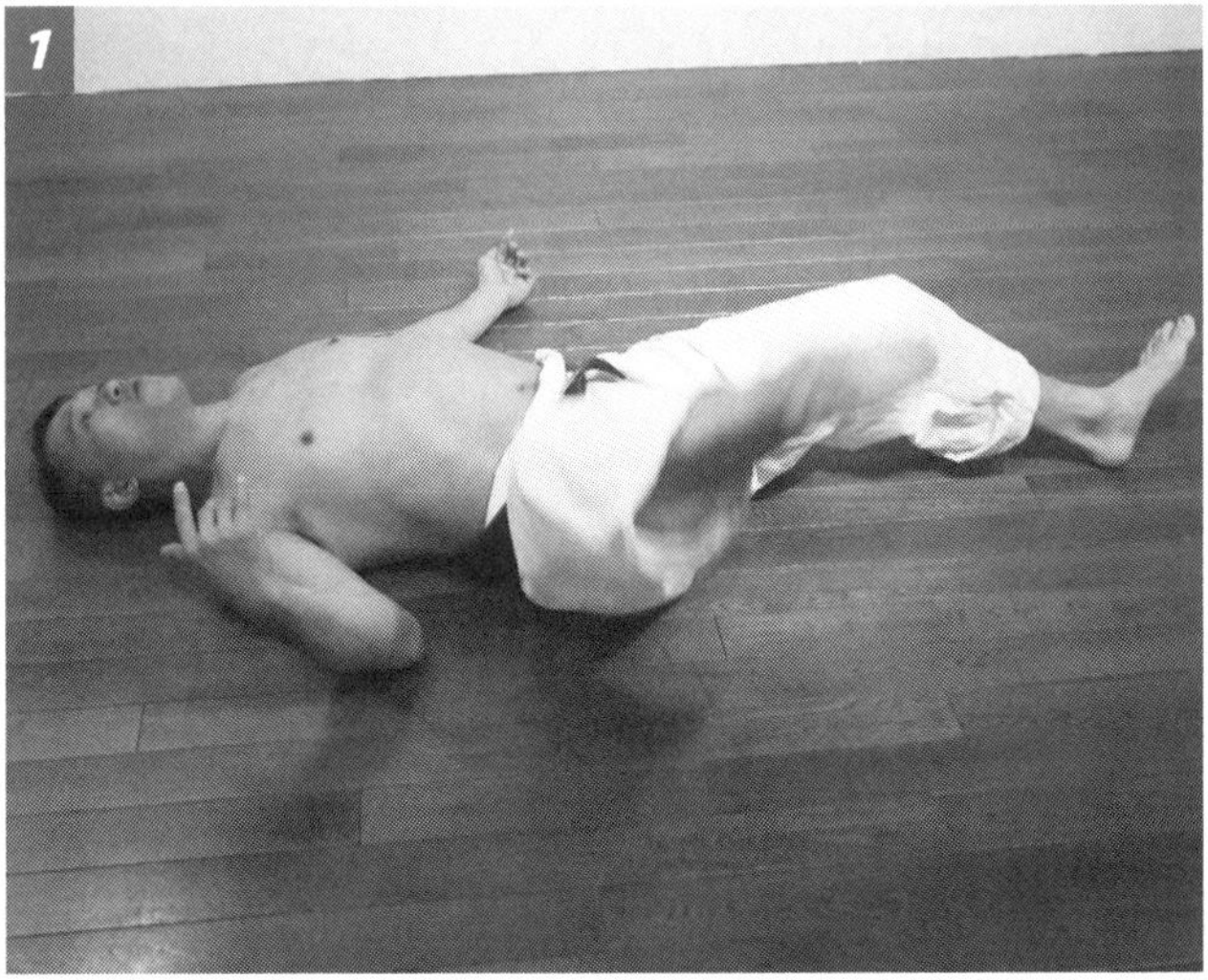

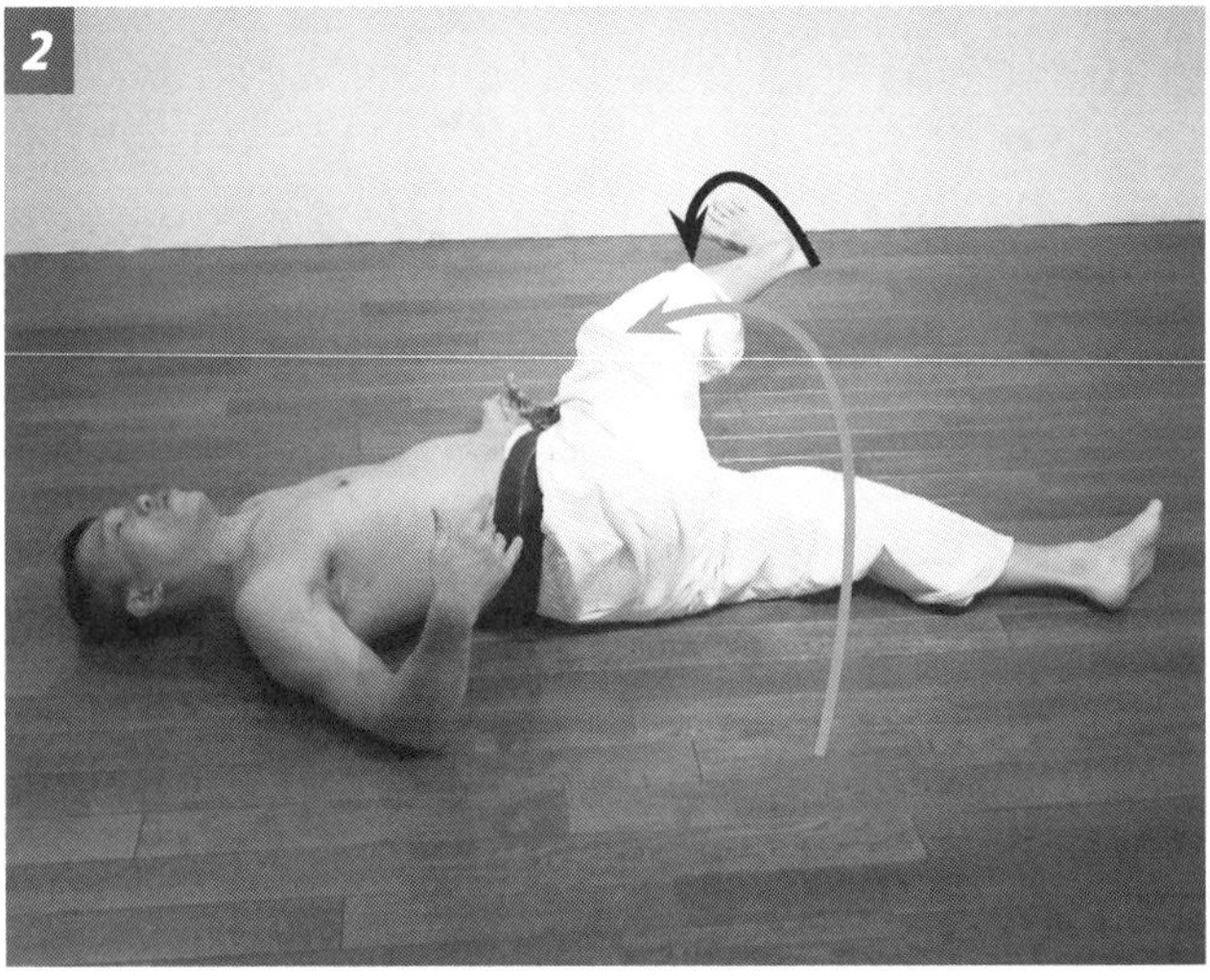

股関節を内旋させ、反対側へもっていきハマった状態をつくる（写真１～２）。

股関節がそれ以上動かない写真2の状態から、肋骨下部まで動くような深い呼吸を行なうと、その呼吸に連動し、意図的に動かしていないにも関わらず自然に股関節が動くようになる（写真3～4）。

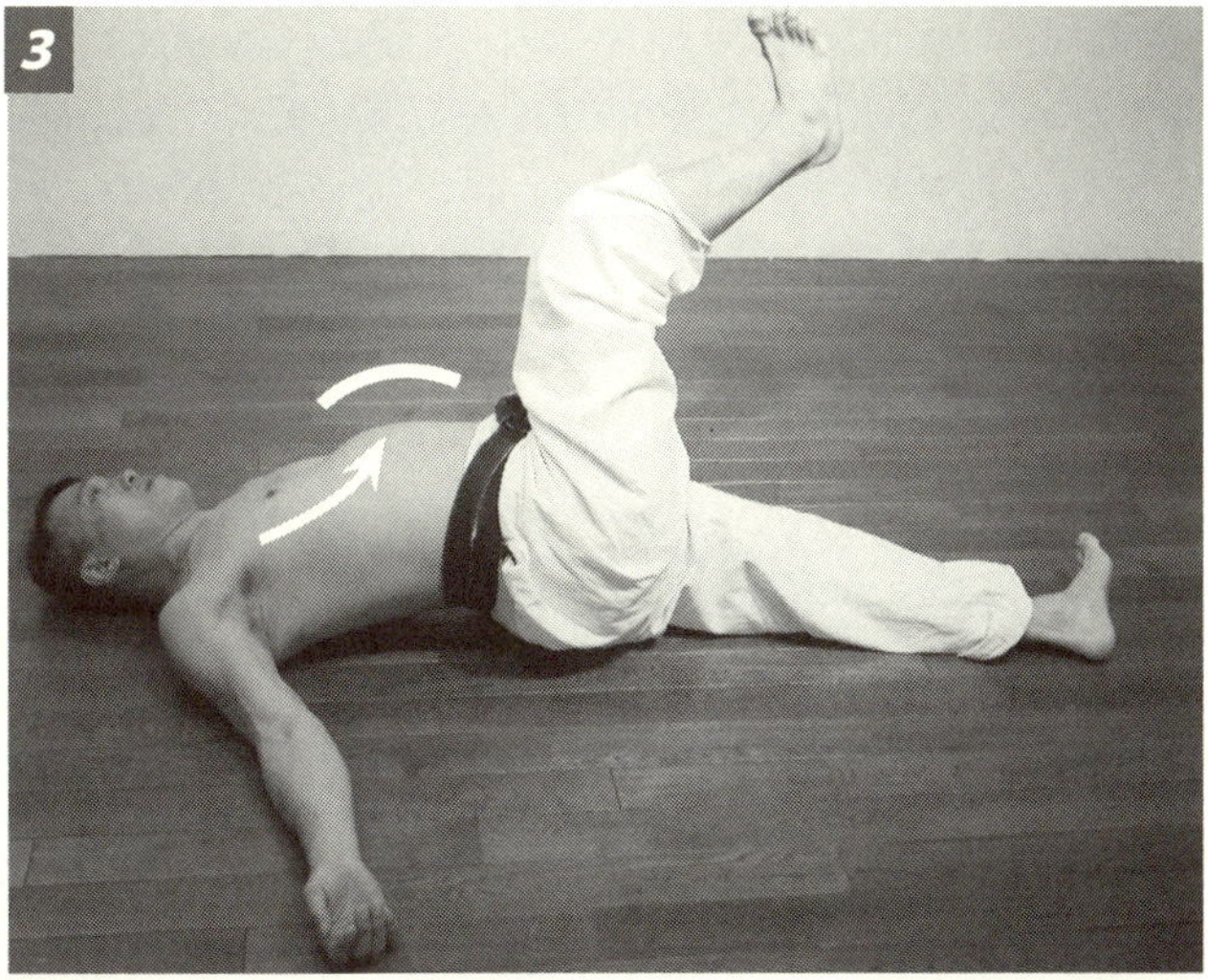

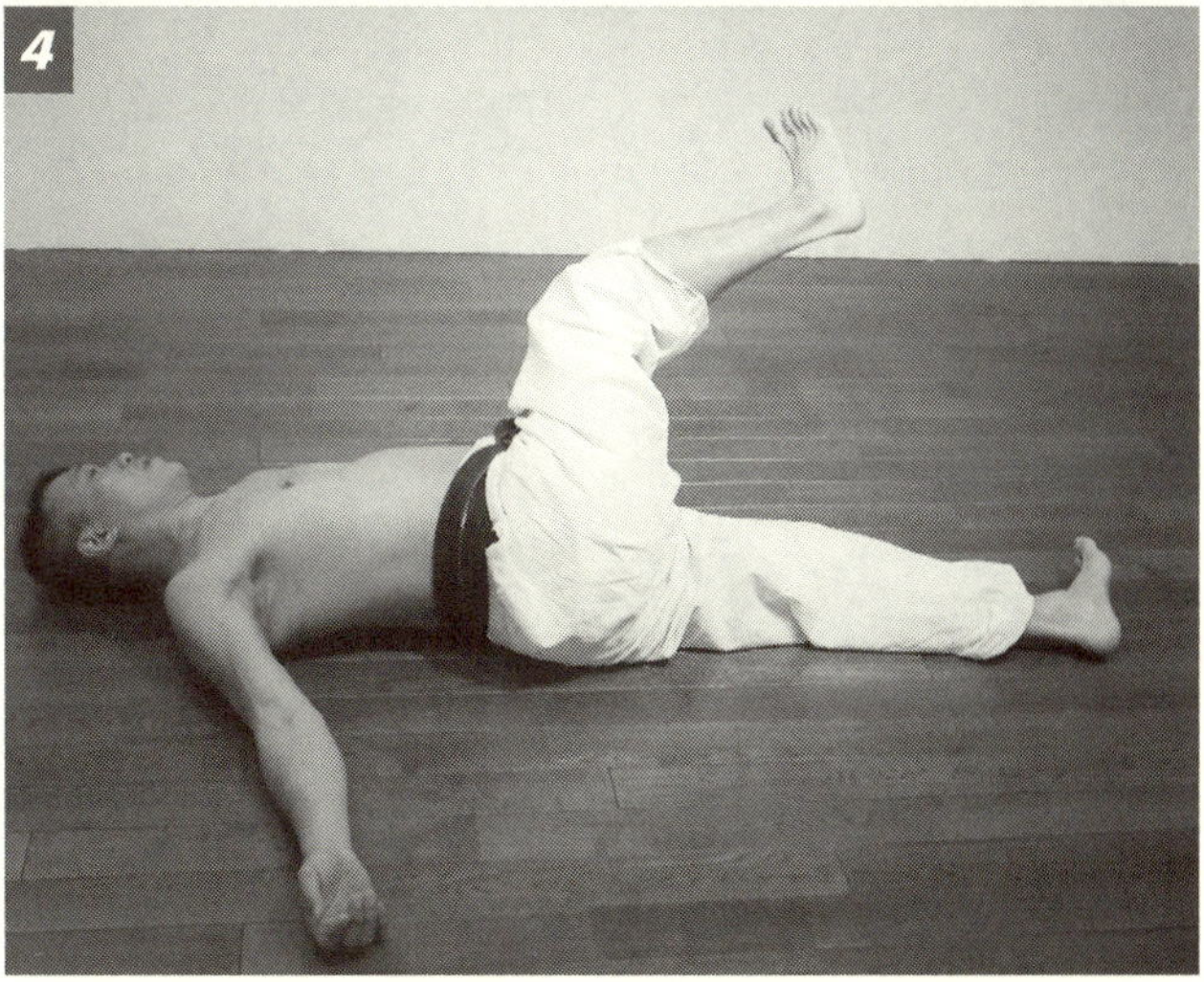

○その5　股関節と肩関節の関係性

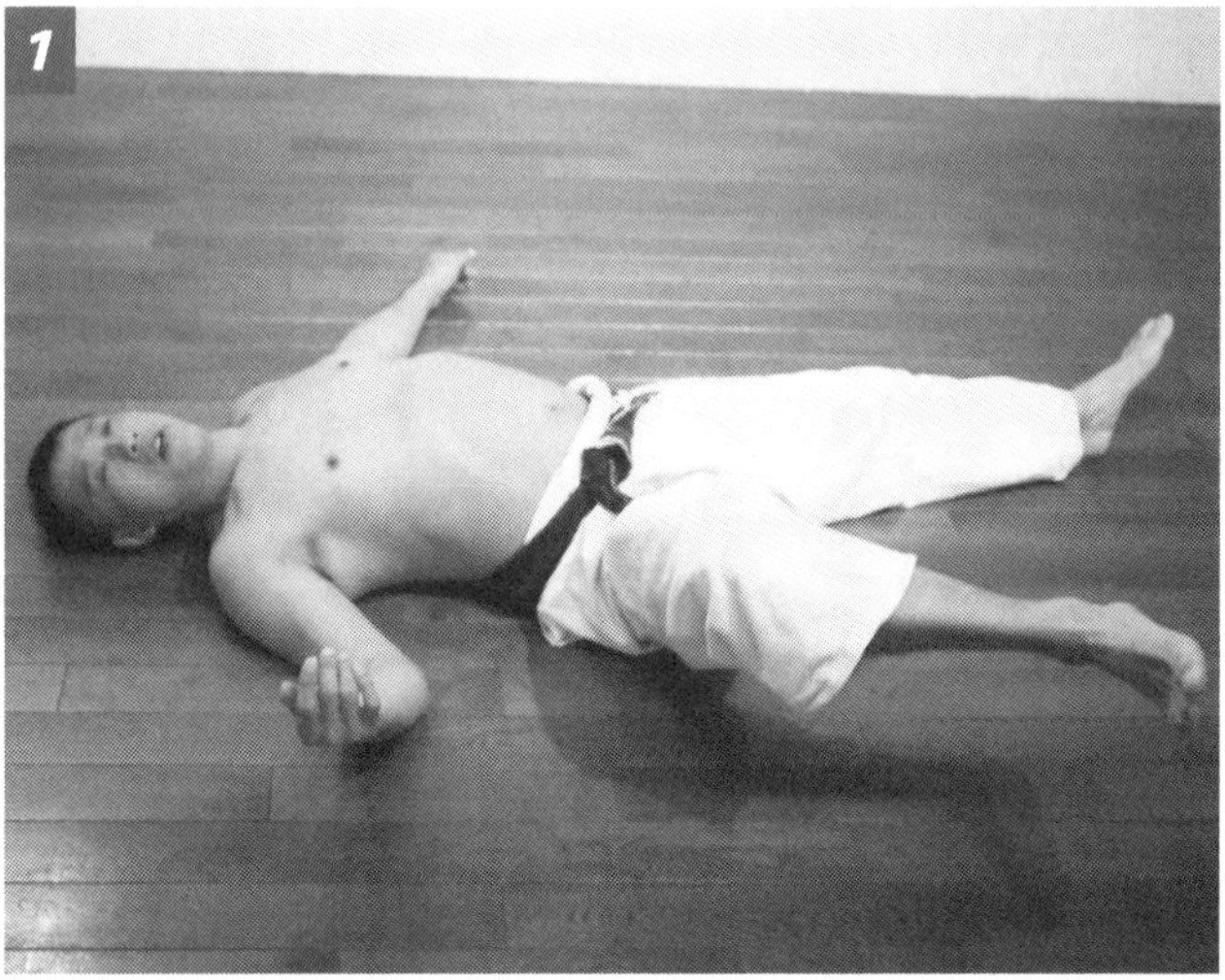

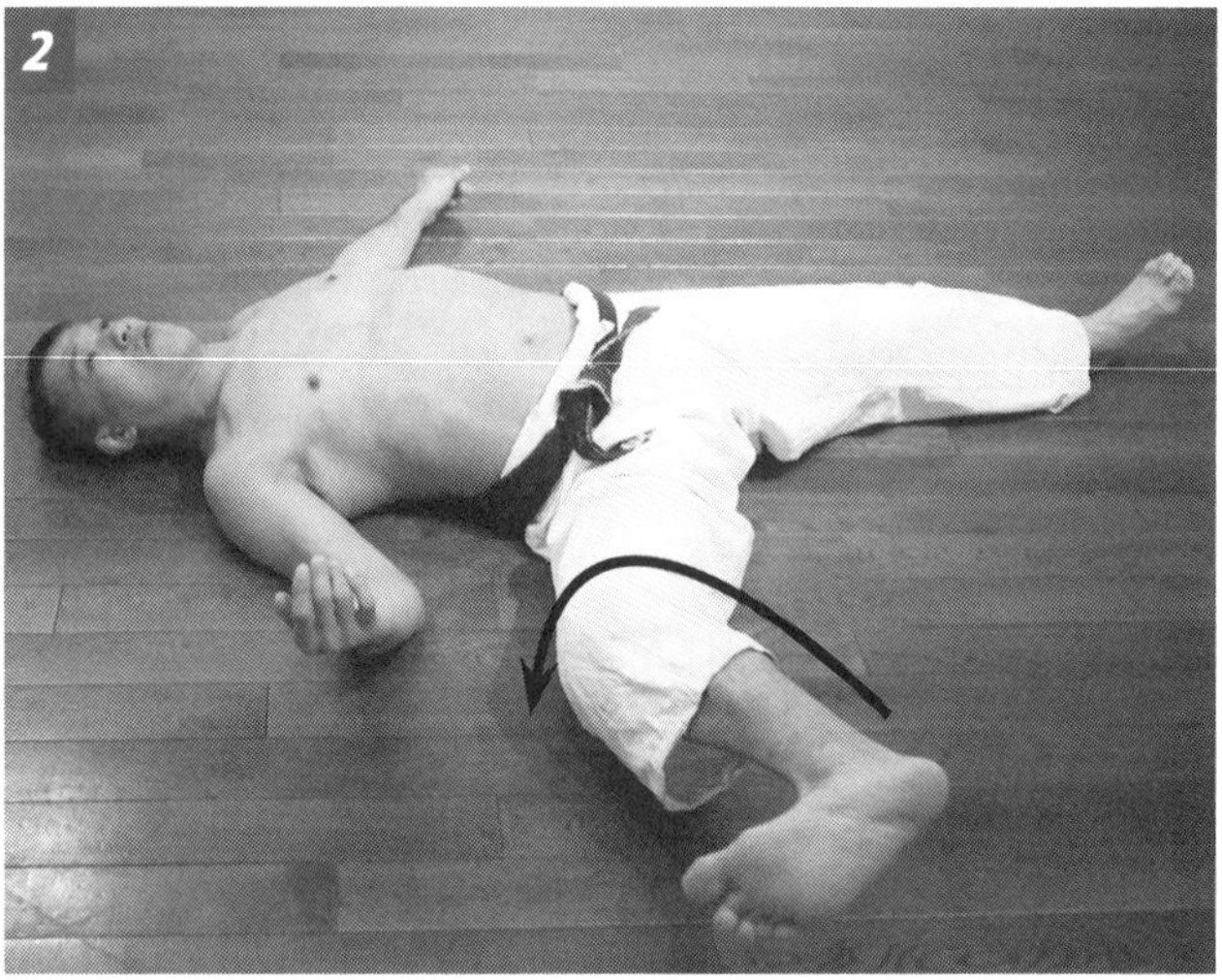

股関節を外旋させ、それ以上動かないハマった状態をつくる（写真1～2）。

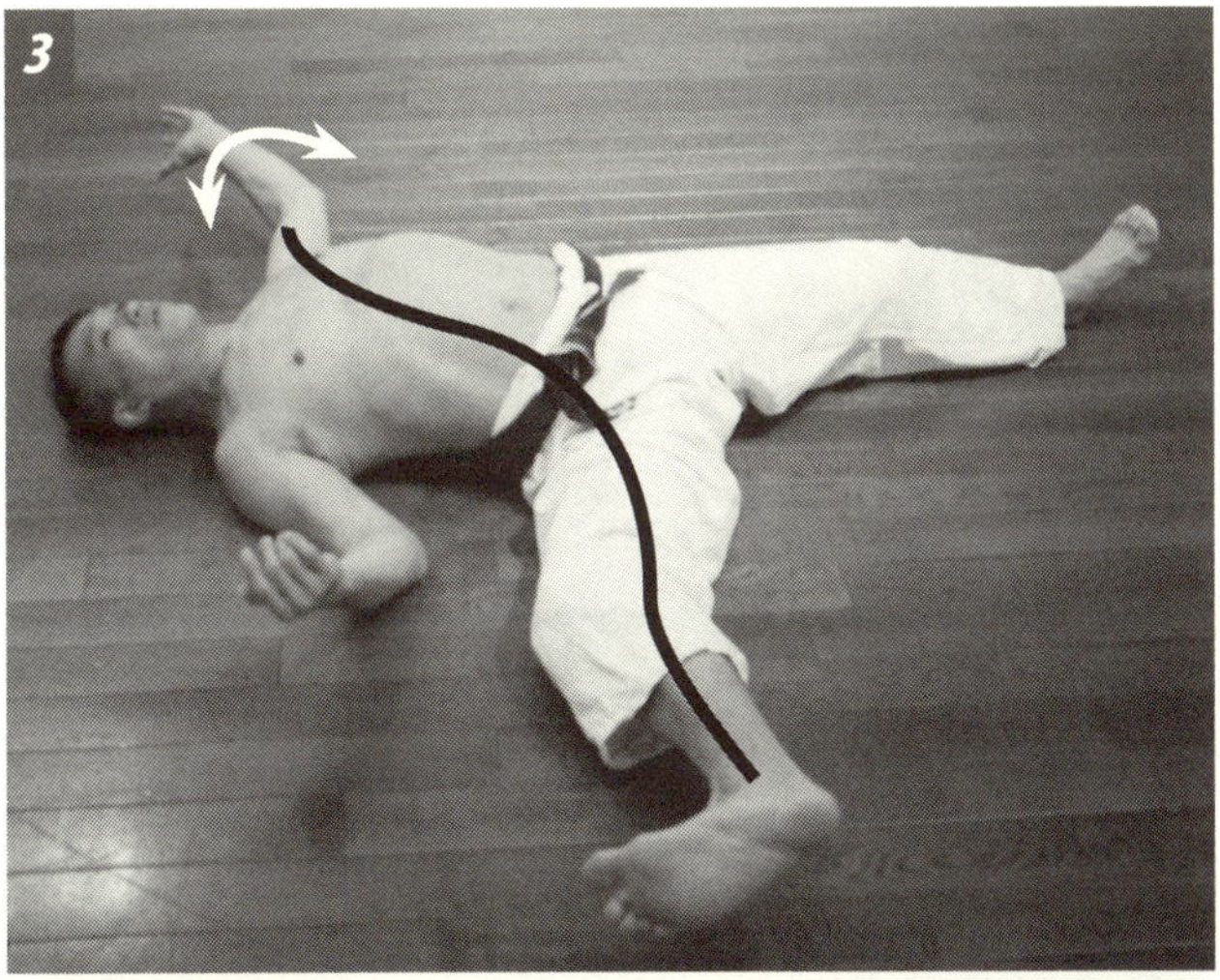

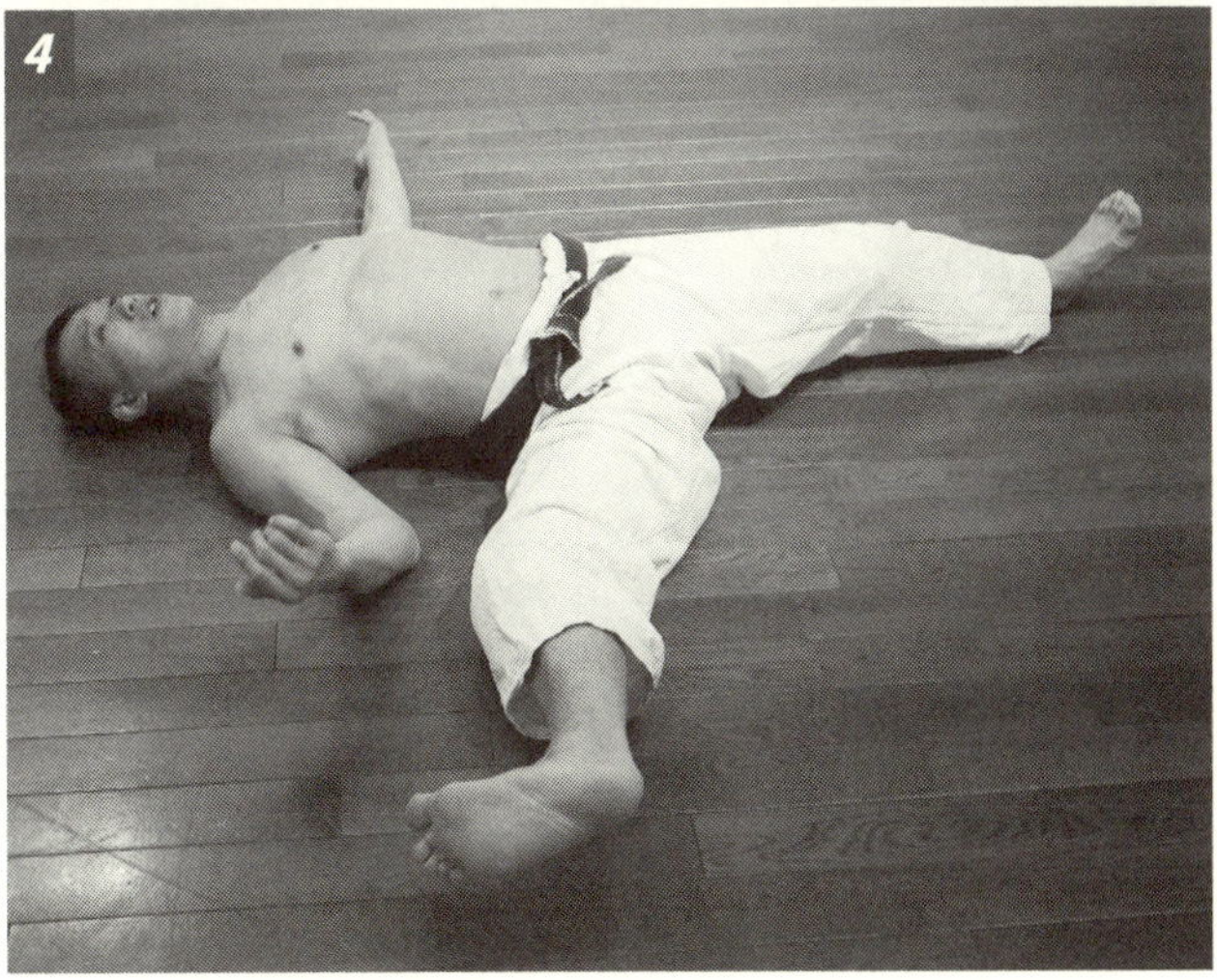

脚と反対側の肩関節を動かすことによって対角線の連動が起こり、股関節がさらに動くようになる（写真3～4）。呼吸連動も併用すると効果がさらに大きくなる。

2 立って行なう方法

横になって、できるようになったら、今度は立って行なってみよう。

より実践的な操法になるが、横になってできることが必ずしも立ってそのままできるとは限らないのは、先に述べたように、ただ立つだけで、本来必要ない力みが生じてしまうためだ。

関節が本来の稼働を行なうと、肩甲骨と骨盤が大きく動く。その動作を引き出す運動を5種類ご紹介しよう。

4つの動きを、骨盤と肩甲骨の関係と地球の引力の力であるテコの力を引き出すことによって柔軟性を一気に高める。手脚の大元は肩甲骨と骨盤であり、それらを動かす見えない力が引力によって産まれるテコの力だ。

これは、武術の型の原理を簡単にした体を変えるメソッドだ。

○その1　前屈（写真　142ページ）

○その2　後屈（写真　144ページ）

○その3　横屈（写真　146ページ）

○その4　回転（写真　148ページ）

○その5　肩甲骨と骨盤を大きく動かす（写真　150ページ）

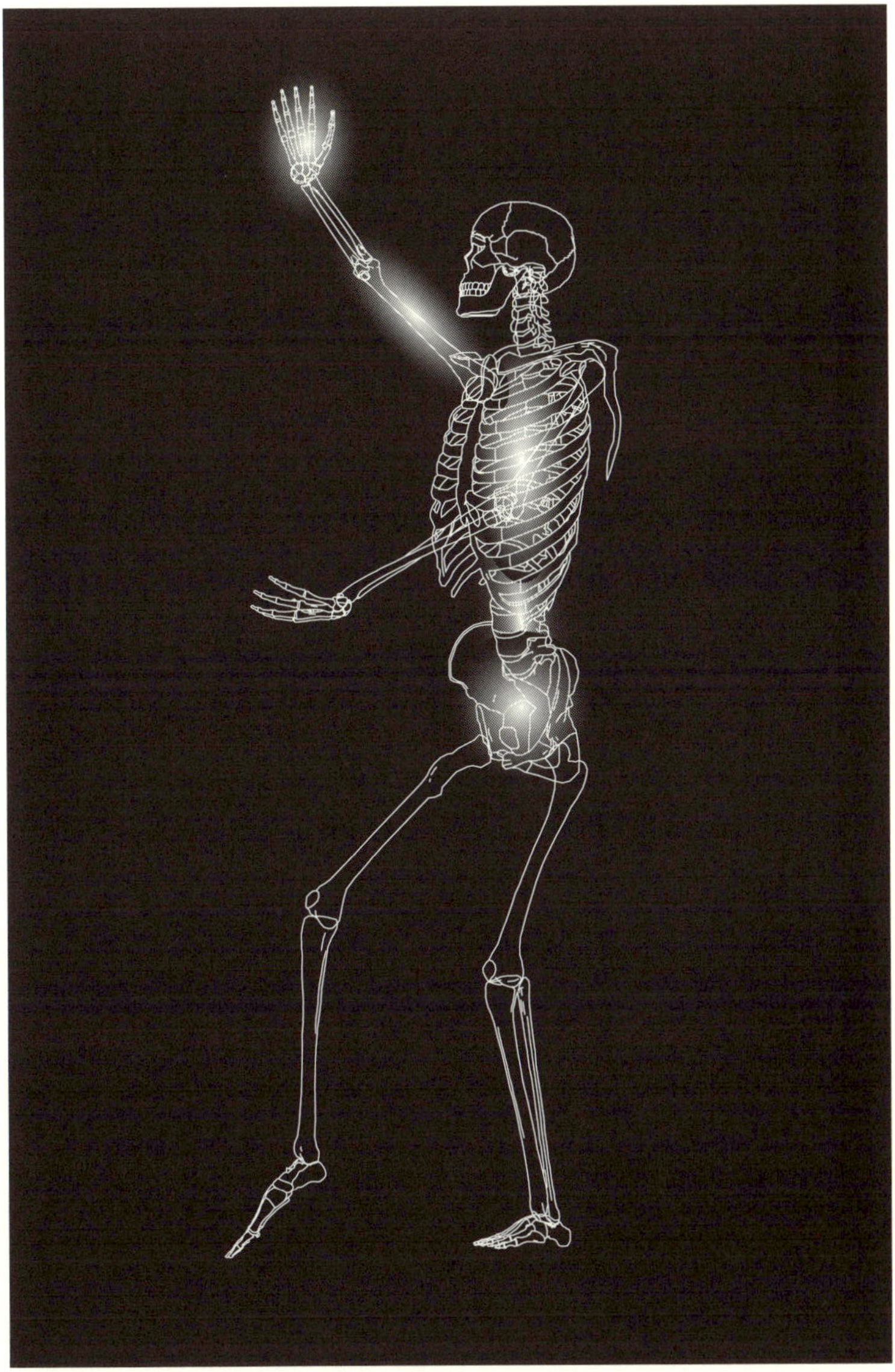

2　立って行なう方法

○その1　前屈

一般に「前屈」と言えば、腿裏〜ふくらはぎが伸びるのをひたすら期待する写真1のような運動を指すが、ここでは写真2のように足をずらして骨盤の角度を変え、股関節に動きを与える。

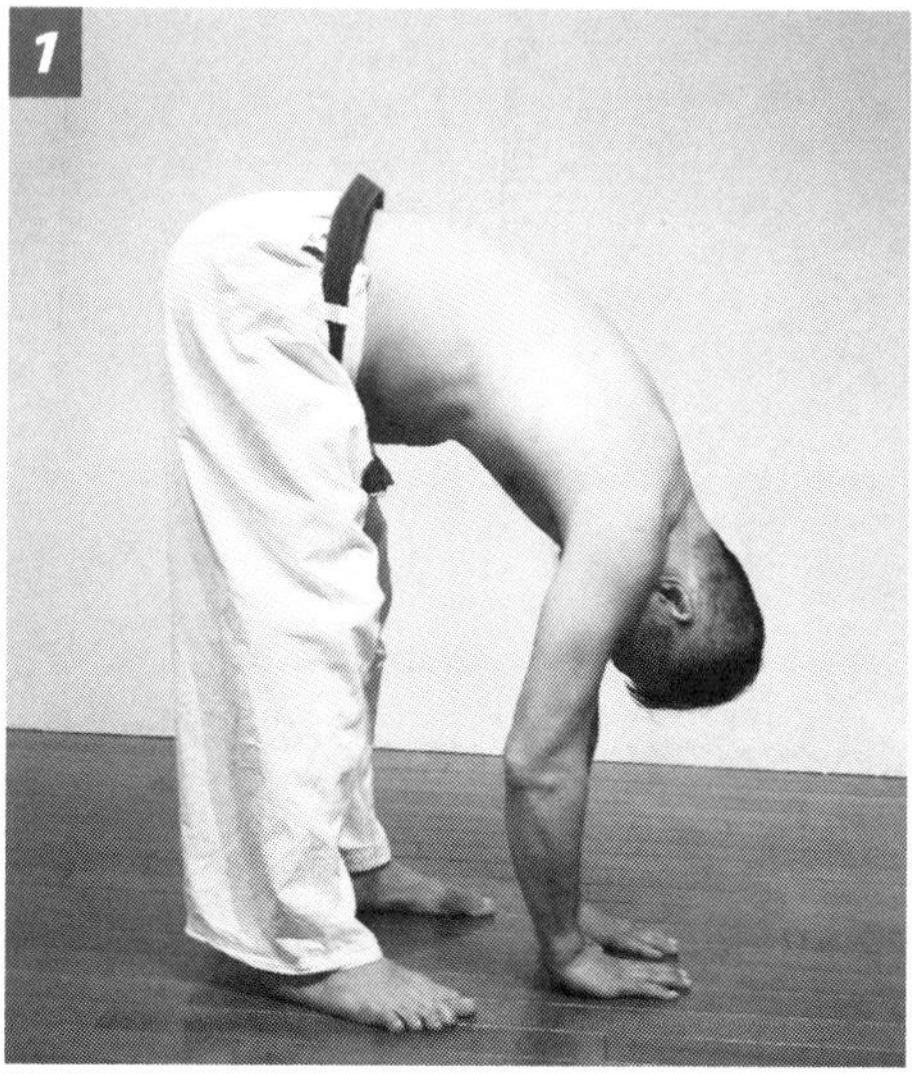

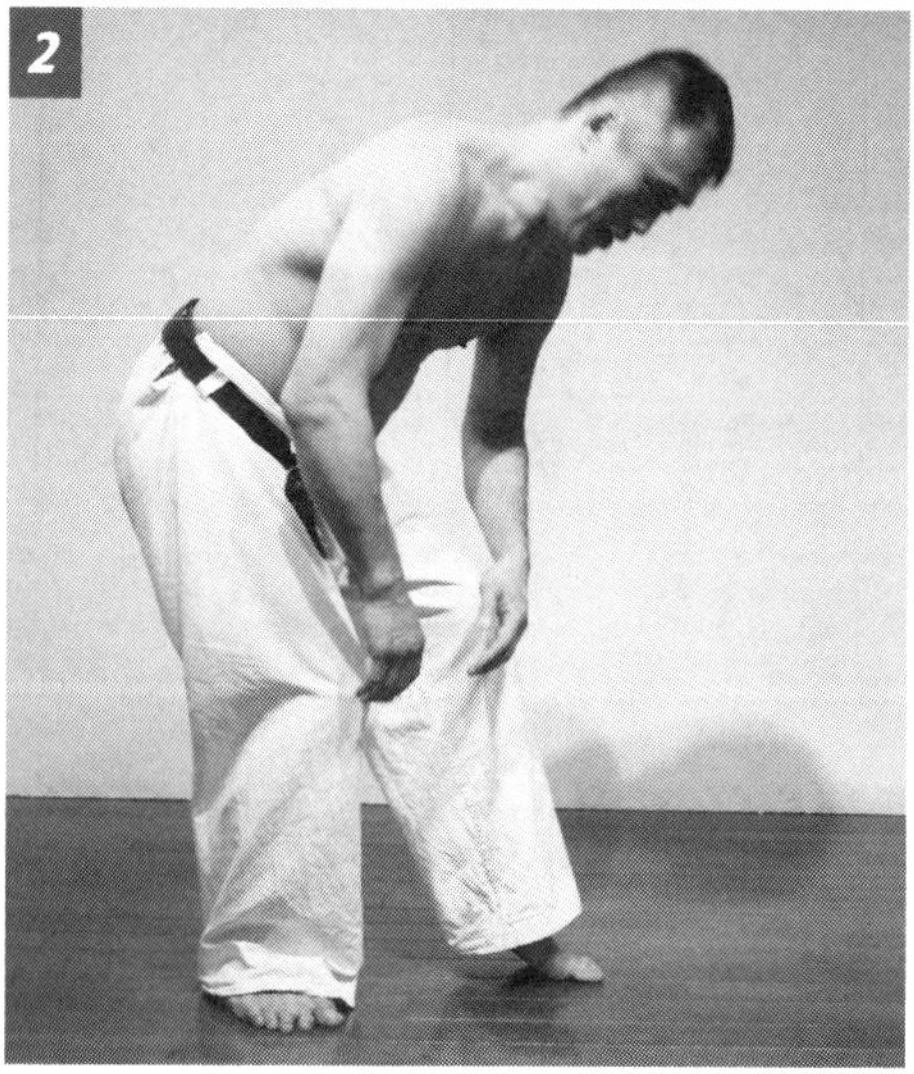

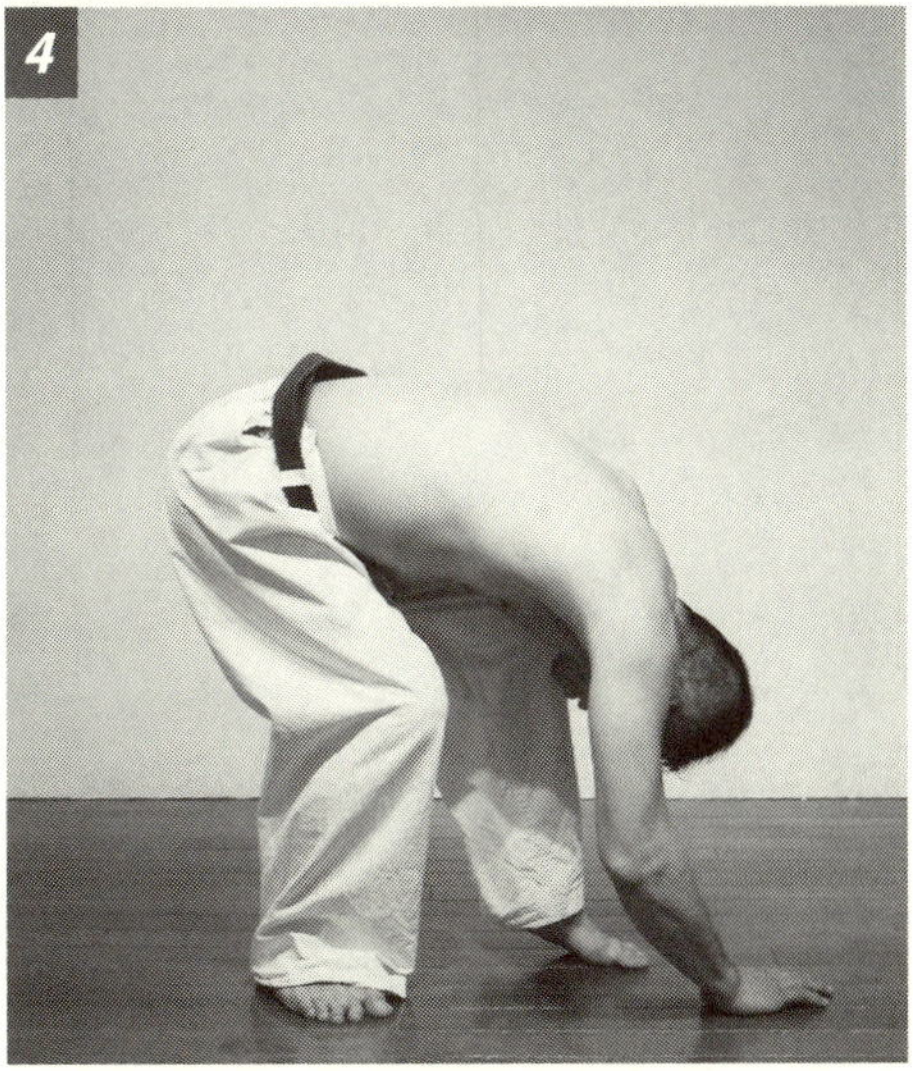

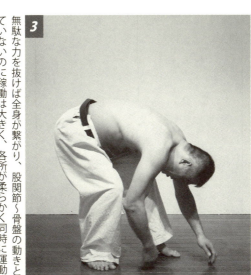

無駄な力を抜けば全身が繋がり、股関節～骨盤の動きと背骨～肩甲骨が連動的に動き、身体のどこにも無理をさせていないのに稼働は大きく、各所が柔らかく同時に運動する、あたかも〝液体〟かのような動きになる。

2　立って行なう方法

◯その2　後屈

足をそろえて体を後方へ反らせると写真1のような感じ。後ろは日常生活上あまり意識の行かない方向なので、多くの人が不自由さを感じるところ。写真2のように足をずらして骨盤の角度を変え、股関節に動きを与える。

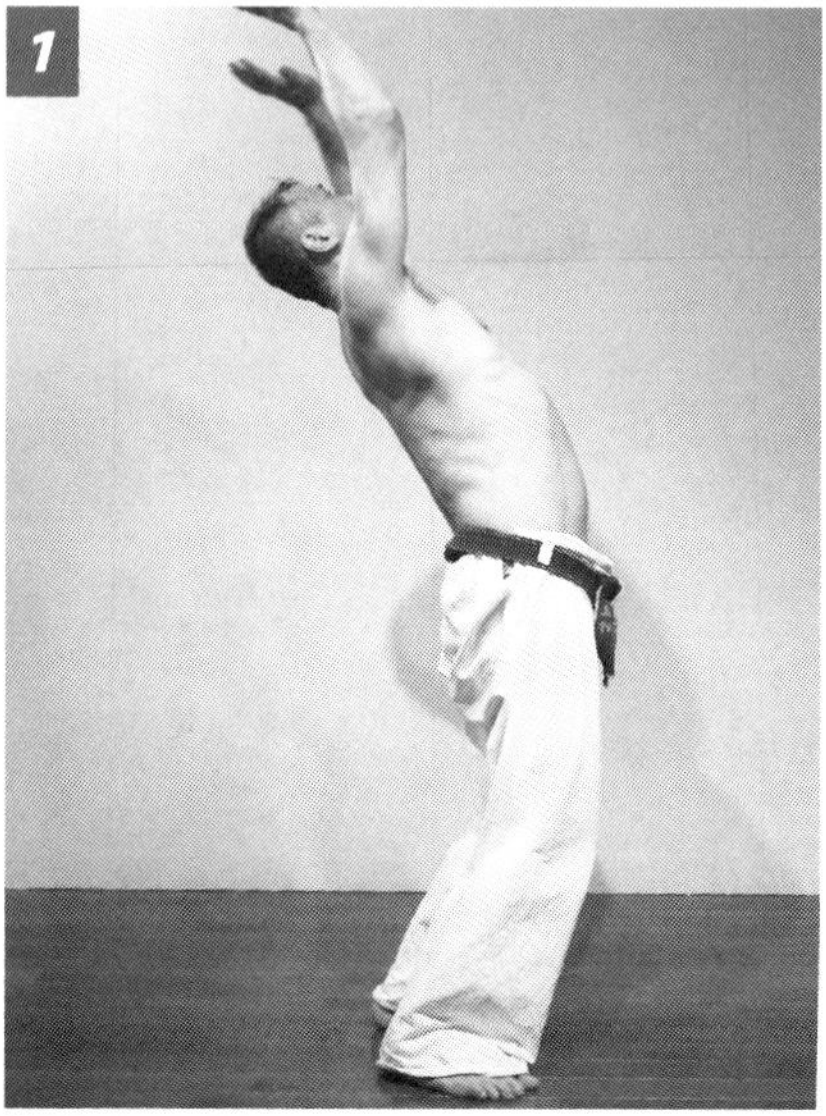

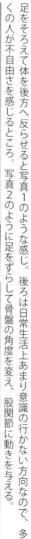

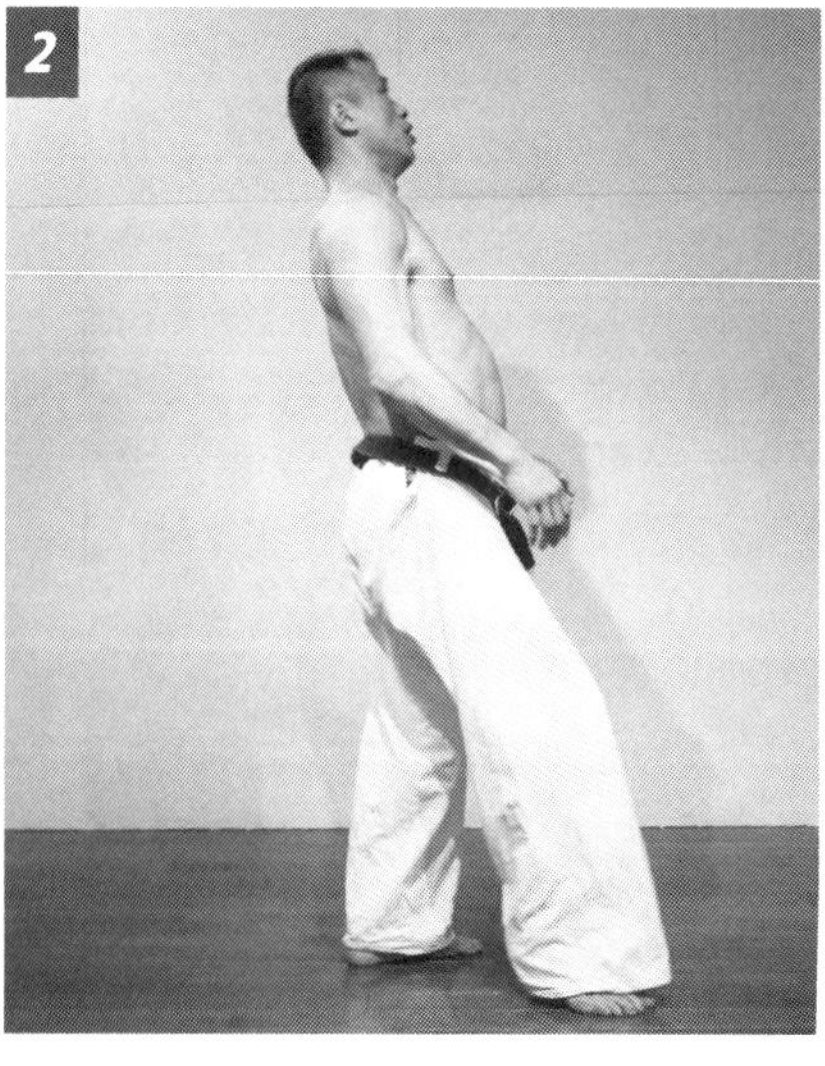

全身から無駄な力を抜いて、股関節〜骨盤の動きを背骨〜肩甲骨へと柔らかく連動させる。反り具合も次第に大きくなっていく（写真3〜4）。

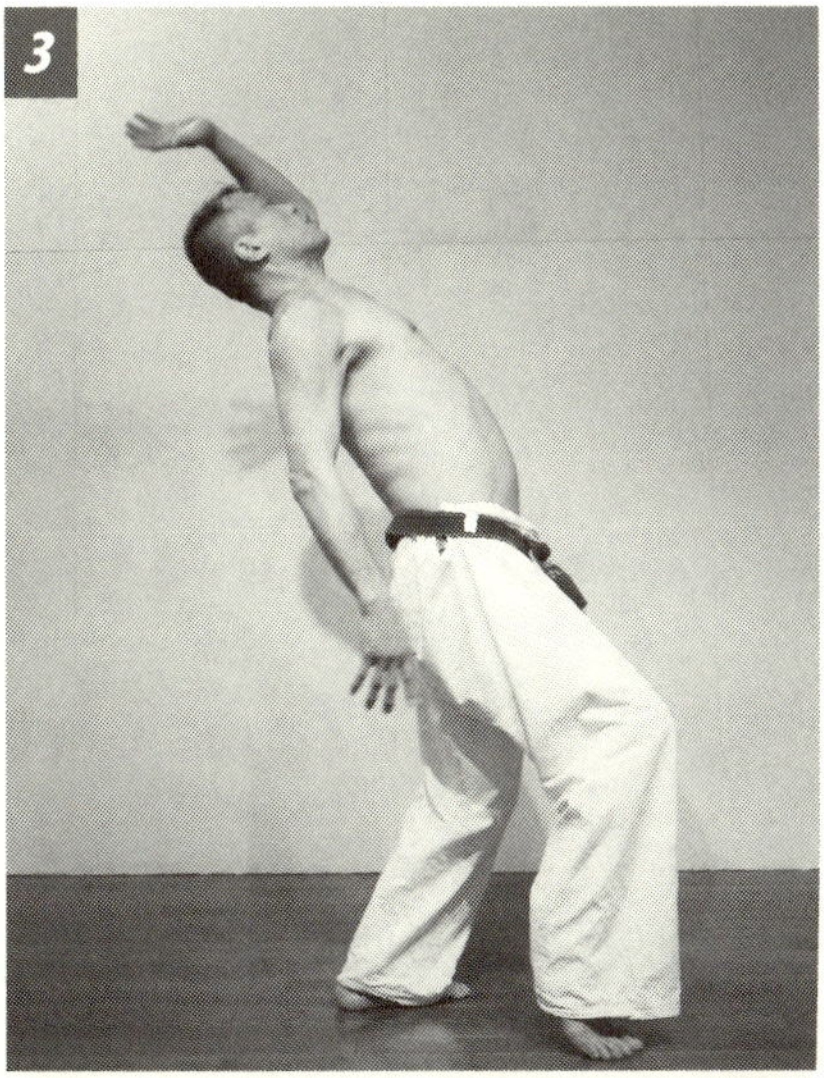

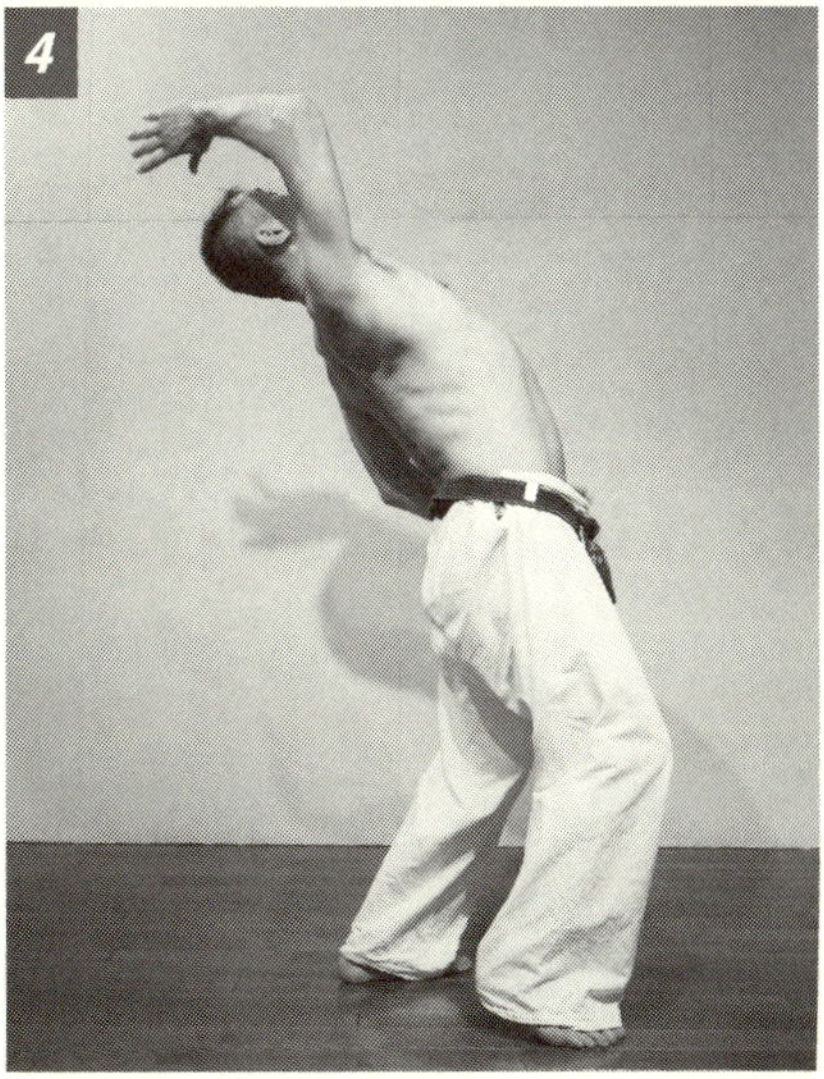

2　立って行なう方法

○その3　横屈

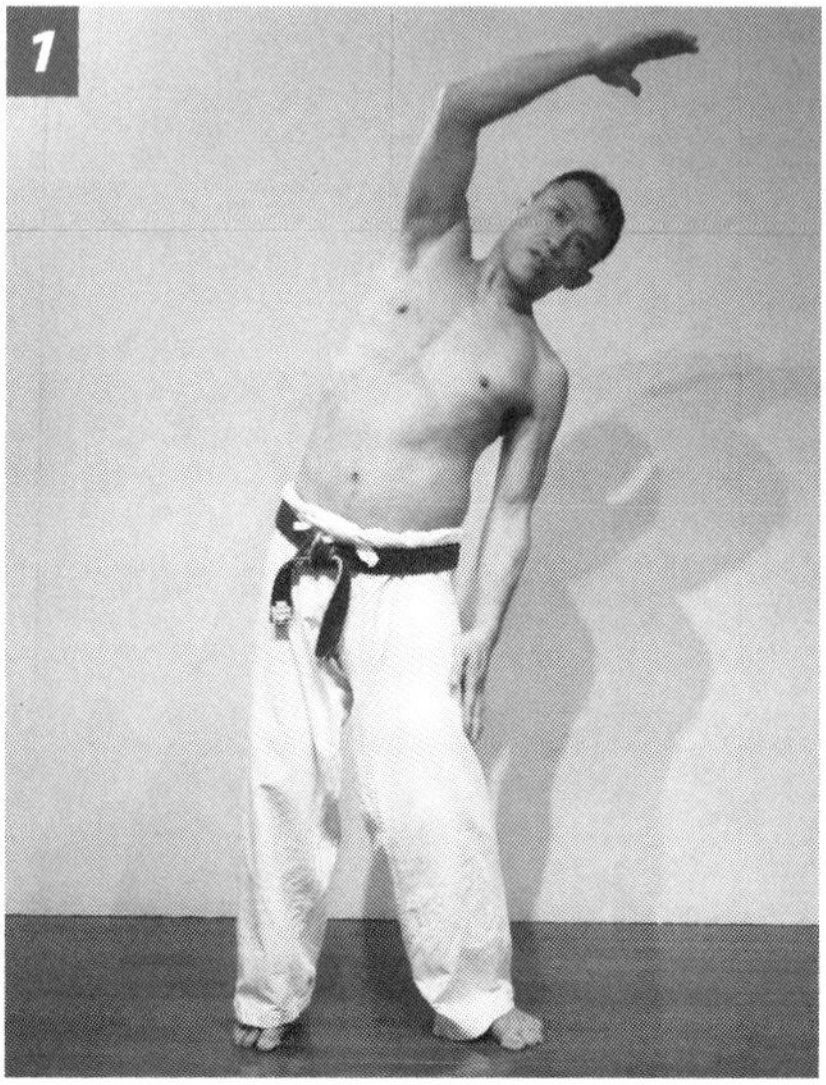

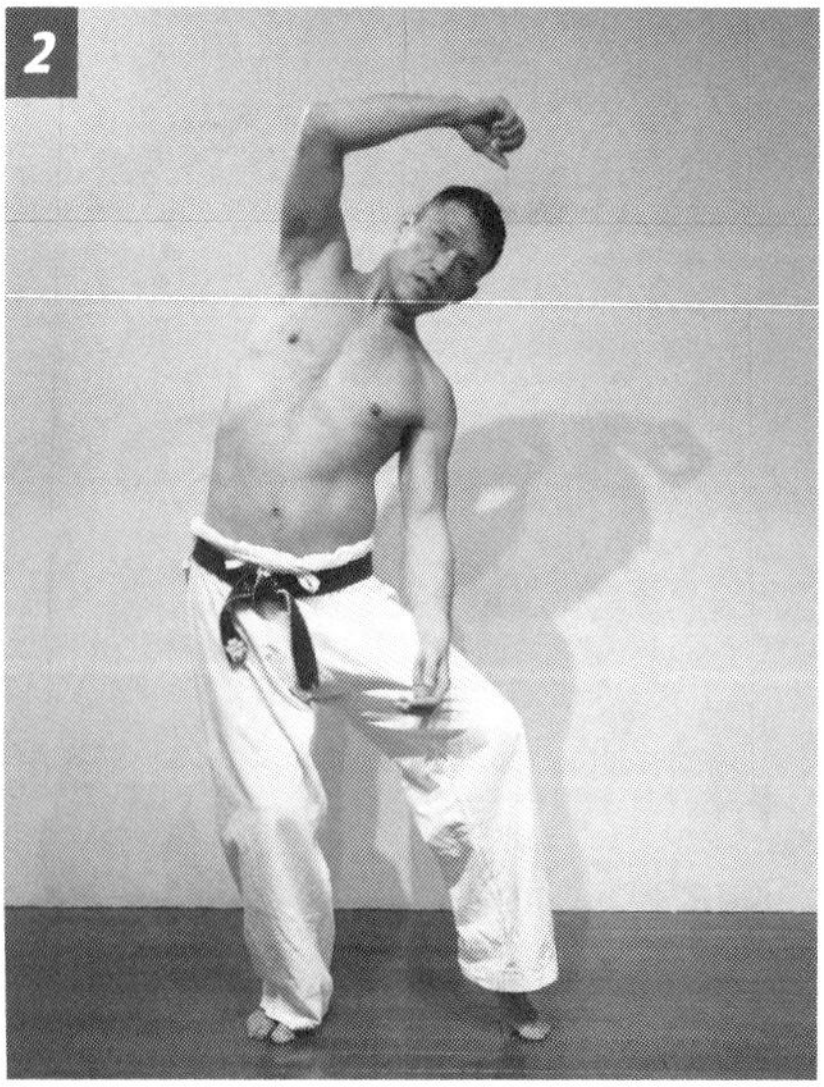

体を横に曲げる運動は一般に写真1のような形。そこから、写真2のように体を曲げた方向と反対側の足に体重を移し、股関節を曲げて空手の〝後屈立ち〟のような形を作ることによって、股関節〜骨盤に動きを与える。

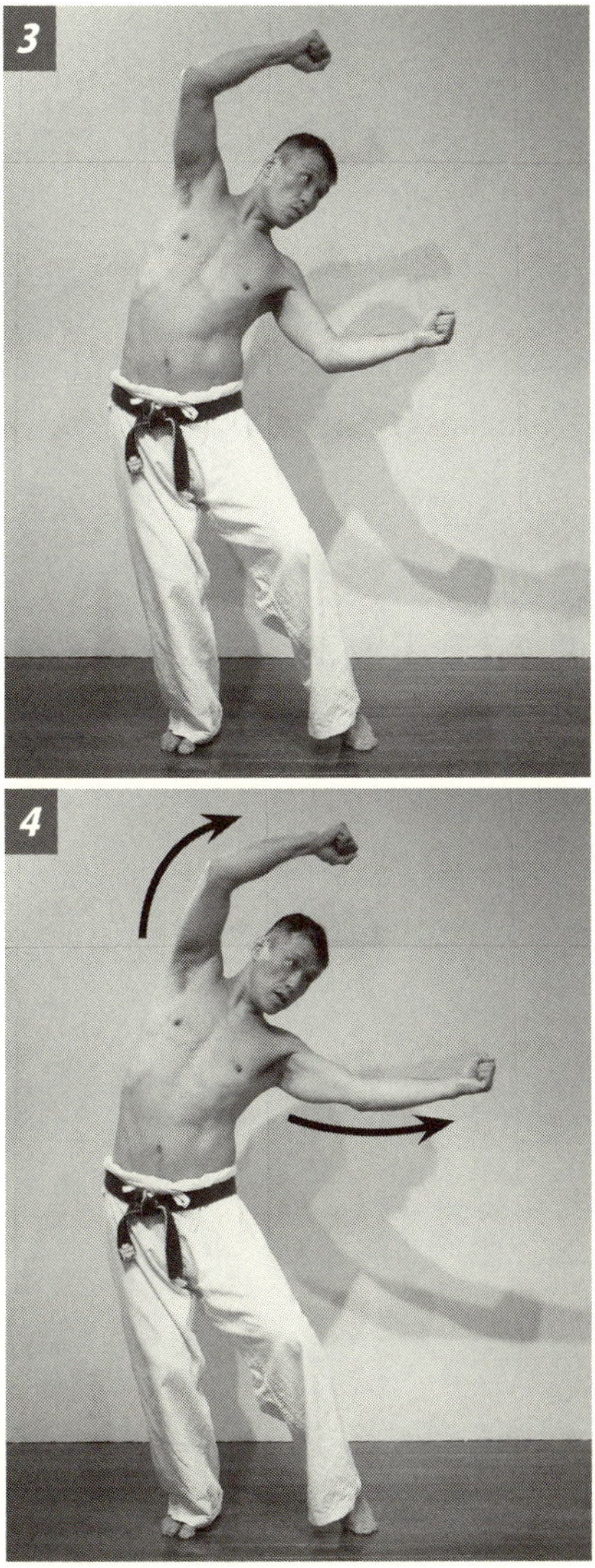

股関節～骨盤の動きを背骨を柔らかくして肩甲骨へ伝える（写真３～４）。写真１ではこれ以上動きそうもなかった背骨～肩甲骨がさらに動くようになる。

2　立って行なう方法

○その4　回転

通常の回転運動は写真1～2のような感じ。上体は骨盤の上に、その回転運動とはあたかも〝関係ない〟かのように固まって乗っているだけだ。

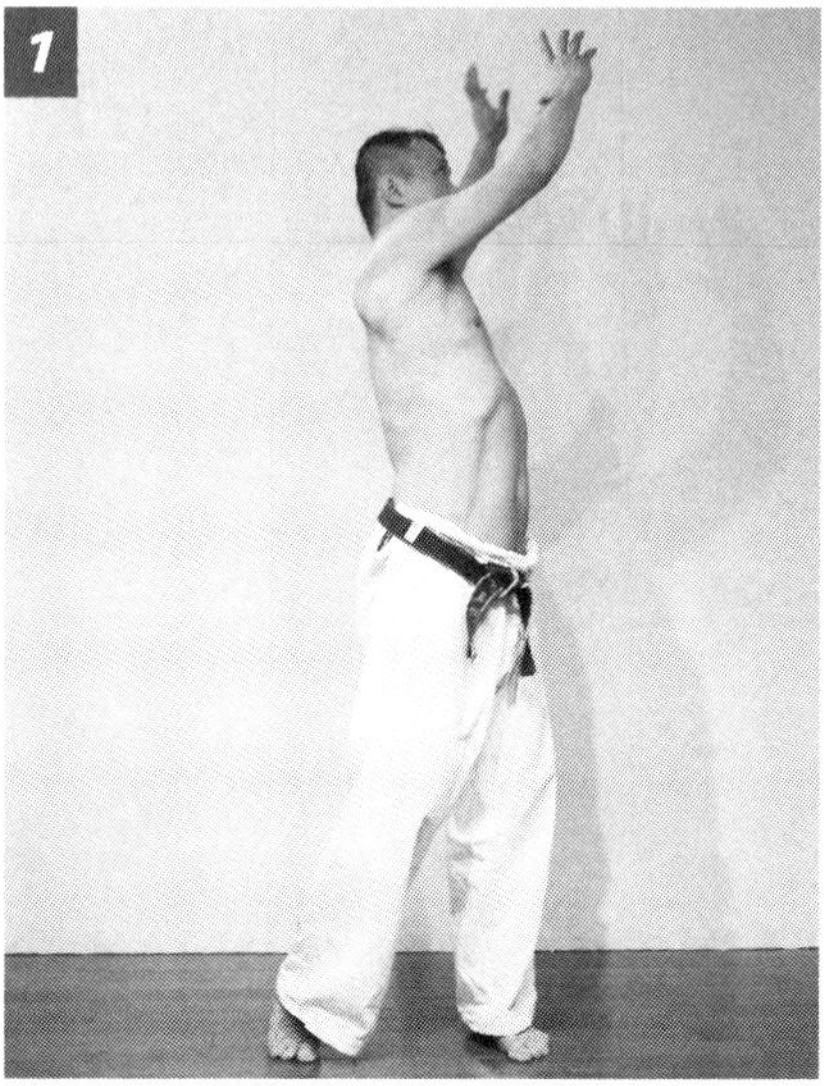

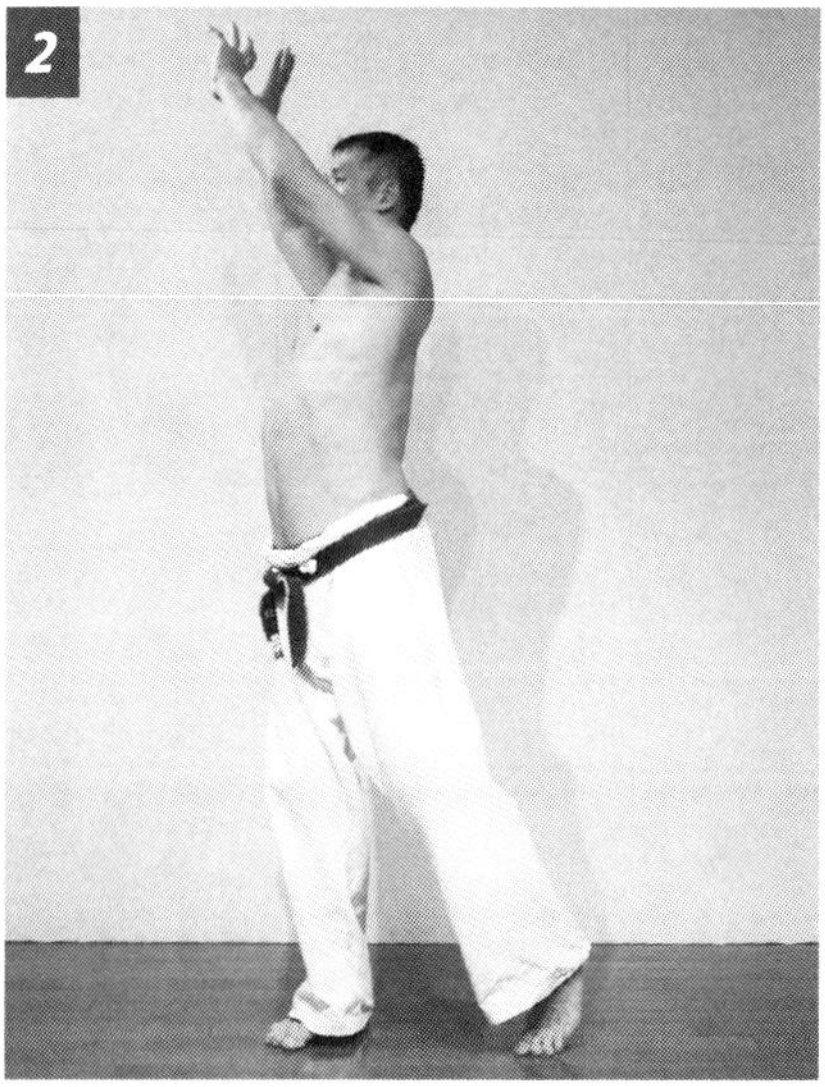

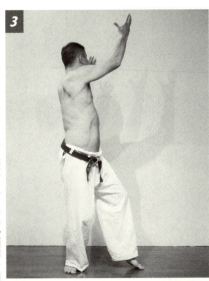

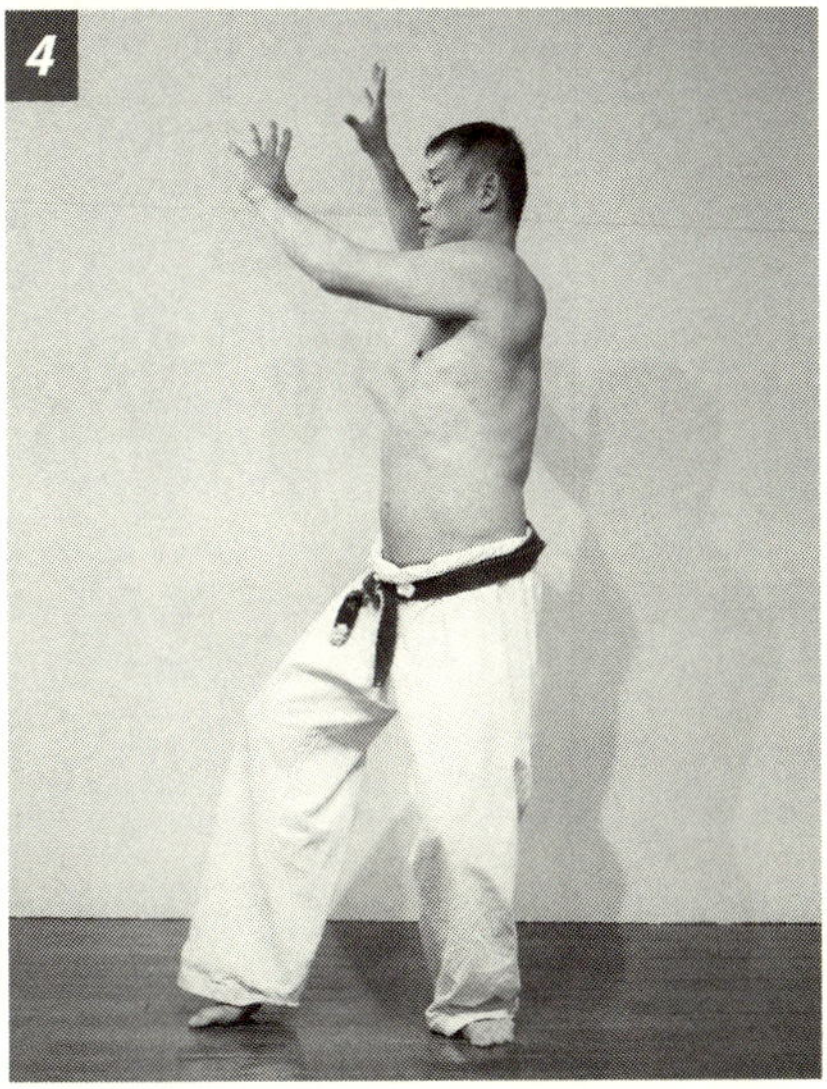

回転する方向とは反対側の足に体重を移しつつ股関節を曲げて"後屈立ち"の形を作りつつ回転運動を行なう中で下半身の動きを上方へ伝えてやる（写真3〜4）。肩甲骨も自然に動き始め、全体の可動性が同時に高まってくる。

2　立って行なう方法

○その5　肩甲骨と骨盤を大きく動かす

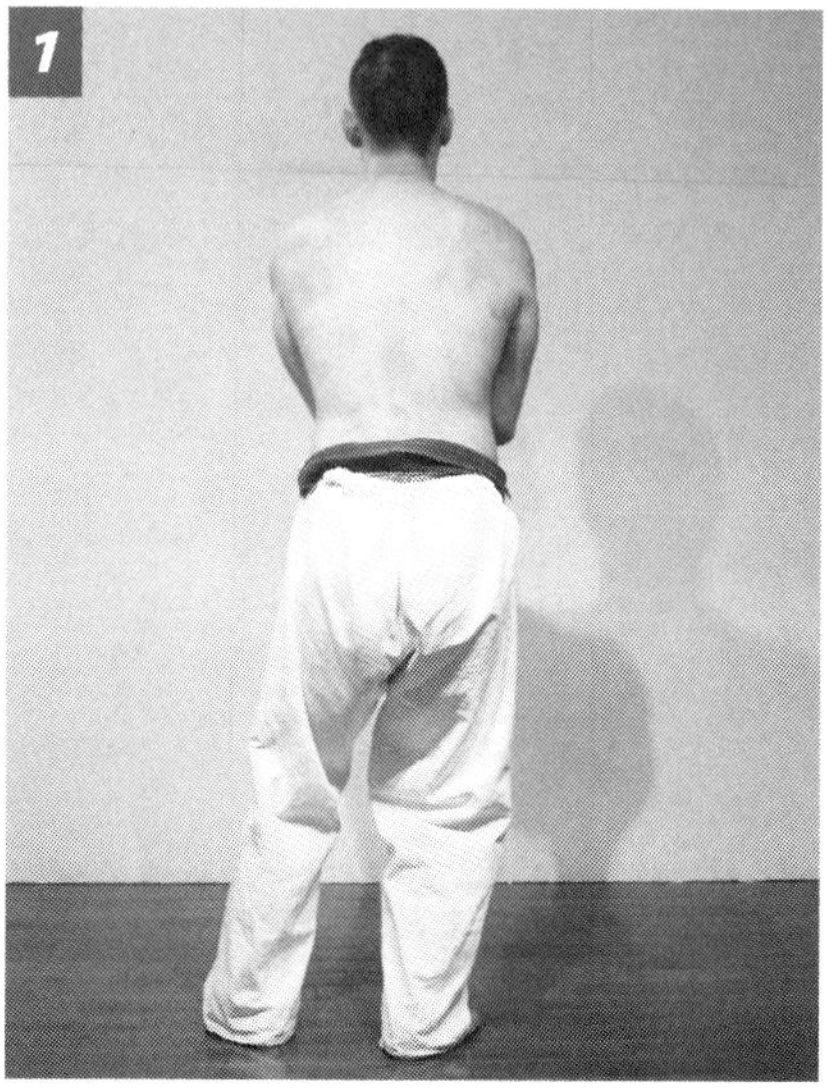

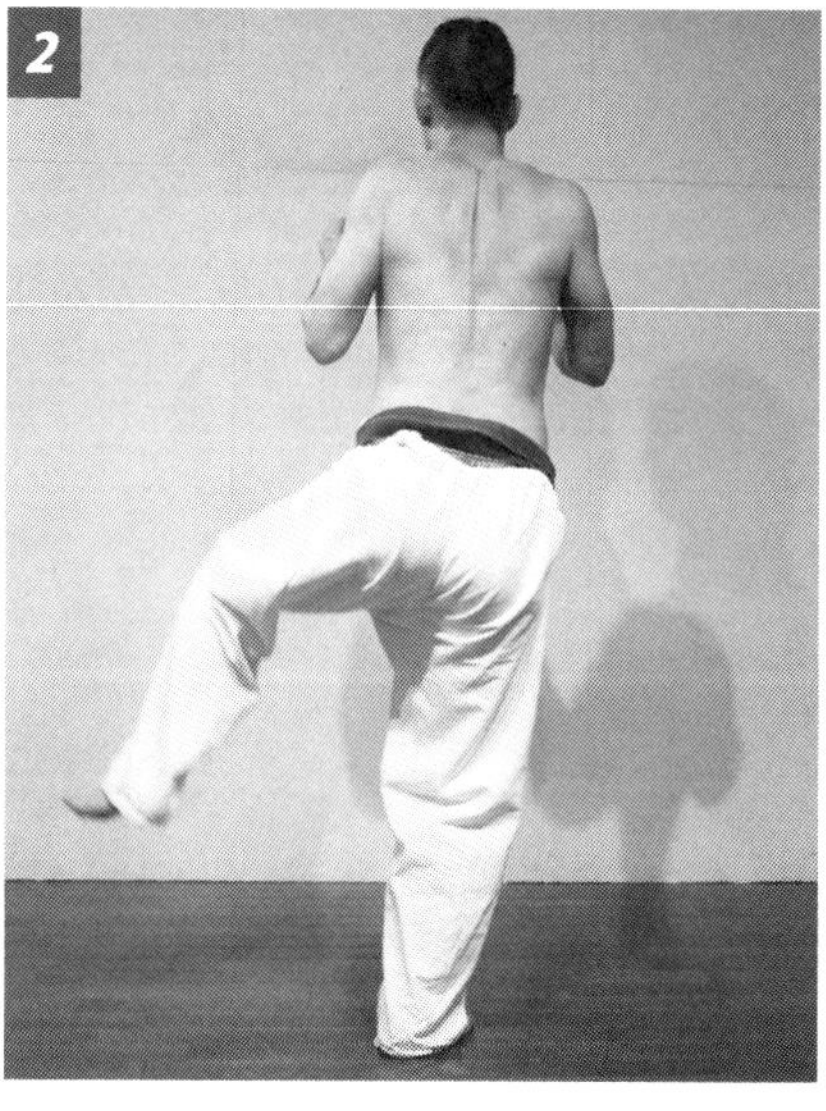

股関節〜骨盤の動きに肩甲骨を連動させる。ただ股関節を動かそうとするならば写真2、写真5程度だったところが、肩甲骨を動かすことによってより大きく動くようになる（写真3、写真6）。

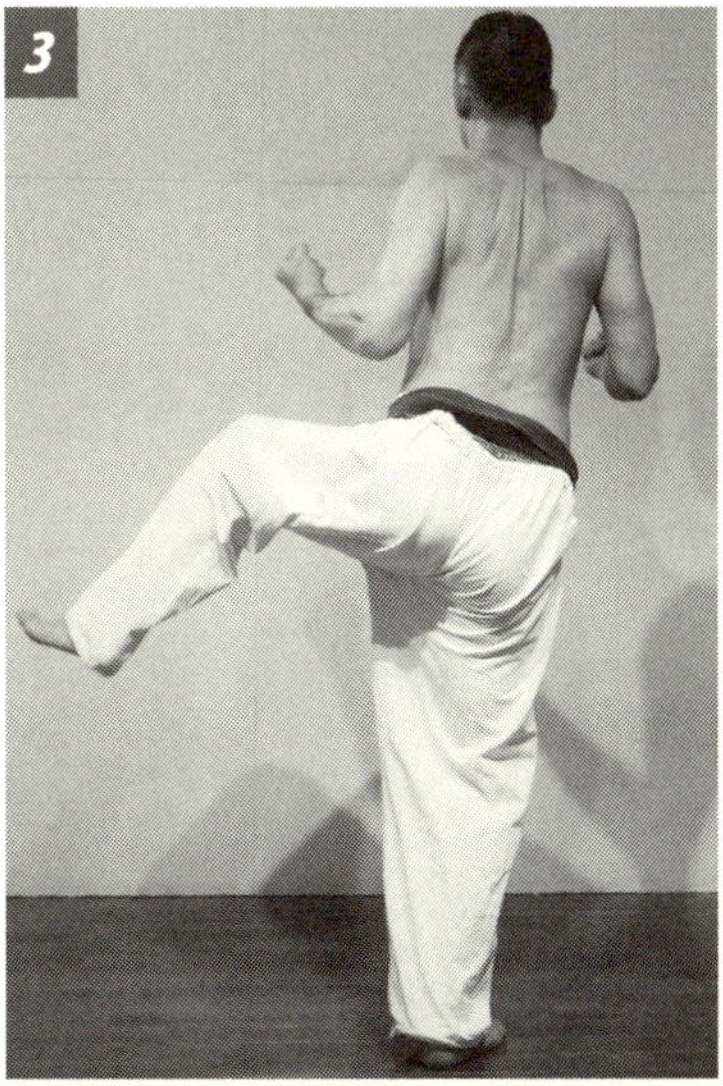
3

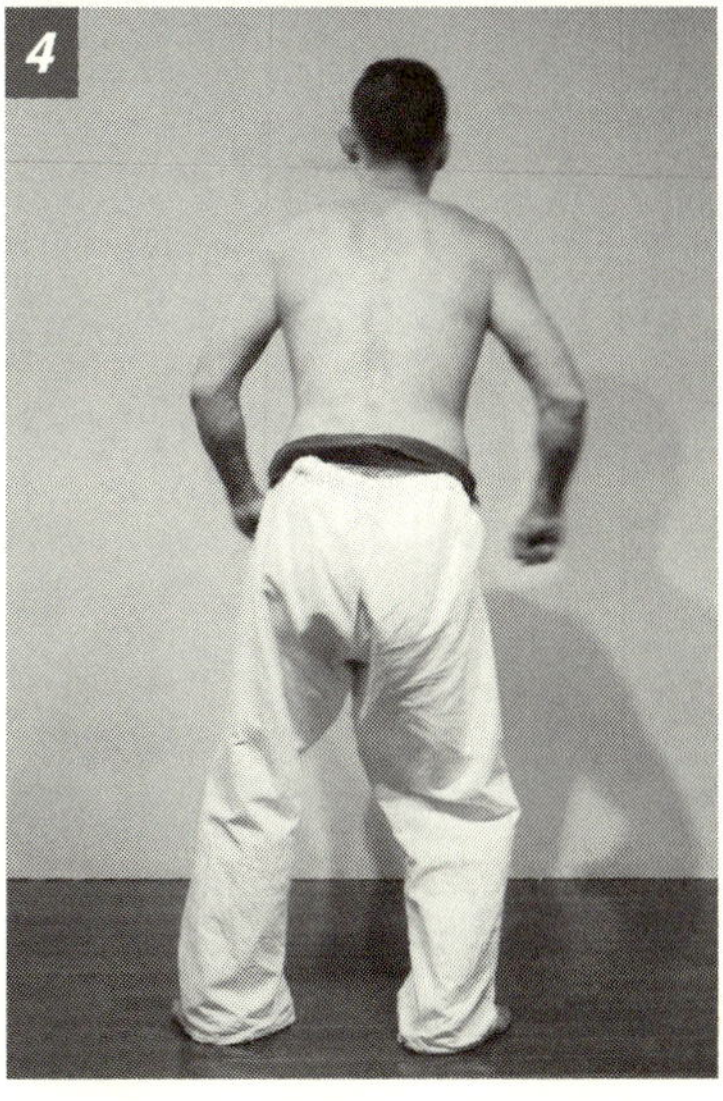
4

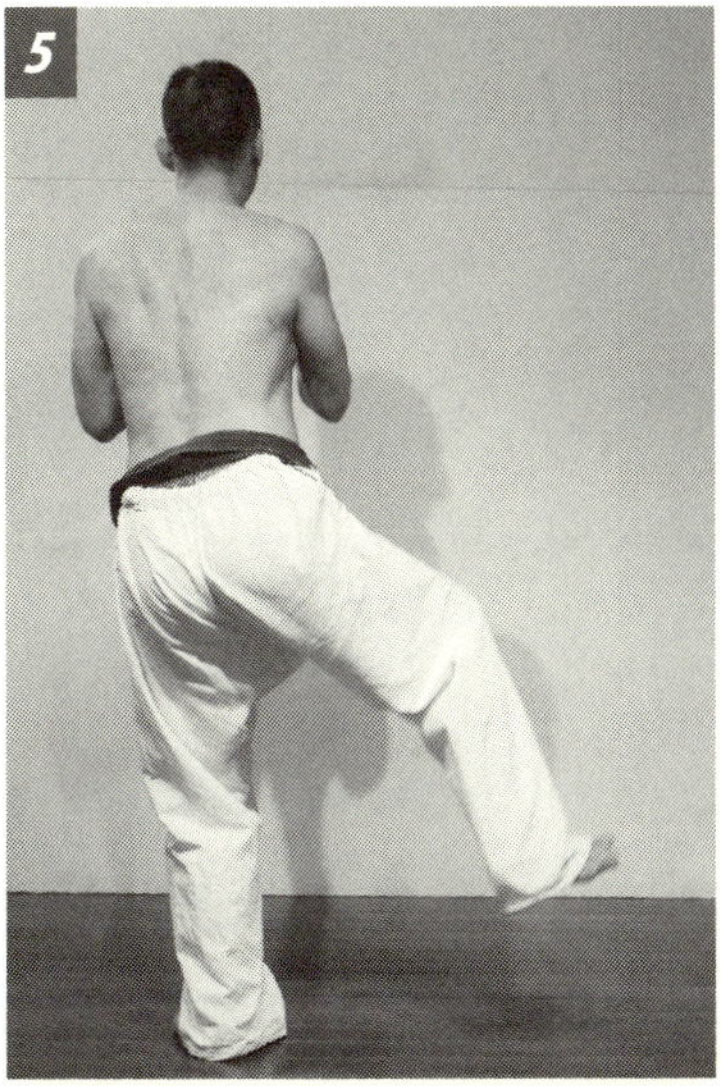
5

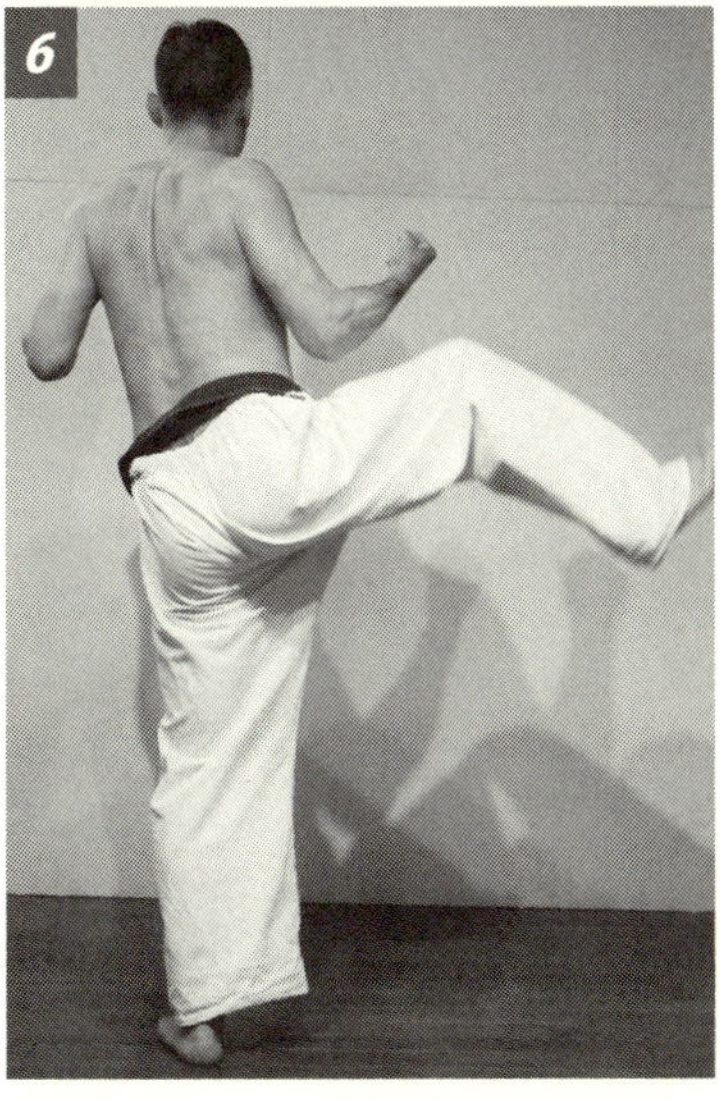
6

[第6章]

“骨絡調整術”実践編2

ペアで体を覚醒させるメソッド

―不調を改善する

今度は二人一組で行なう、つまり他人に対して行なう〝骨絡調整術〟をご紹介しよう。

他者に行なう場合には、自分自身ではやりにくい動きまでもに誘導してやることができる利点がある。〝骨を繋げる〟感覚を失って日常的に動いている人がその感覚をつかむには、最初はなかなか難しい部分もある。しかし、他者の体を触っていると、〝繋がり〟が別の形で感じられてくるものだ。「今、肩甲骨が動き始めた！」「今、もっと奥が動き始めた！」などといった感覚を二人で共有しながら、やってみてほしい。

ここでは、痛かったり重かったりと、身体に慢性的に抱えている不調を改善する、という方法をあげてみた。調子が悪い部分は当然自分では動かしにくい訳で、その点ペアで行なう方法は利が大きいはずだ。

ただし、くれぐれも、痛さを感じるほど無理矢理に動かそうとしないこと。ここが他者に行なう際の難しさでもあるのだが、そもそも〝骨絡調整術〟は骨の繋がりを敏感に感じ取りながら進めるものなので、ていねいに進めていけば大丈夫だ。

○その1　肩（写真　156ページ）
○その2　首（写真　160ページ）
○その3　肘（写真　164ページ）
○その4　腰（写真　168ページ）
○その5　膝（写真　172ページ）
○その6　足首（写真　174ページ）

○ワンポイント

不調を改善させる"原理"

痛い、動かせないなどの不調はほとんどの場合、その部位の骨の周囲に動かなくなっている硬化部が存在しているせいであり、それは動かさなくなっているために生じている。だからそこを動かすようにすれば簡単に改善されるのだが、何しろ長年の生活習慣の中で、自覚なく動かさなくなっている部位ゆえに、自分自身で改善するのは意外に難しい事が多い。そこで、他人に動かしてもらう、という方法論が有効になってくる。

動きの縮まったものを元に戻してやるのが「骨絡調整術」の本旨であり、そのために、無理のない動きの中で骨を介した連動により、動かさなくなっていた"奥"が動くようにしてやるのだ。"奥"が動くようにしてやるためにはポイントがある。

1 筋肉でなく骨を持つ

筋肉を持ってそこへ動きを加えても、上手く伝わっていかない。骨を持つこと。

2 さまざまな体勢で行なう

仰向け、横寝、うつ伏せ、座位など、体勢によって力みの有無や重力のかかり具合が違うため、動きの伝わり方が違ってくる。さまざまな体勢で行なう事が"奥"に到達するためにとても有効。

本章でご紹介しているメソッドはこれらを踏まえて作られているので、実際に行なってみて施術側、被術者双方の感覚を確認してみよう。

○その1　肩

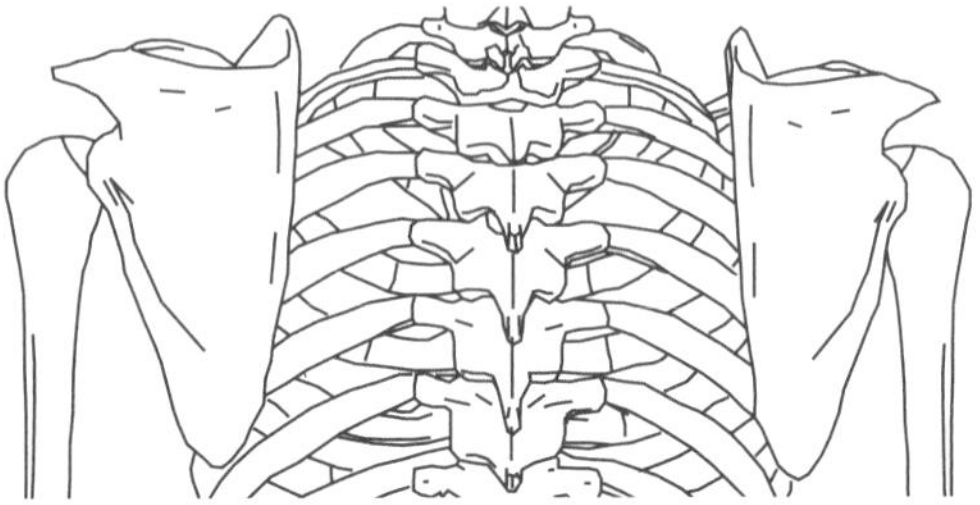

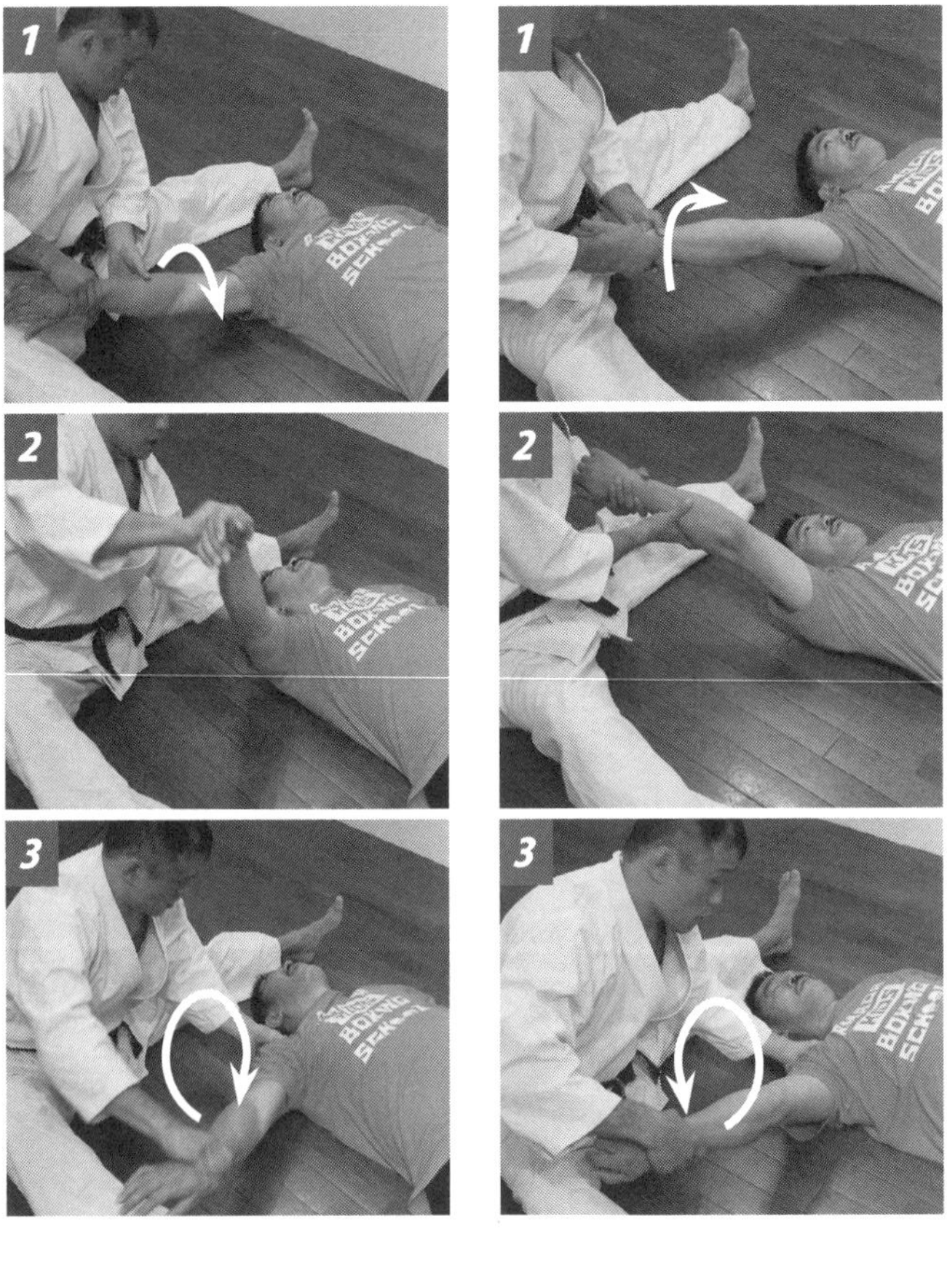

仰向けに寝た状態で肩をハメてやり（両列写真1）、手首の〝骨〟を持って腕をゆっくりと回転させる（両列写真2～3）。腕だけでなく、肩甲骨ごと動くように導いていくのがポイント。

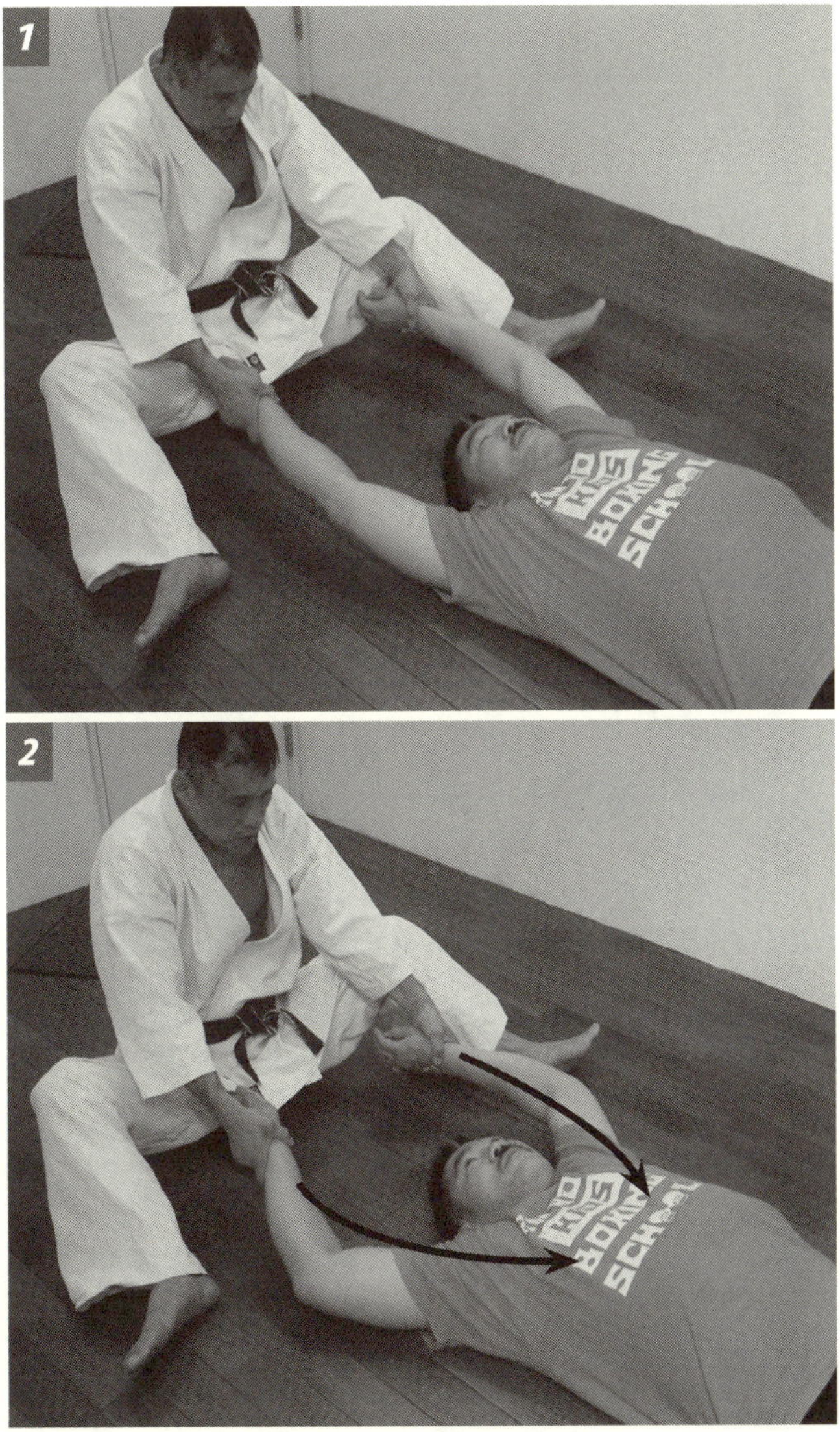

自力では行かないところまで腕を持って行ってやり、そこから自身の力で引かせる。動かさなくなっている〝奥〟の使い方を覚醒させる「導引」という古武術の施術法。

座った状態で行なう。ハメて↓回してやる、のは先述仰向けの例と同様。

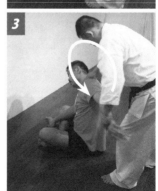

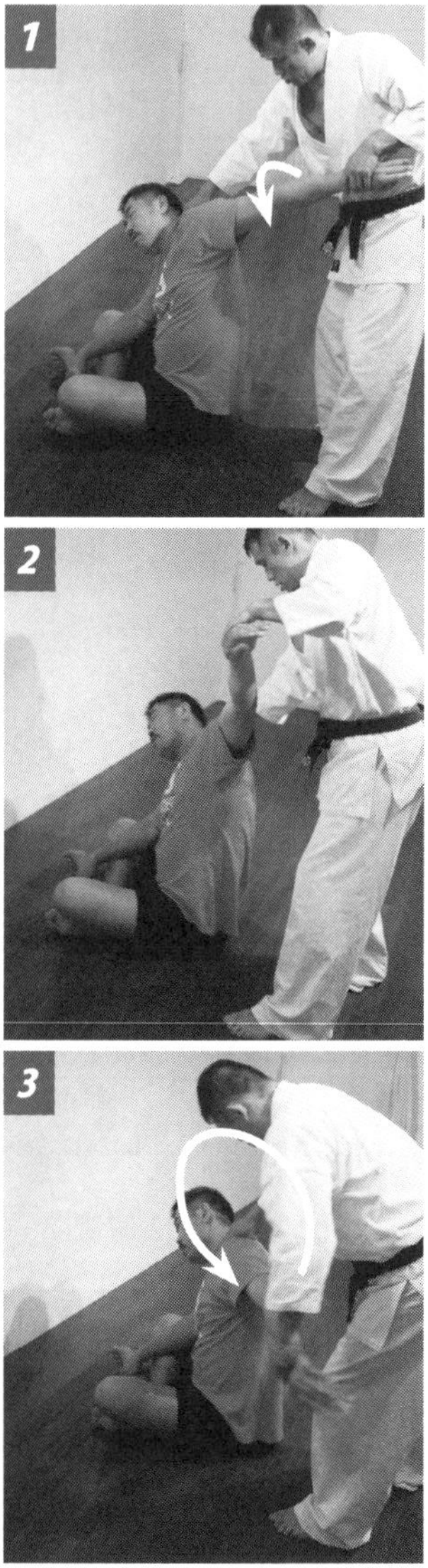

手先は腕の動きの中では普段あまり使っていないもの。そこで、手先の部分をピンポイントに動かしてやり（写真2）、それとともに回転させると、連動して肩関節の可動性が向上する（写真3）。

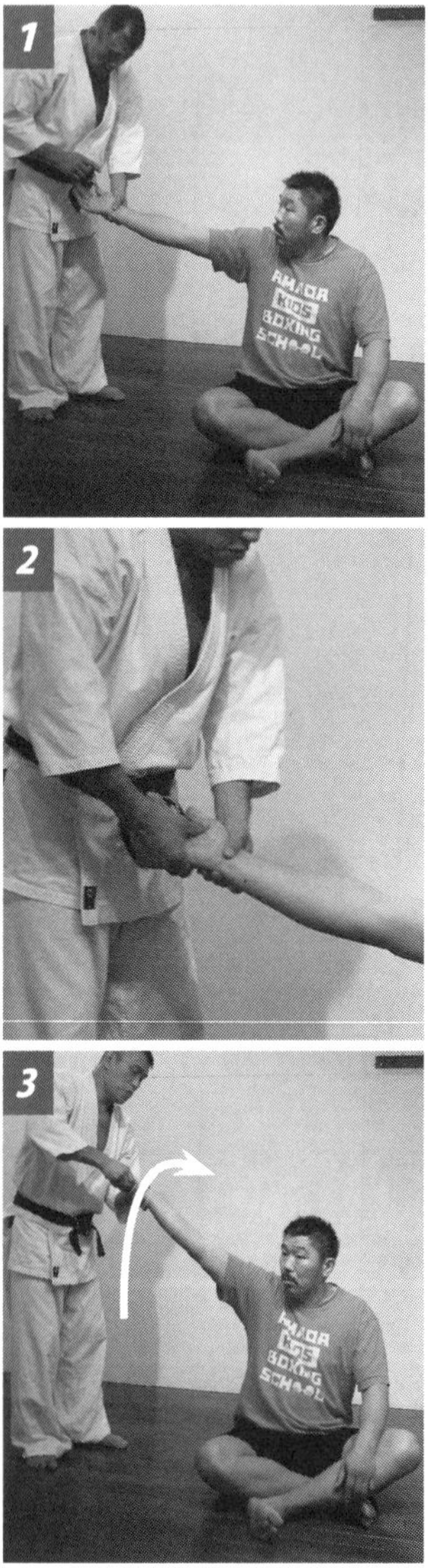

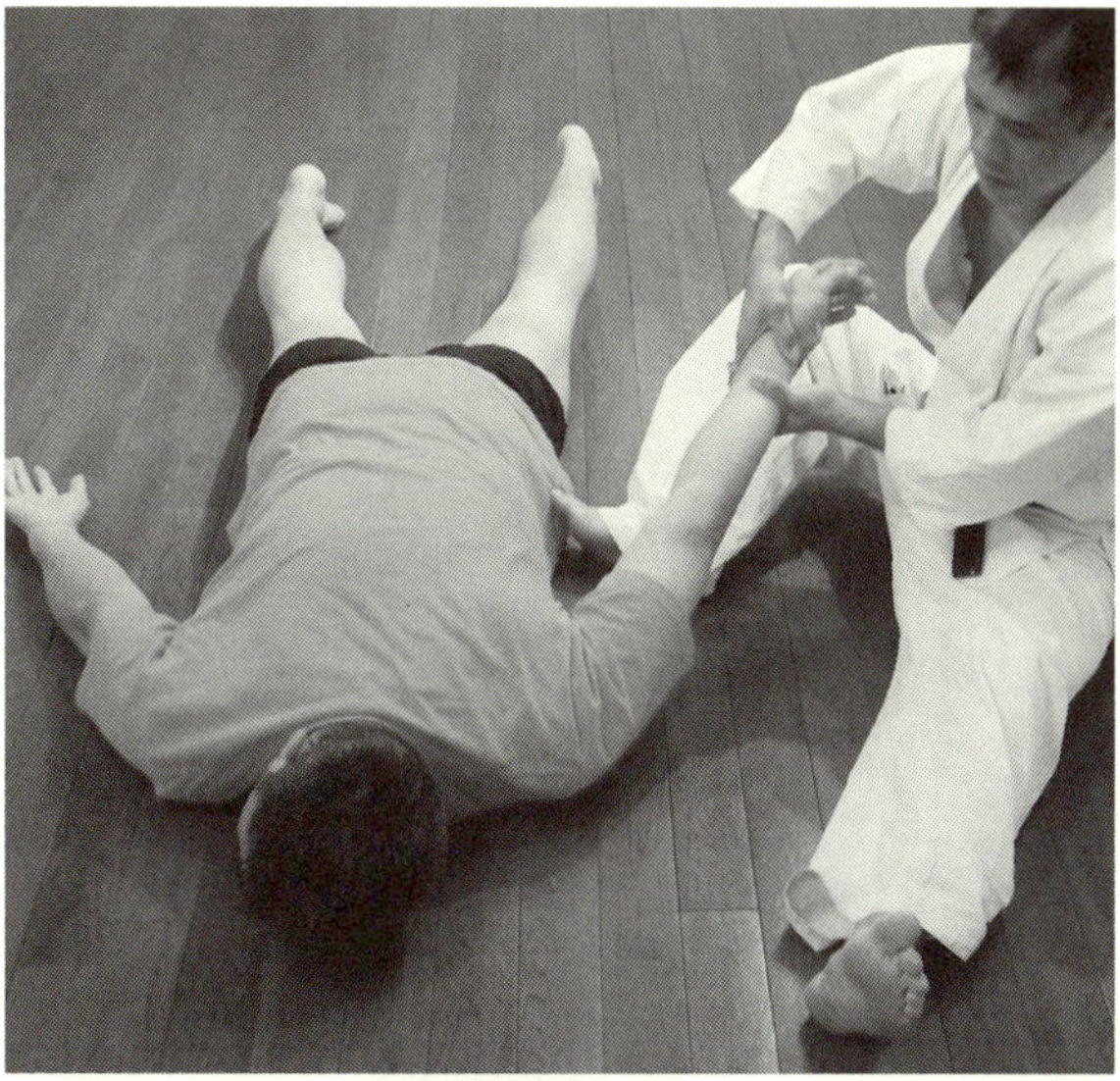

うつ伏せの体勢では、仰向けや座位とはまた違った効果が得られる。

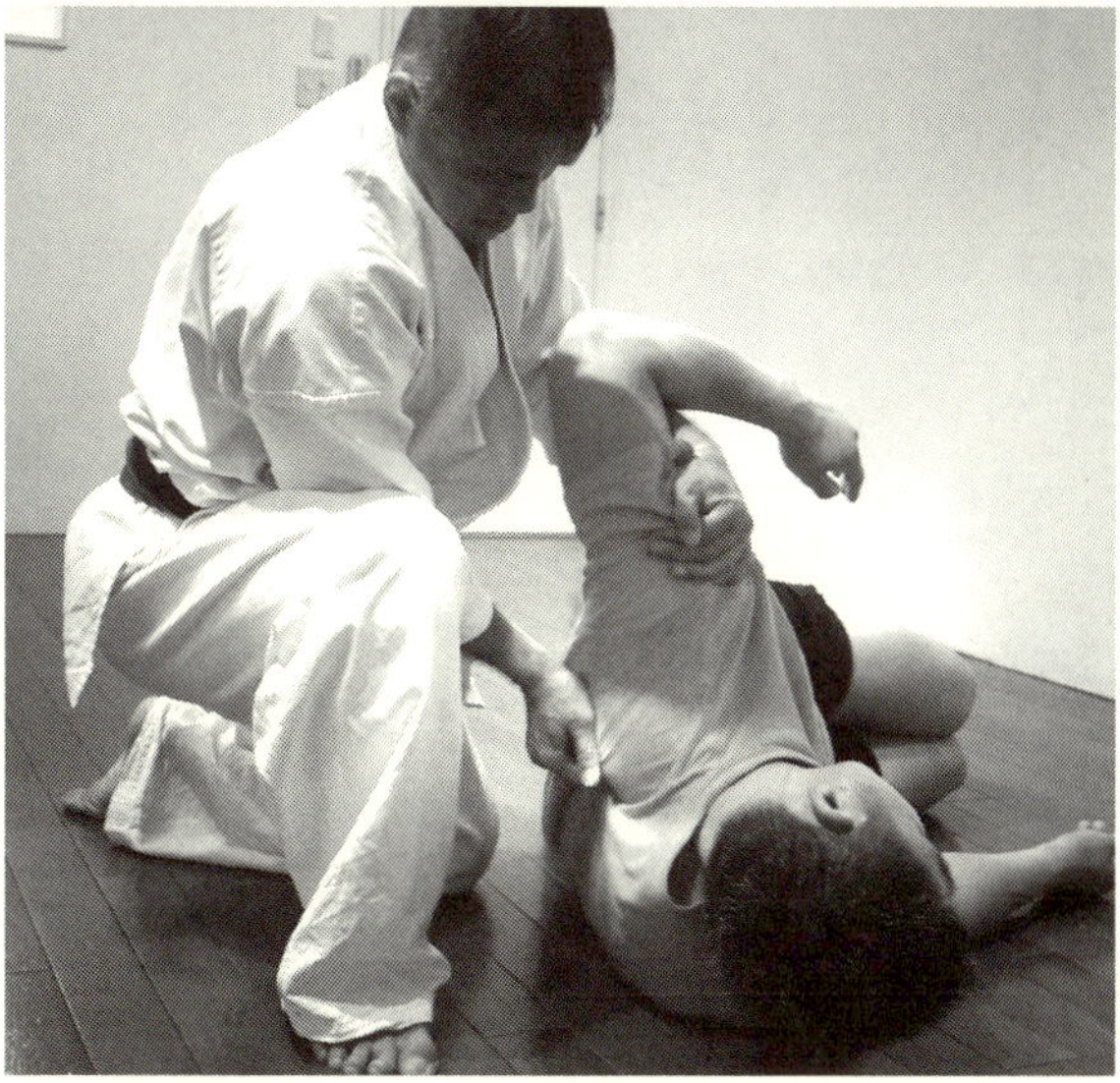

横向きに寝た体勢での施術。肩甲骨自体を持って動かしてやるのも効果的な方法。

○その2　首

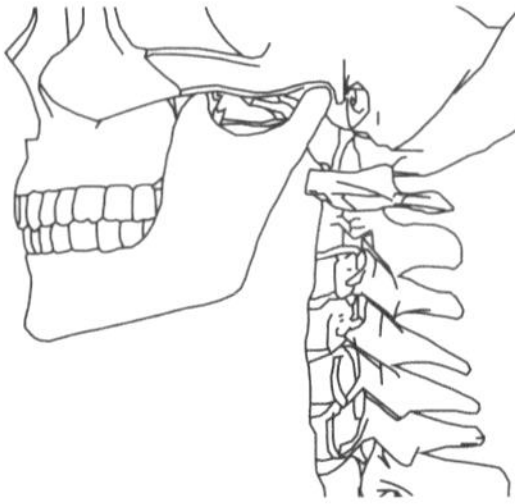

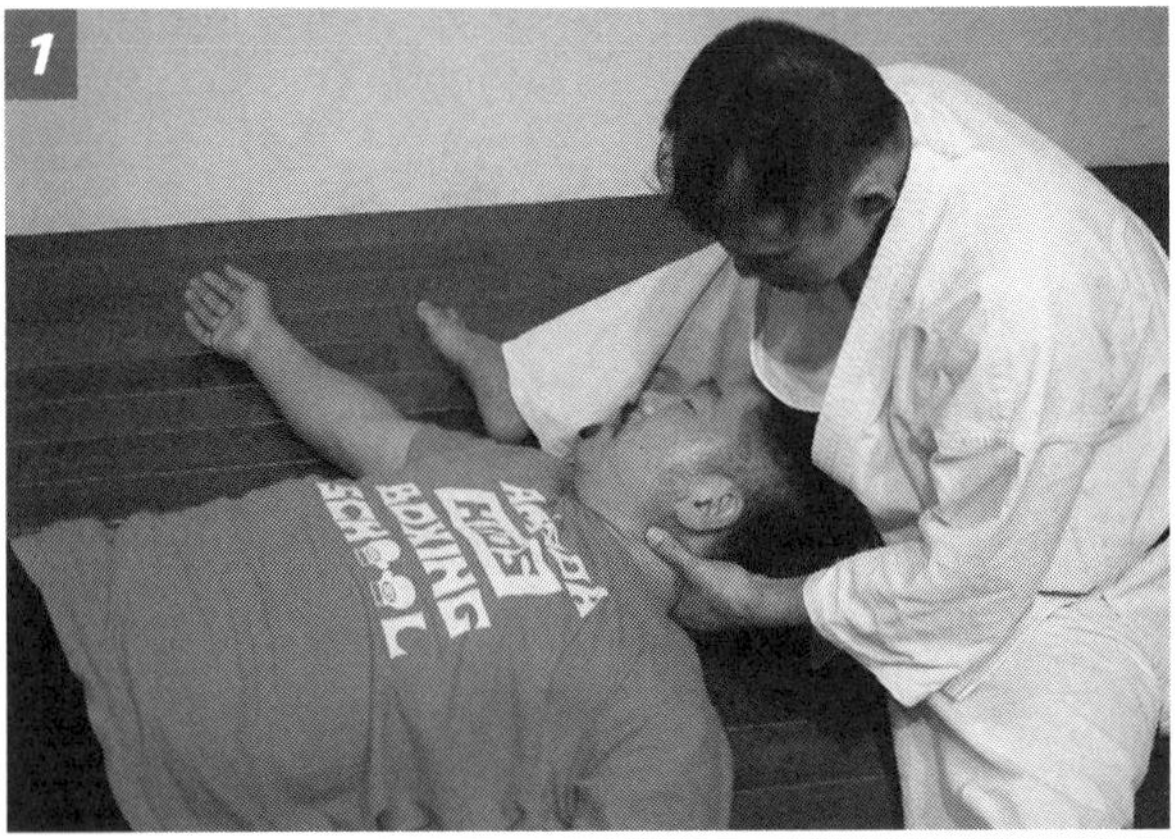

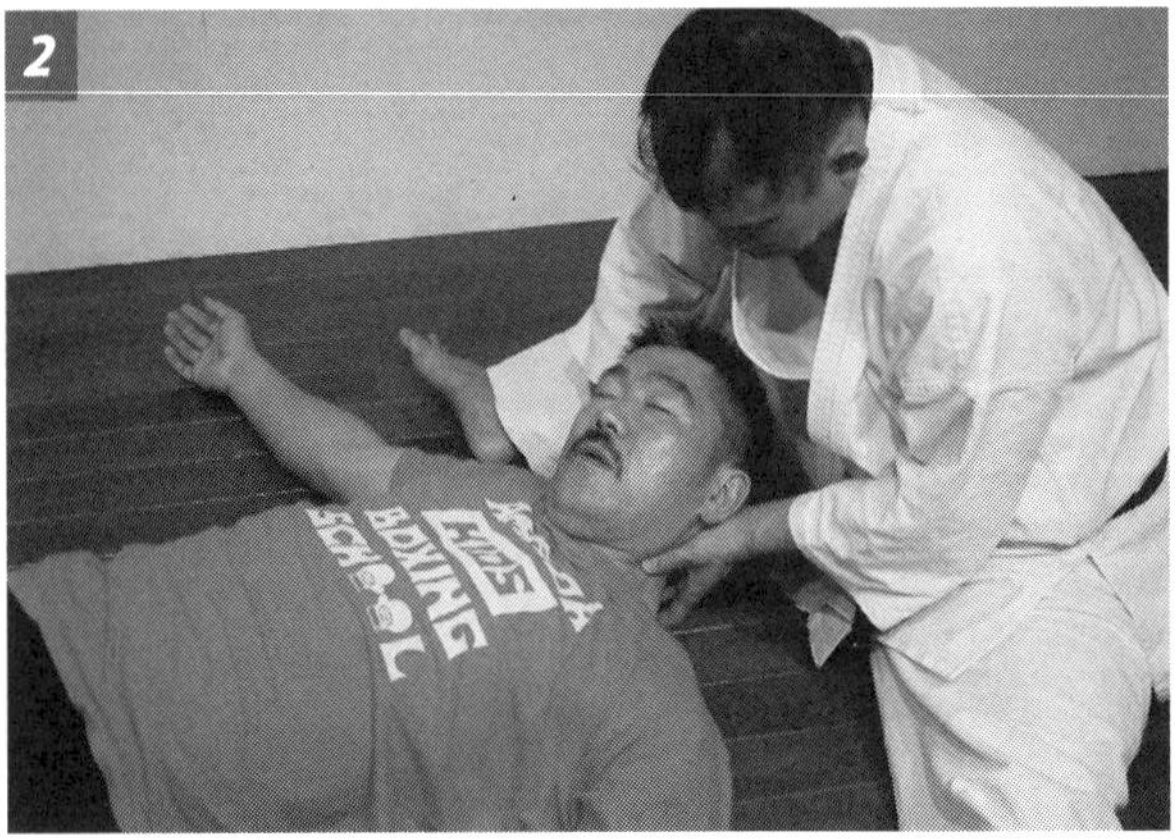

仰向けの体勢で、頭蓋骨と頸椎を手で支えながら動かしてやる。ここで〝ハメる〟操作は不要。頭蓋骨だけを動かそうとしてしまいがちだが、必ず頸椎と一繋がりで動かしてやること。

座位での首への施術。

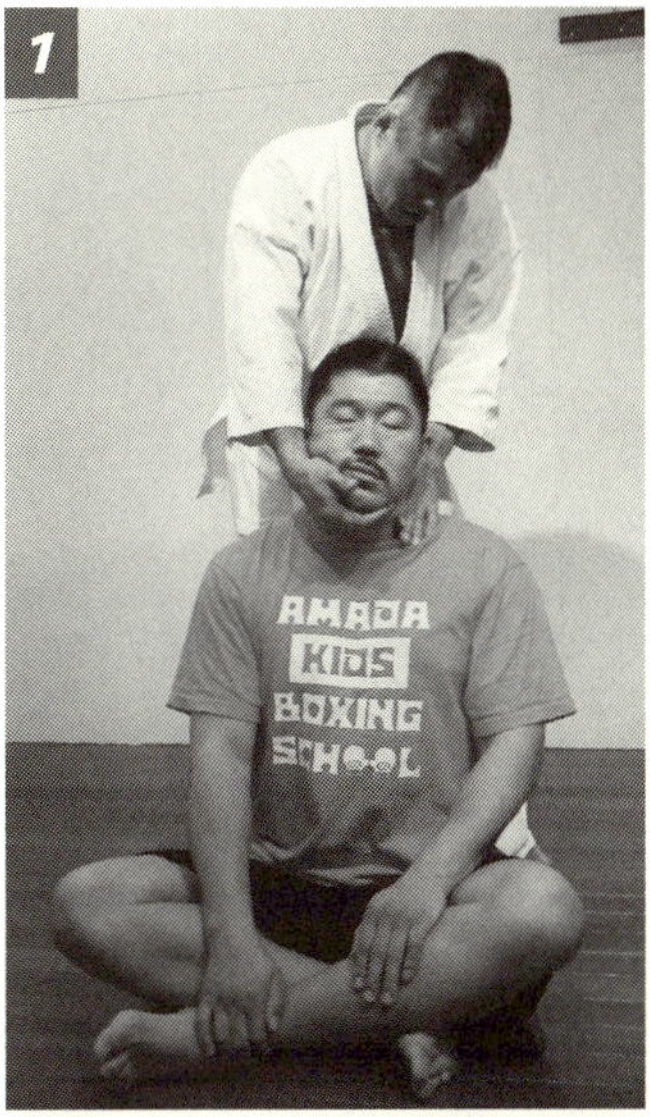

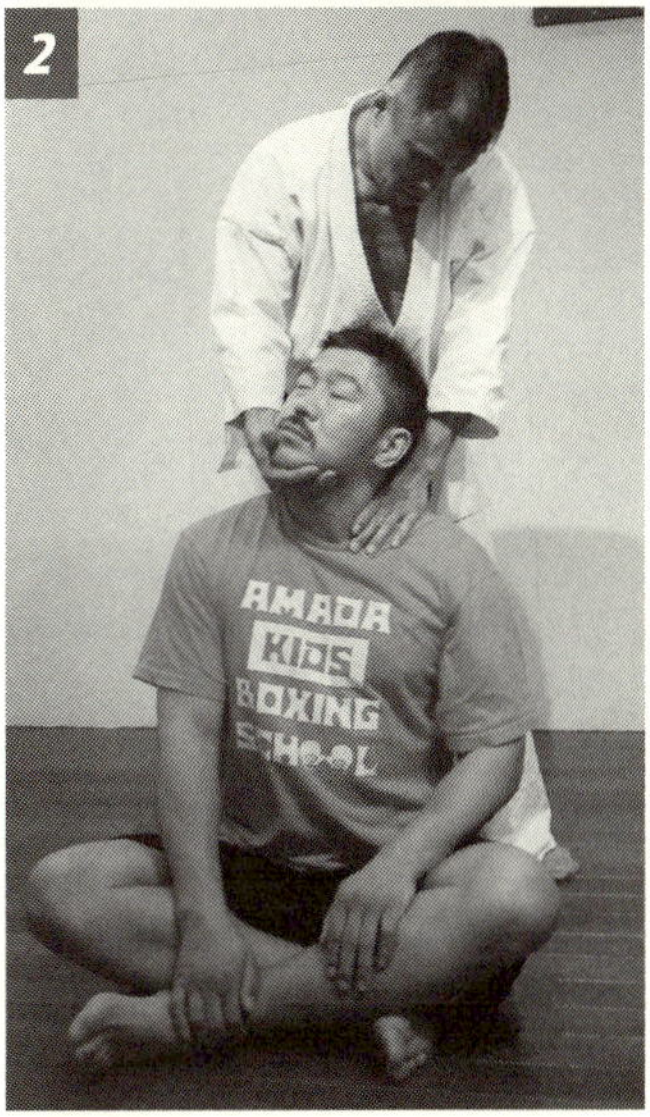

首～頸椎を動かすことに馴れてきたら、肩関節～肩甲骨も同時に動かして連動させてやる。

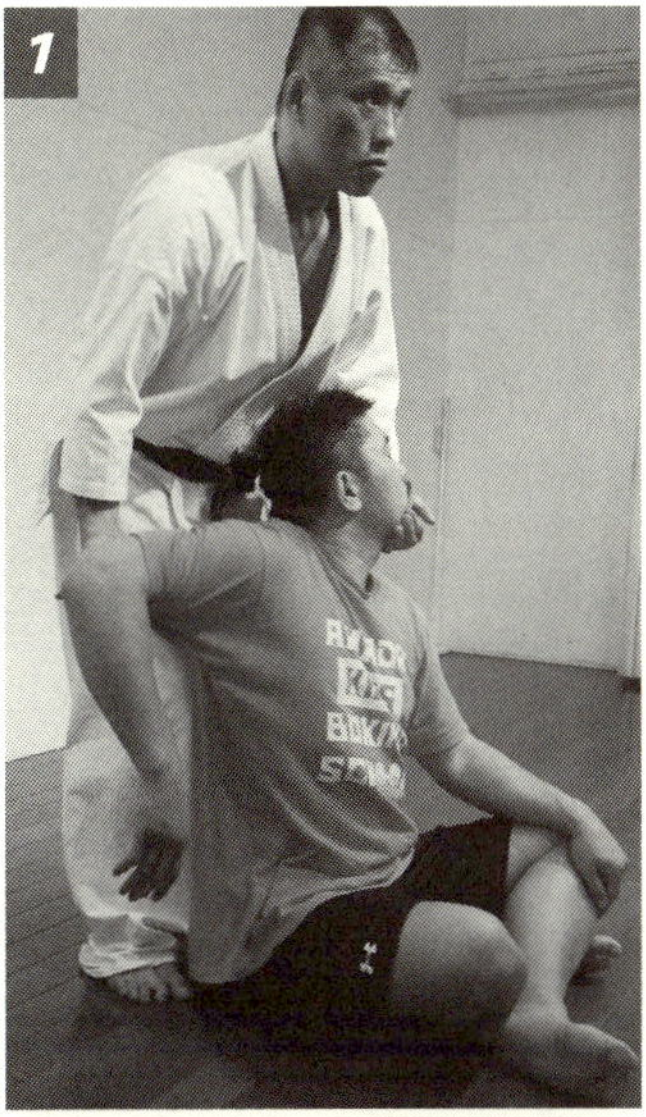

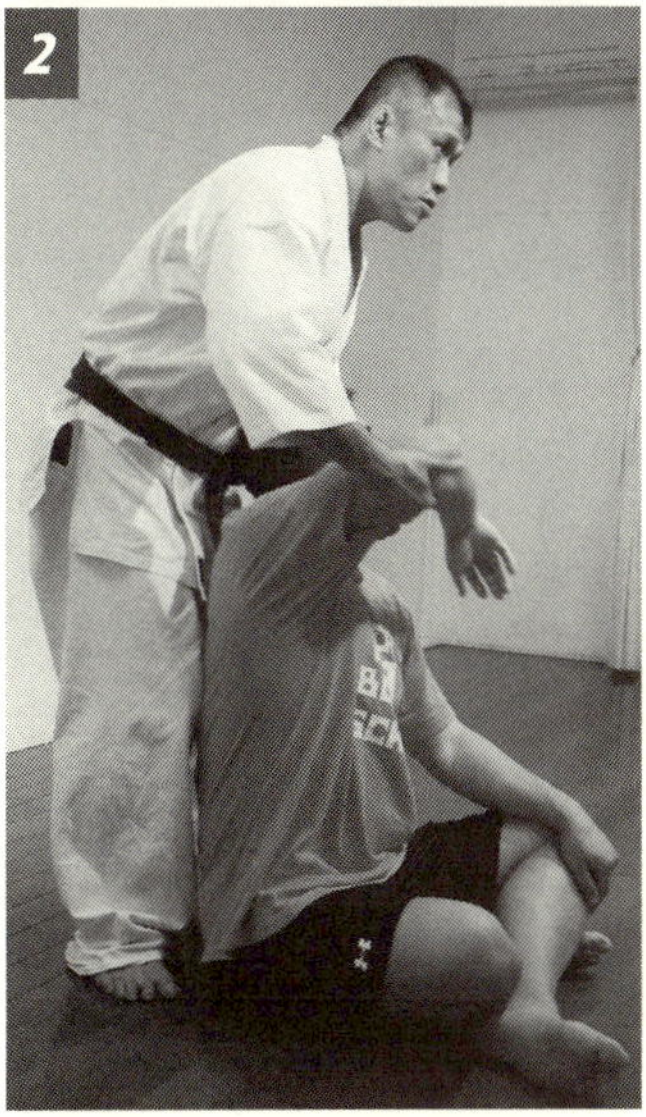

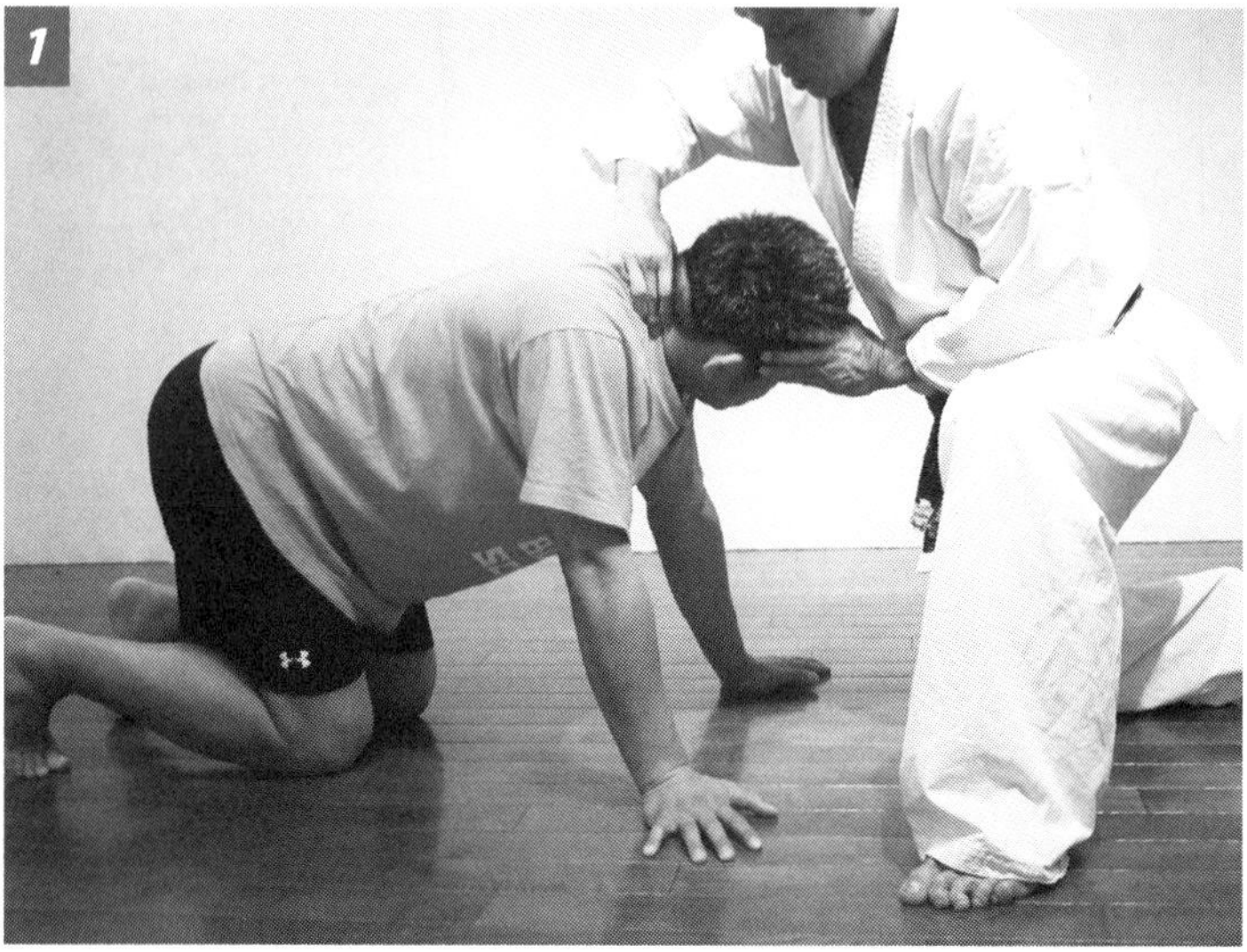

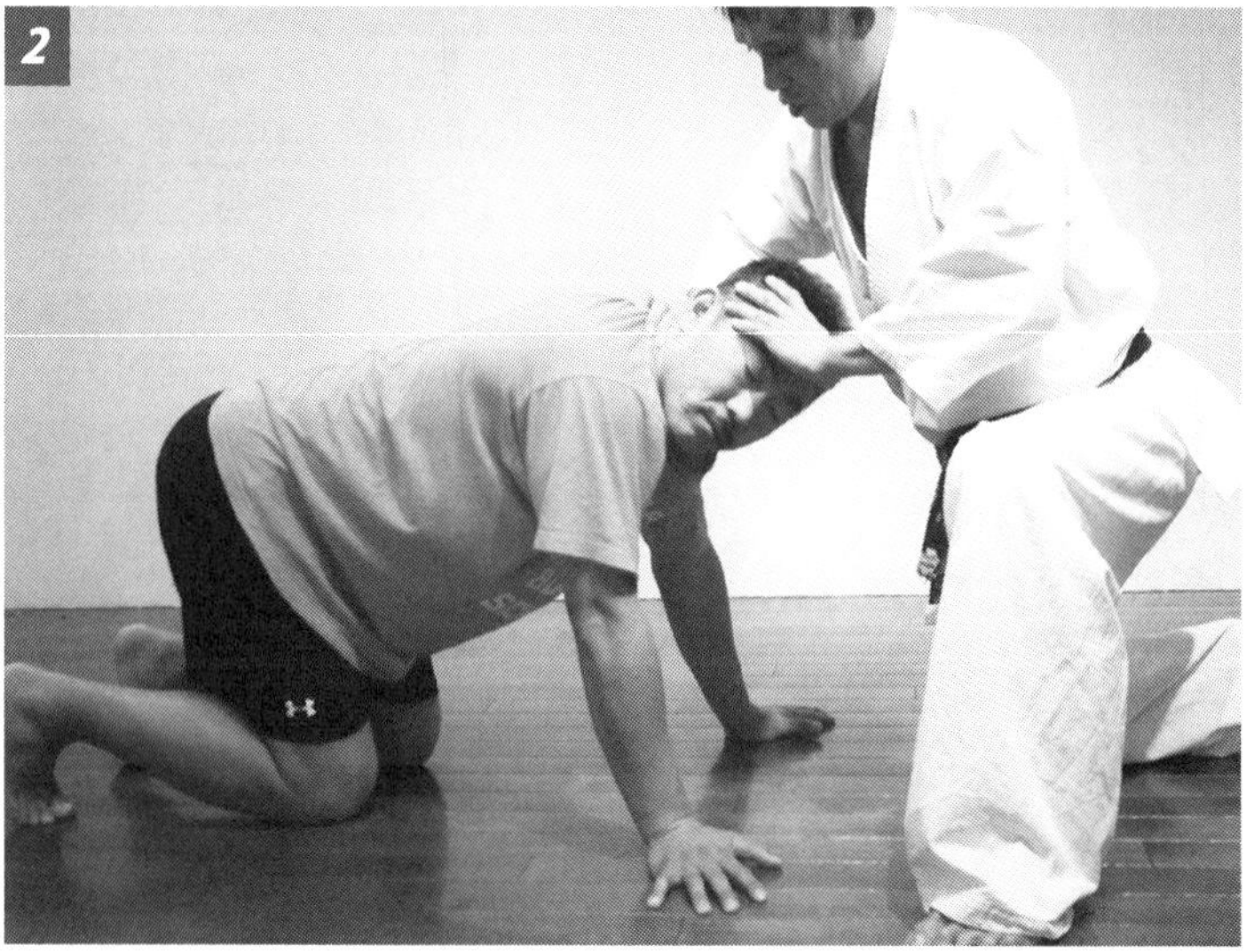

四つん這いの体勢での首への施術。大きく回そうとするよりは、頚椎～背骨の連動を意識して小さくていねいに動かす。

横向きに寝た体勢での首への施術。筋肉ではなく骨を持つことを忘れずに。

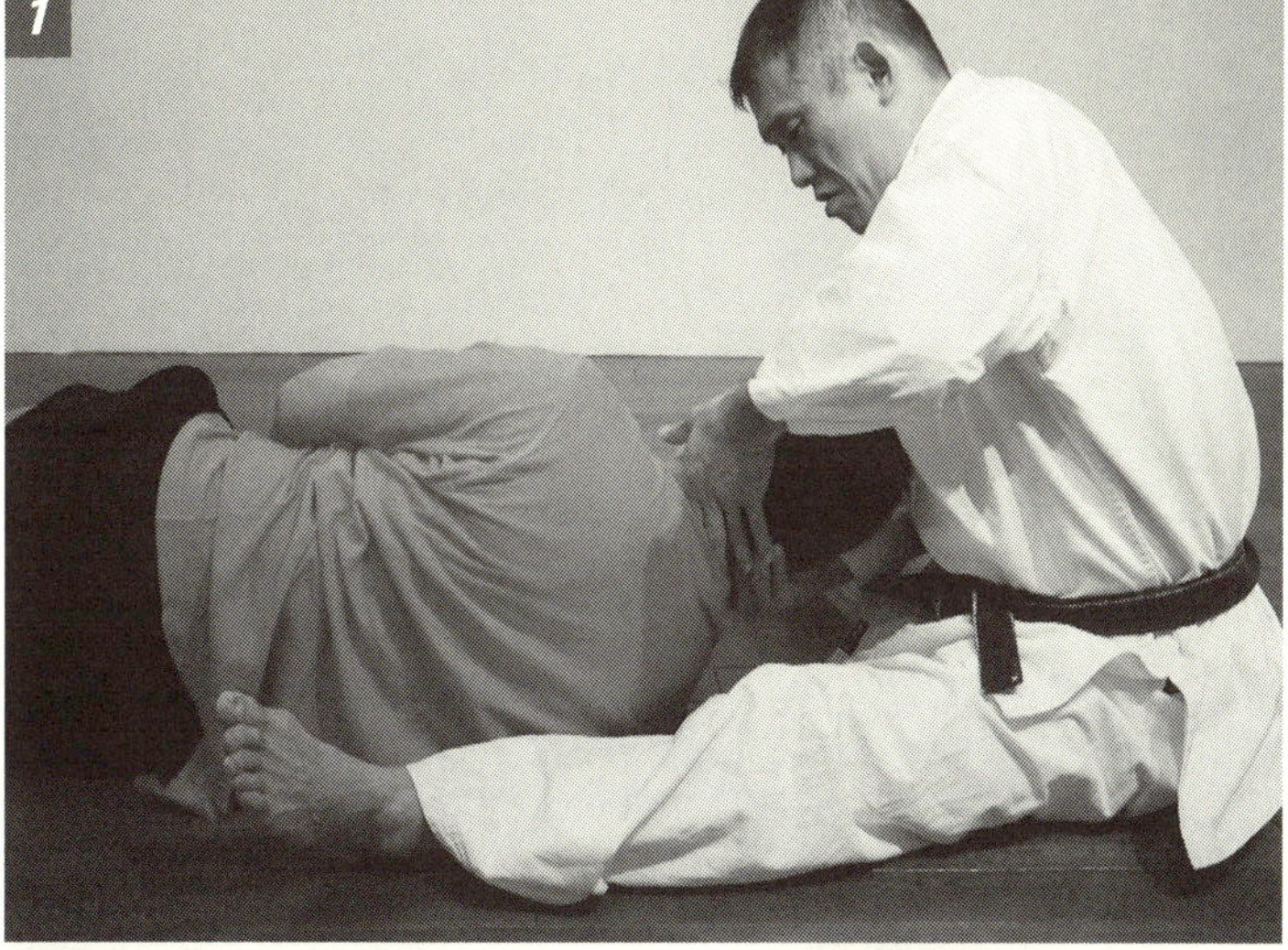

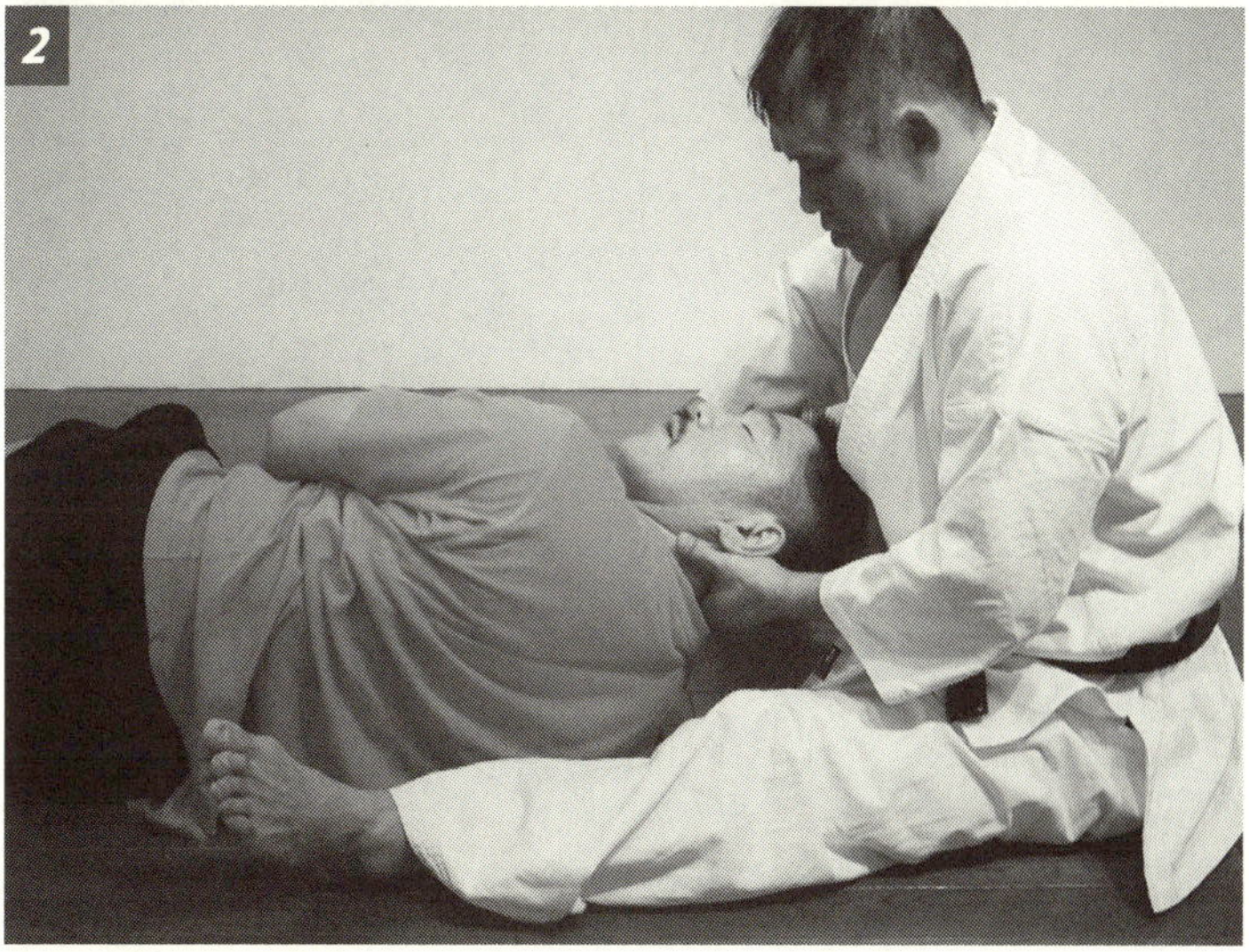

○その3　肘

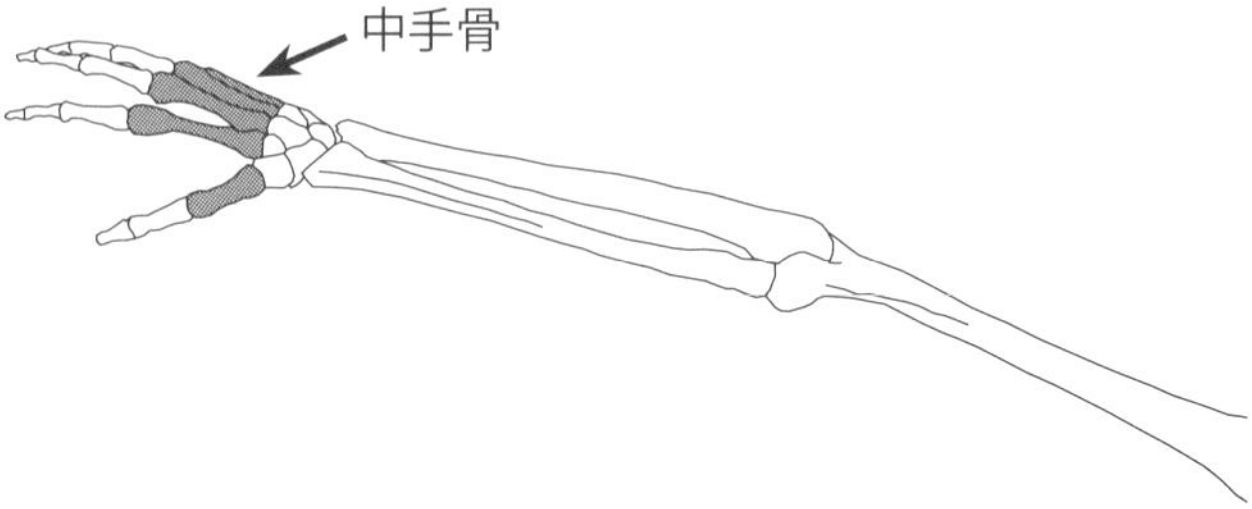

中手骨（各指の最も根元の手の甲の中にある骨）は誰もがあまり動かさなくなっている所。この部分を各指別個に動かしてやり覚醒させる。この覚醒は、肘へと連動していく。なお、肘に関しては基本的に仰向けで行なう。

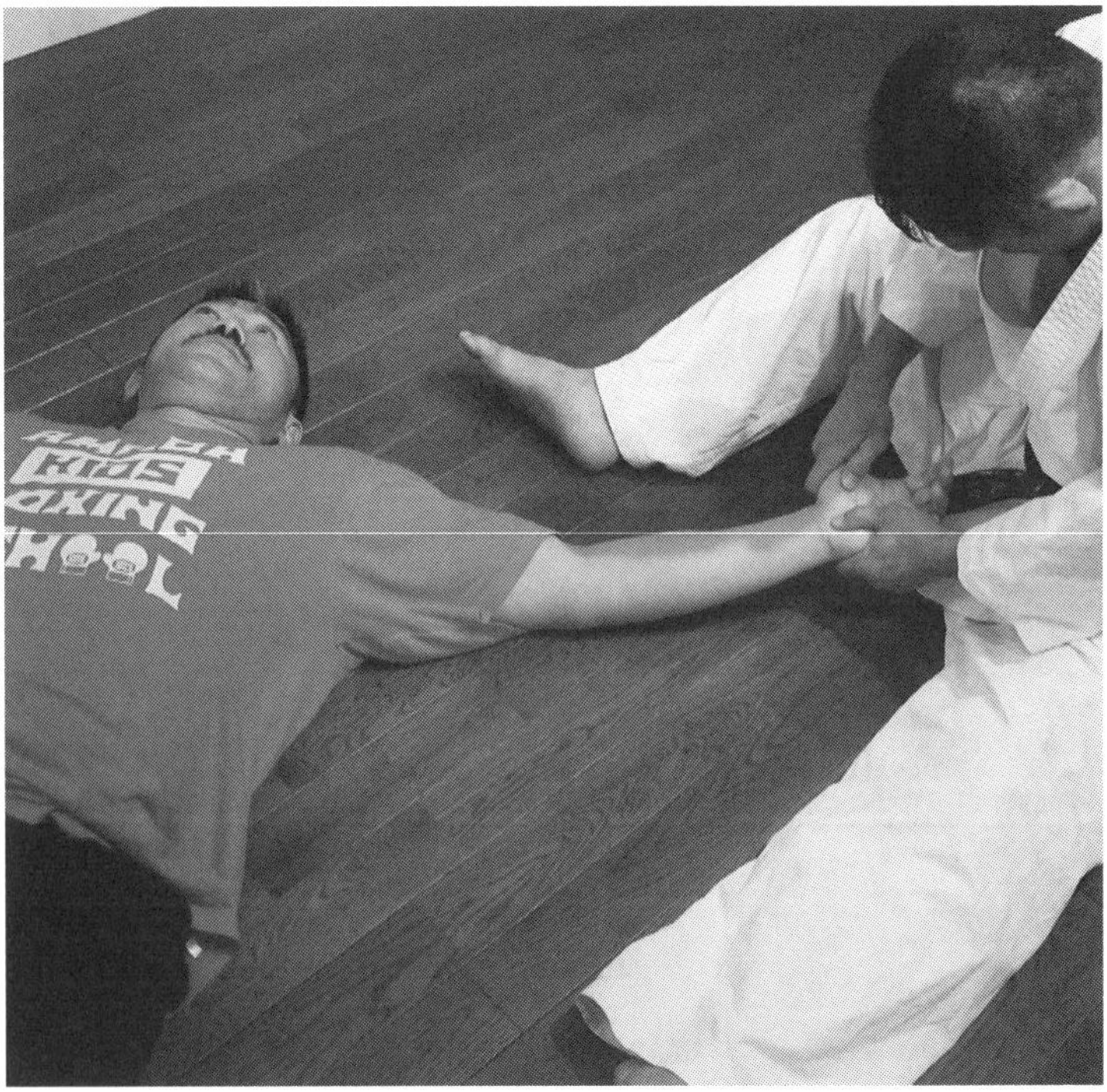

親指

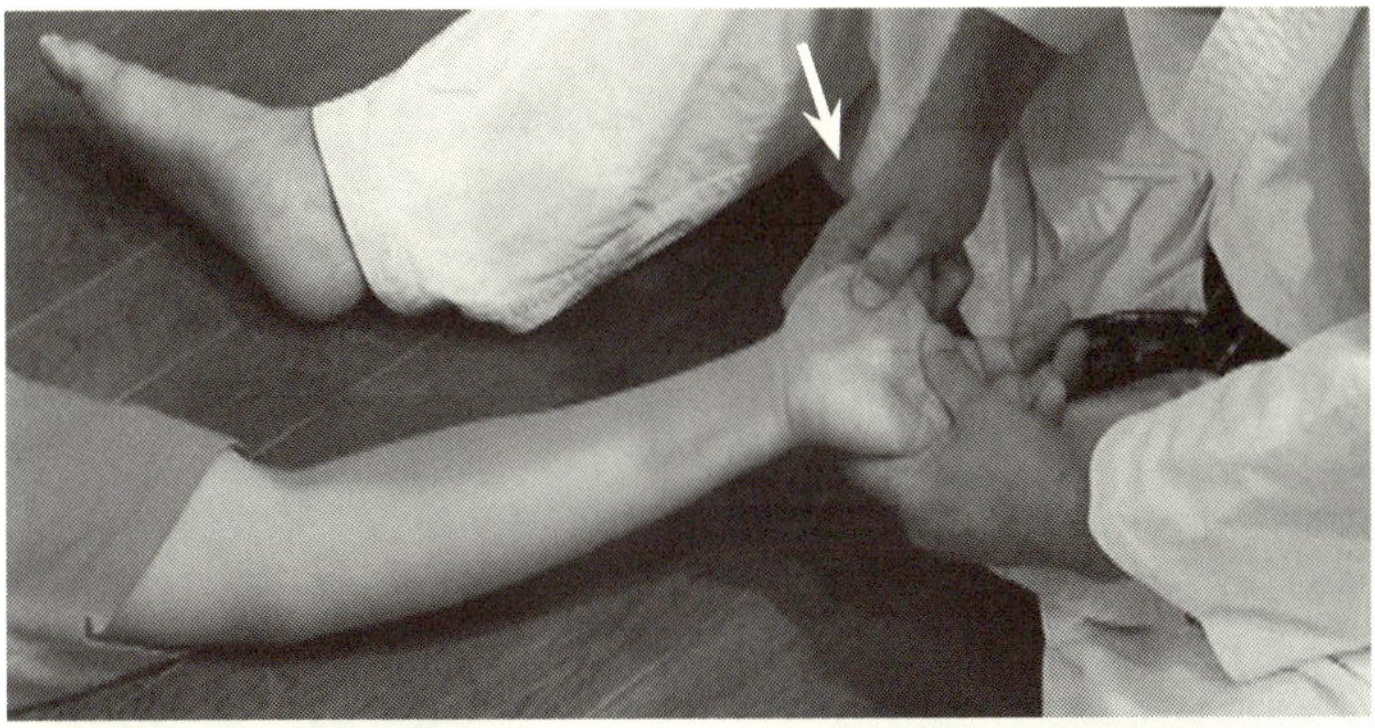

人差し指

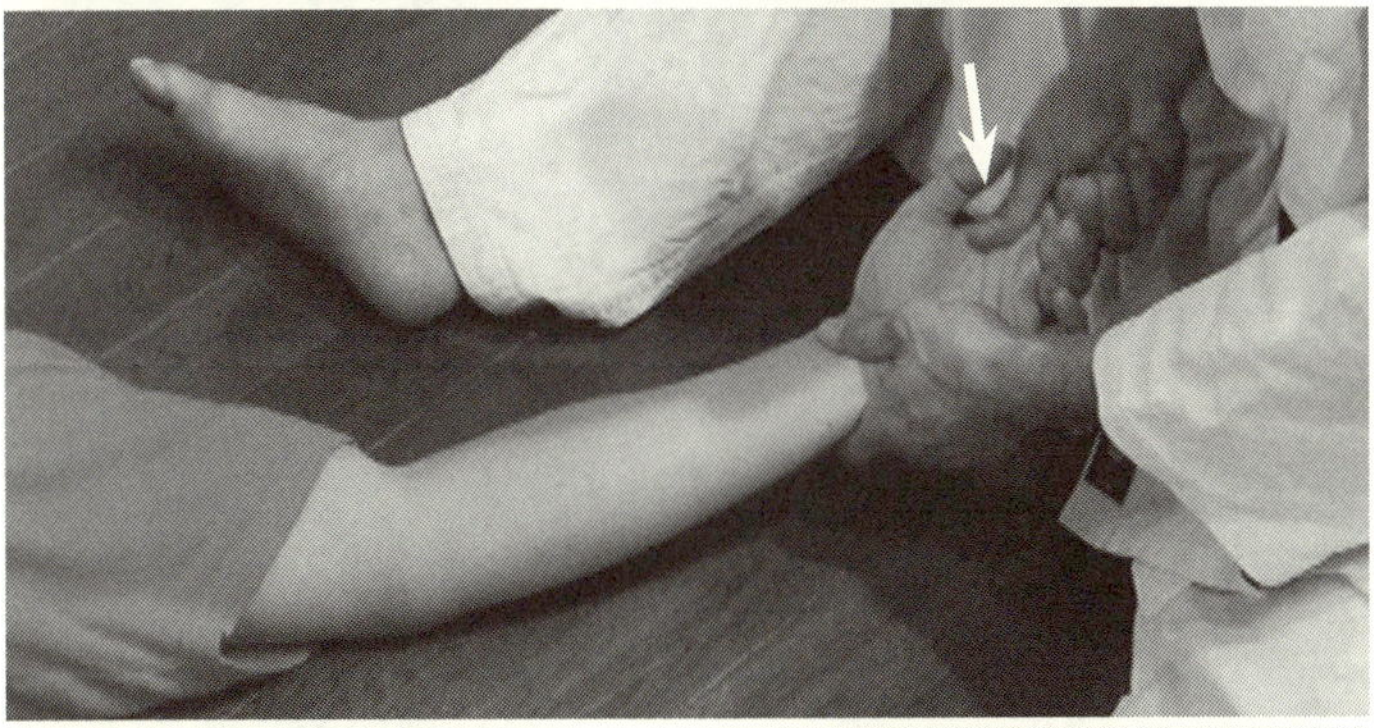

小指

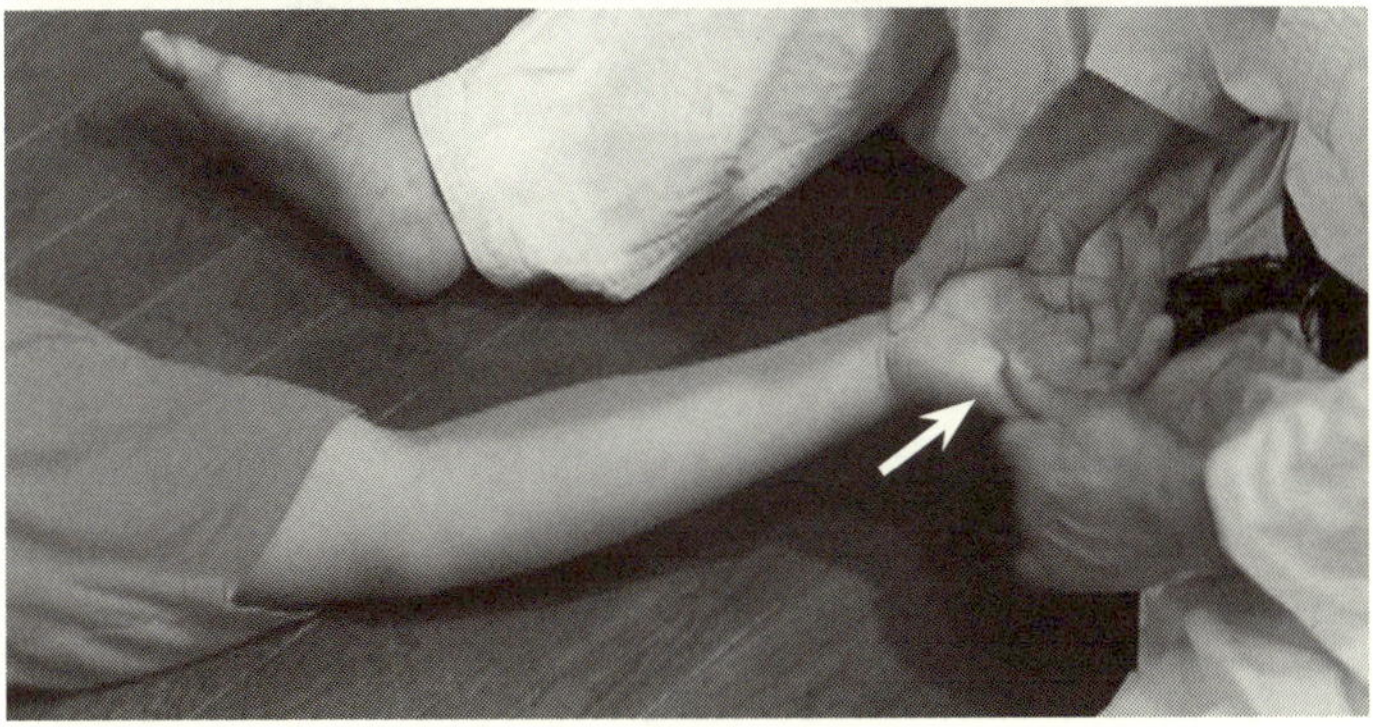

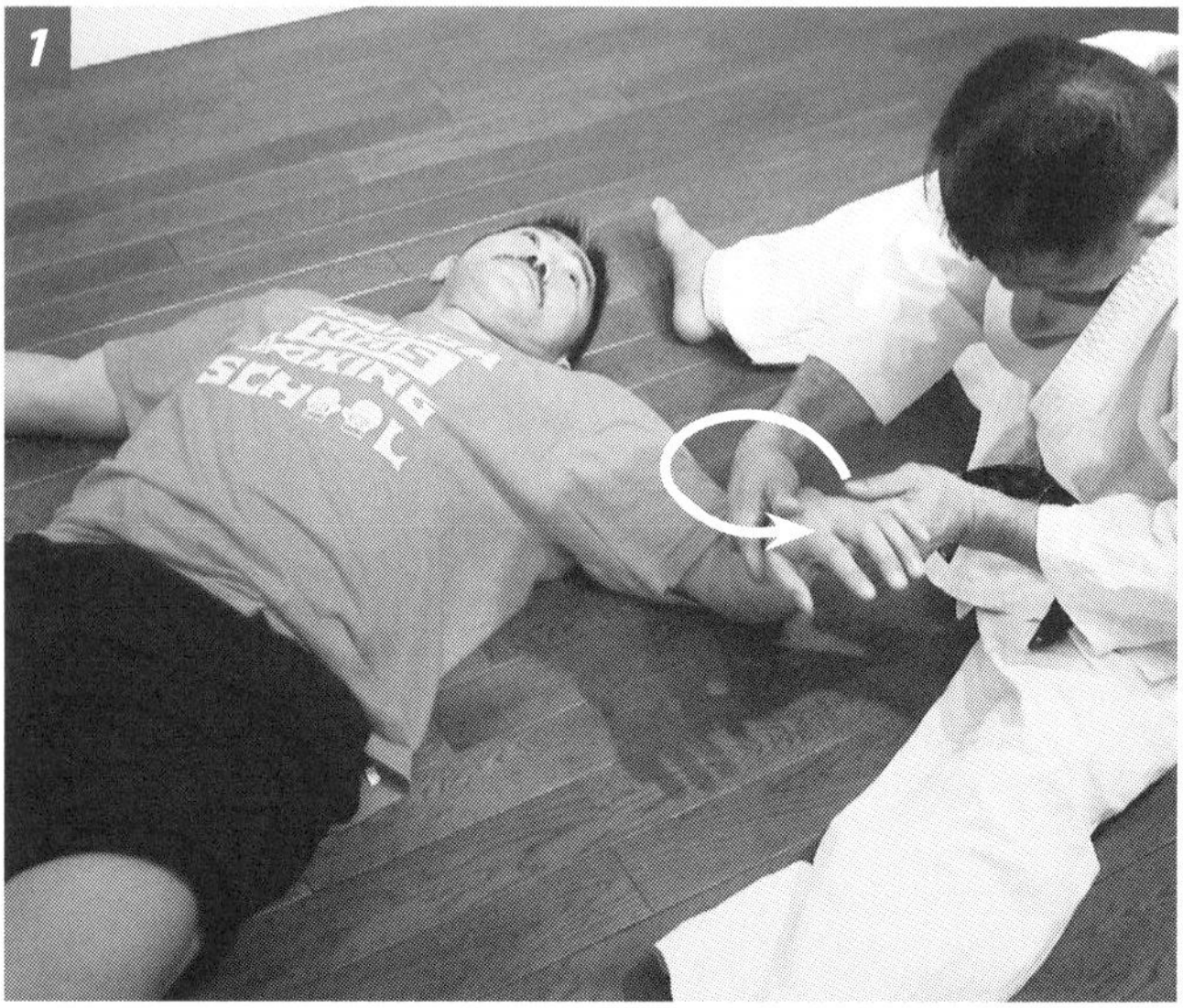

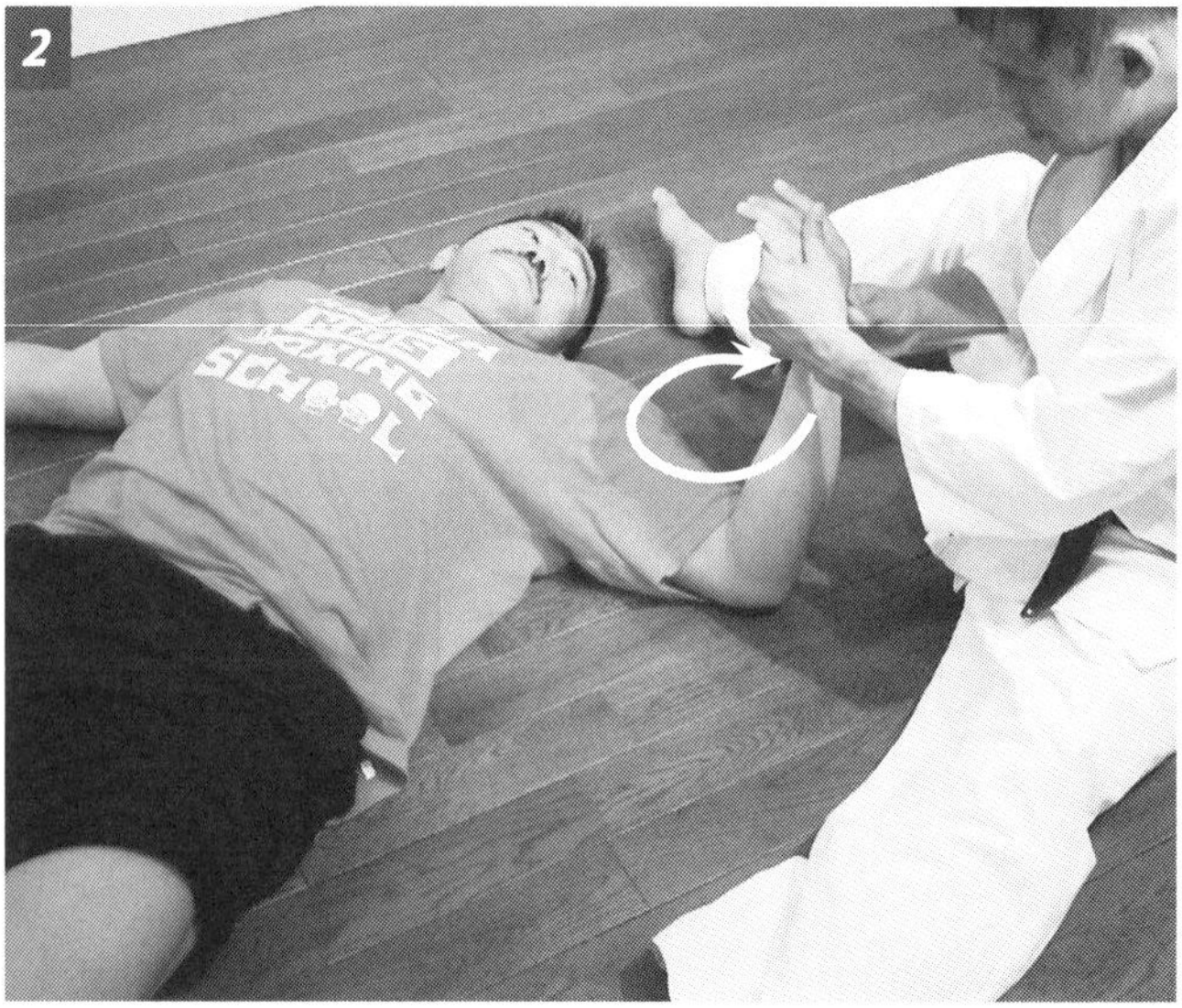

手の骨を持ち、肘を床に着かせた状態で前腕を回転運動させる。前腕部は2本の骨から成っているため、立体的に大きく手首を回転させることができる構造になっている。

肘の骨と手首の骨とを掴み、前腕の回転運動と肘の屈伸運動を併用させて肘を中心に逆円錐状に動かしてやる。力みがなければ、上腕～肩甲骨もこの動きに連動して動く。

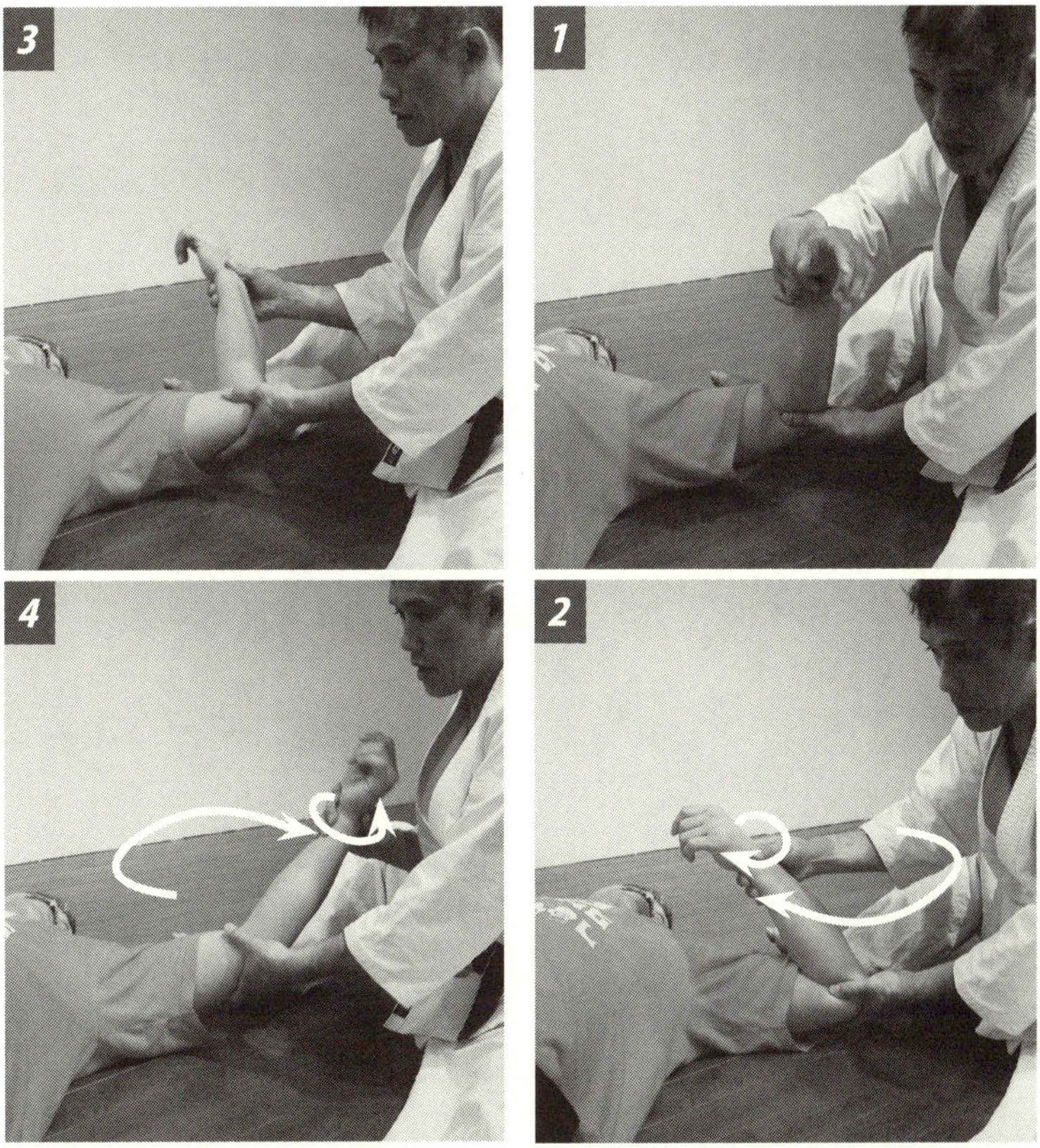

○その4 腰

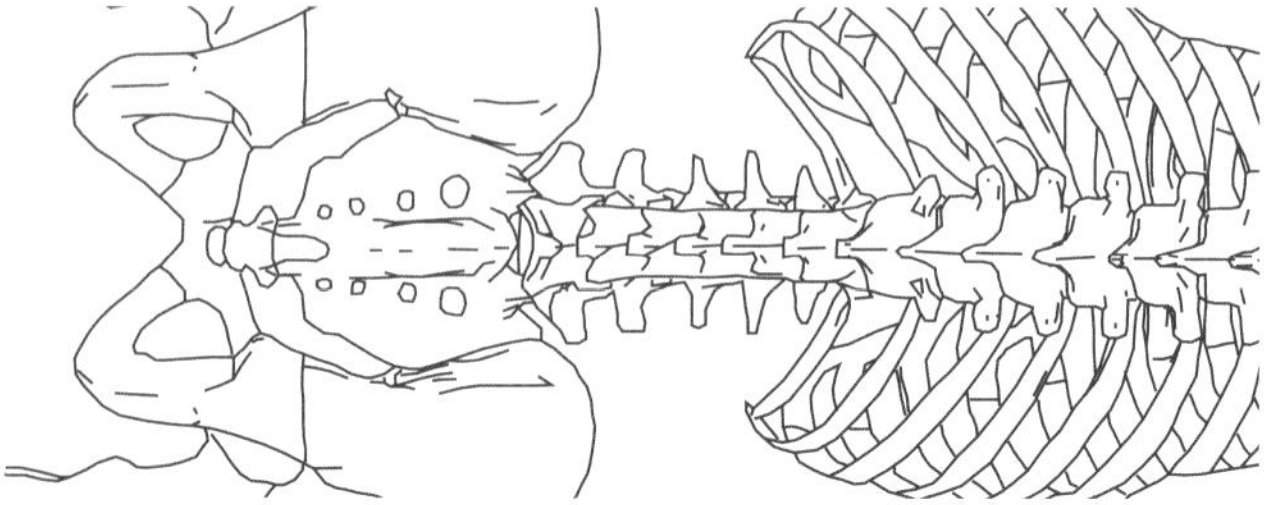

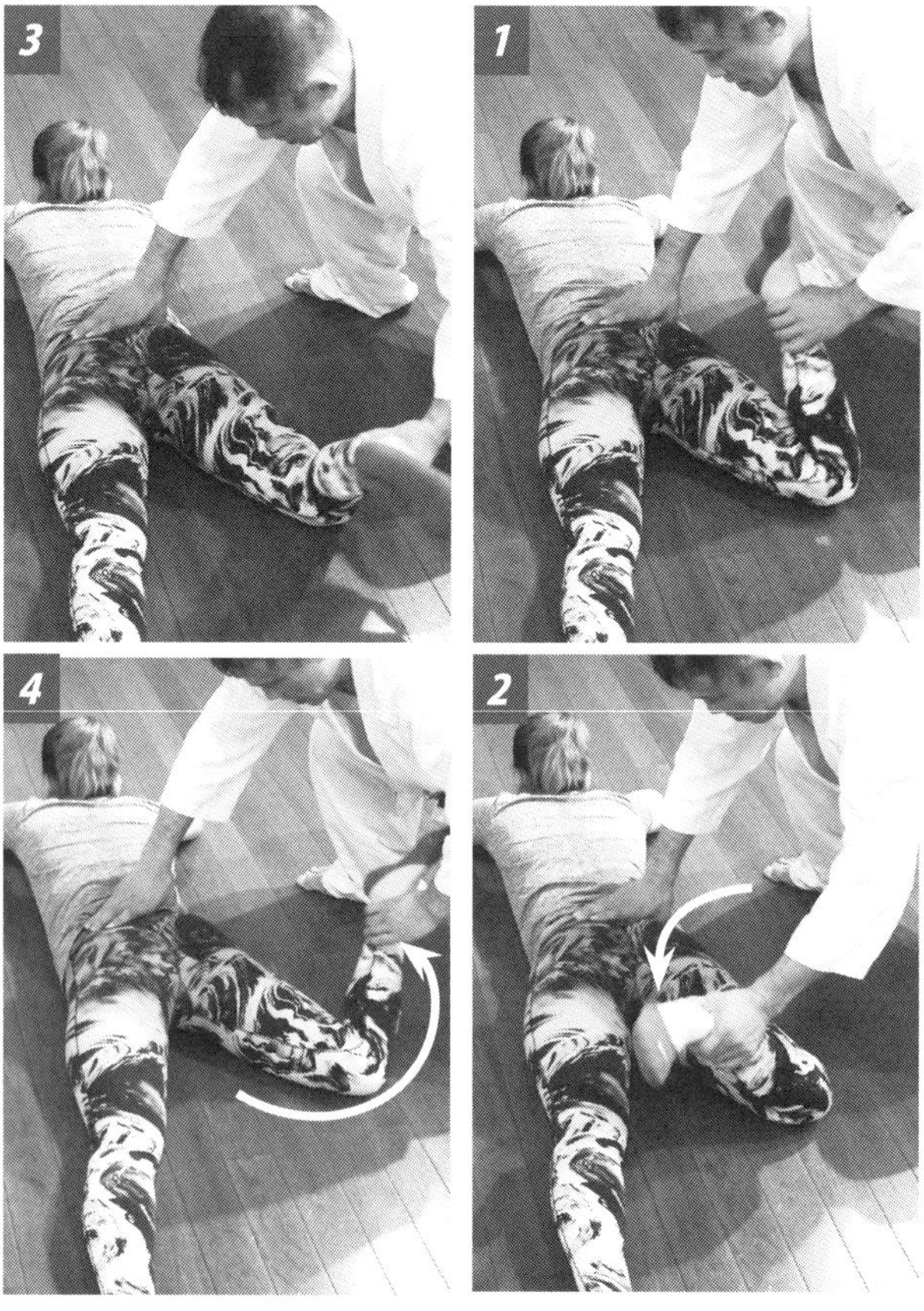

うつ伏せの体勢で足首の骨を持ち、膝を中心とした逆円錐状に動かしてやる。この運動は大腿骨～股関節を通じて骨盤に伝わって行く。歩行など、日常的な動きの中ではほとんど現れない運動なので、動かされる側は非常に気持ち良く感じる。

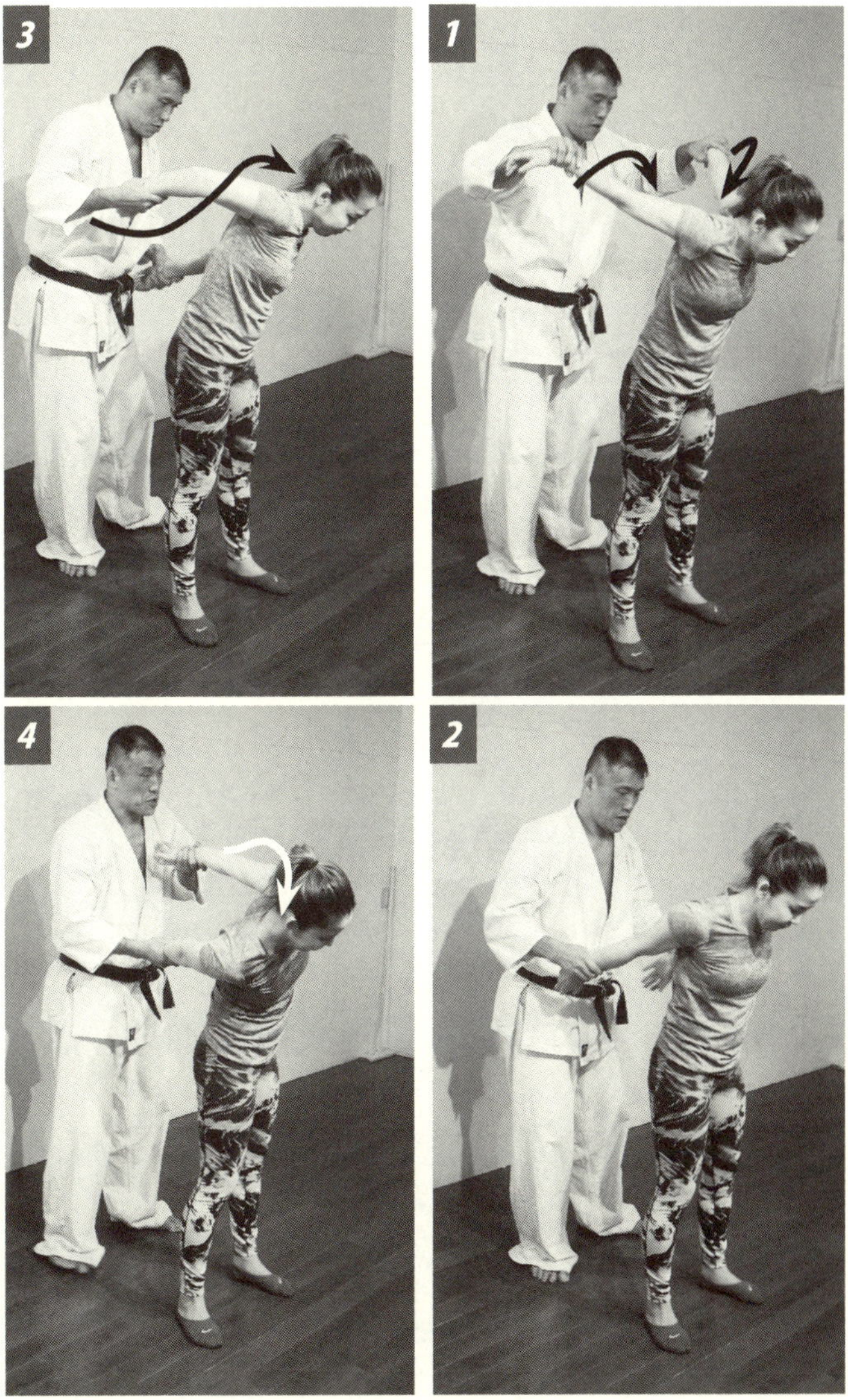

立った状態で後ろから腕を持ち、肩関節がハマった状態にする。腕〜肩甲骨を動かしてやるその動きを背骨から骨盤に伝えて行く。まさに体の〝奥〟が動かされるように感じる施術。

○その４　腰

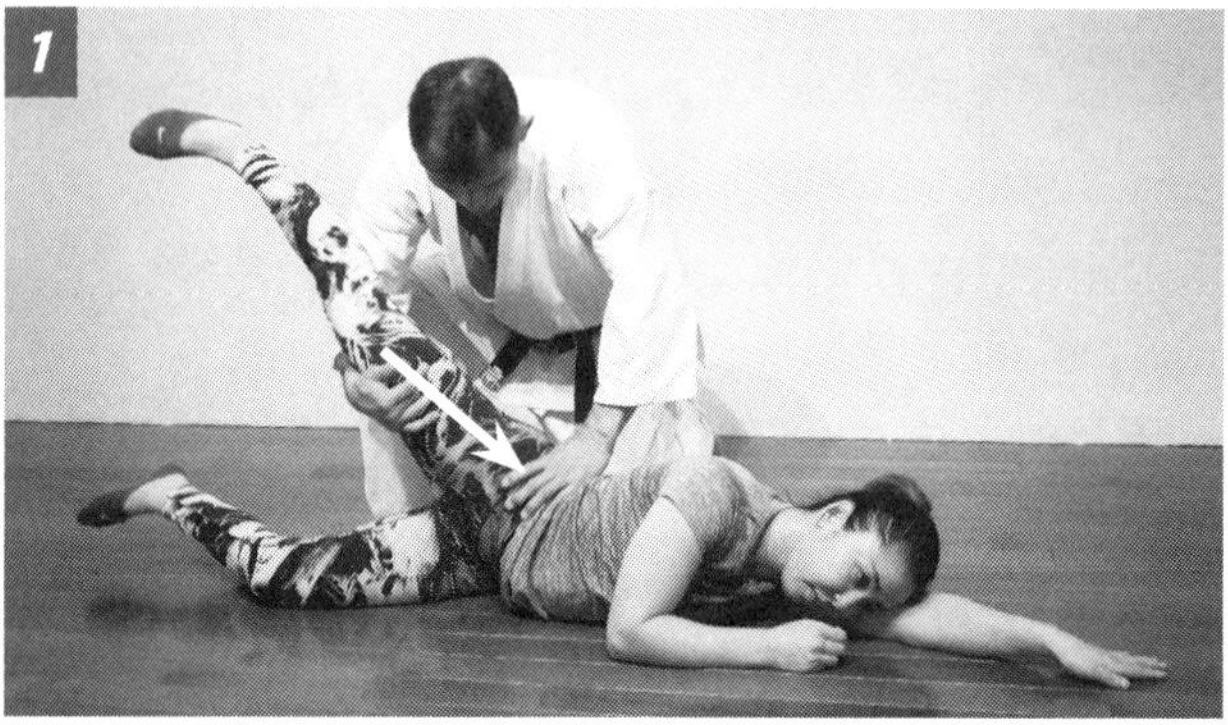

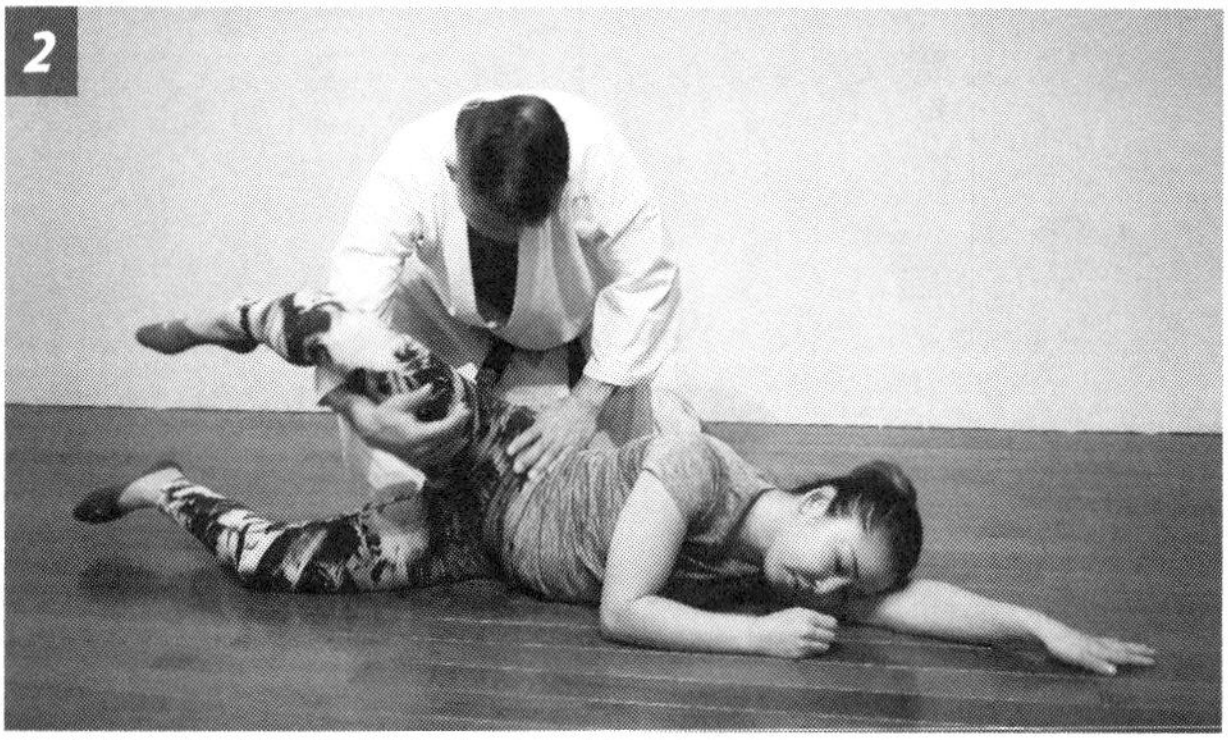

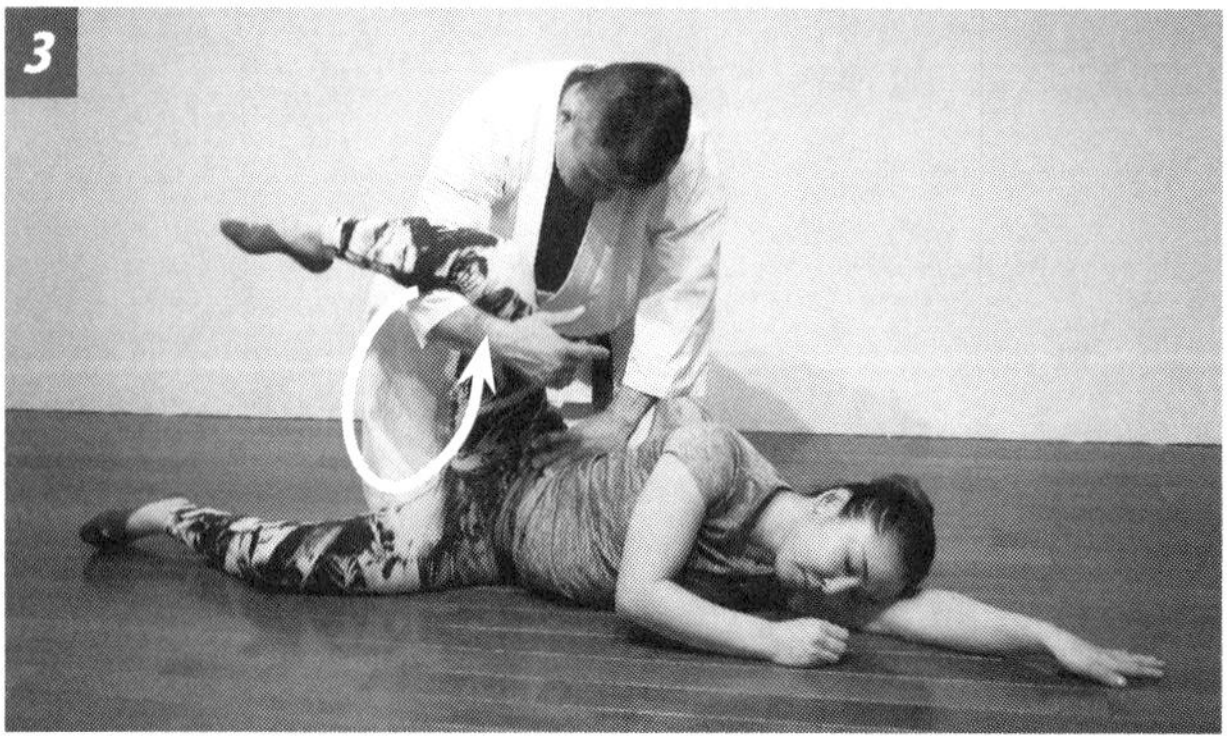

横向きに寝る体勢は、上側の股関節をフリーにしやすい。股関節は骨盤に対し斜め上方向に結合しているので、その角度に大腿骨を持ち上げて力を加えてやるとハマった状態にしやすい（写真1）。膝あたりの骨をホールドして大腿骨を回転させてやると次第に骨盤も動き始める。

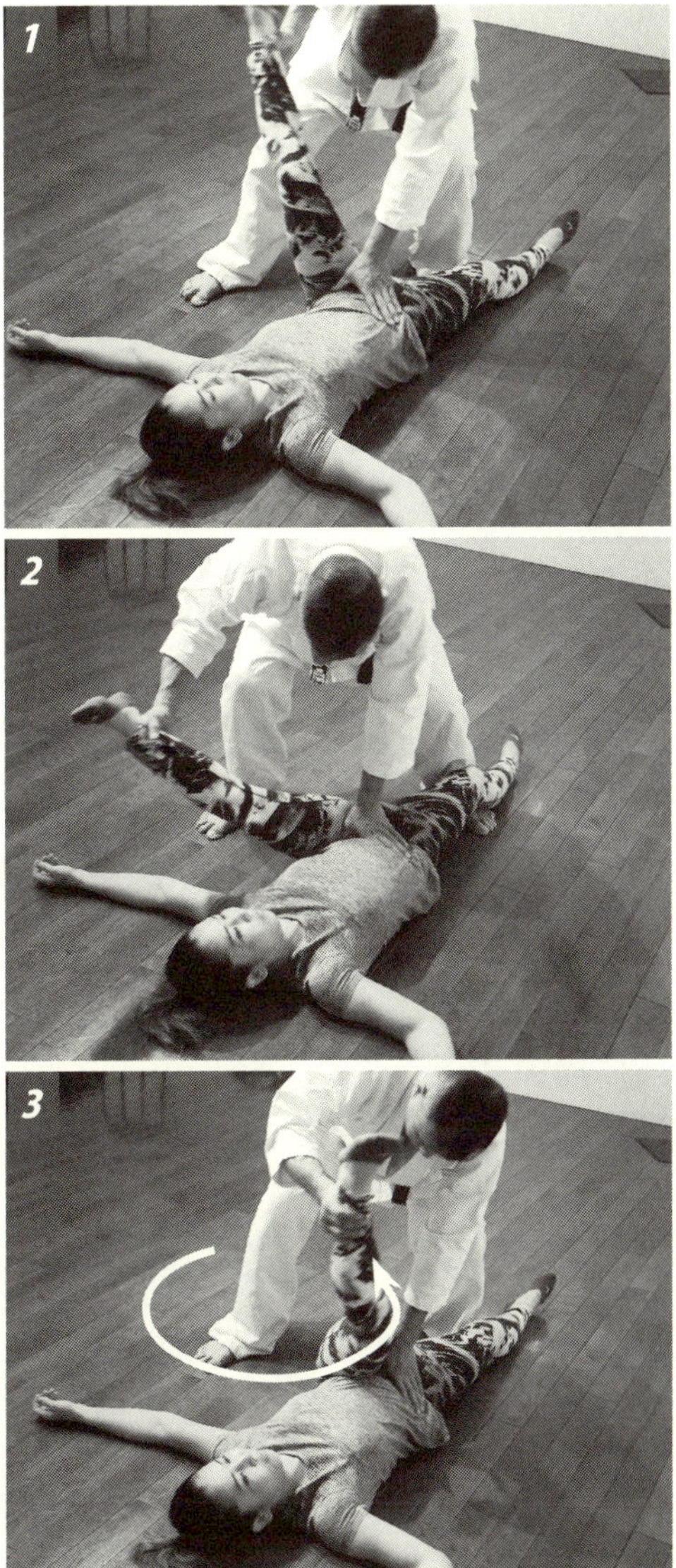

仰向けは骨盤を直接的に動かしてやるのに適した体勢。足首の骨を持ち、回してやる動きを股関節〜骨盤へダイレクトに伝えてやる。力みがとれて体の〝奥〟が覚醒すると、股関節の可動域自体もいつの間にか拡大している。

○その5　膝

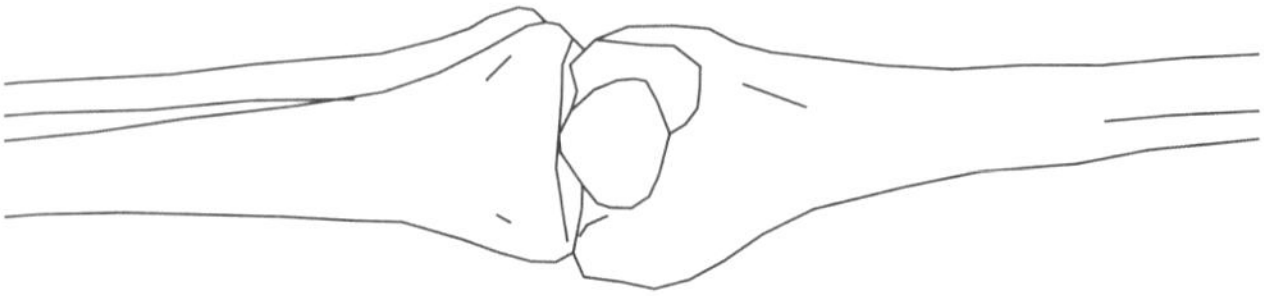

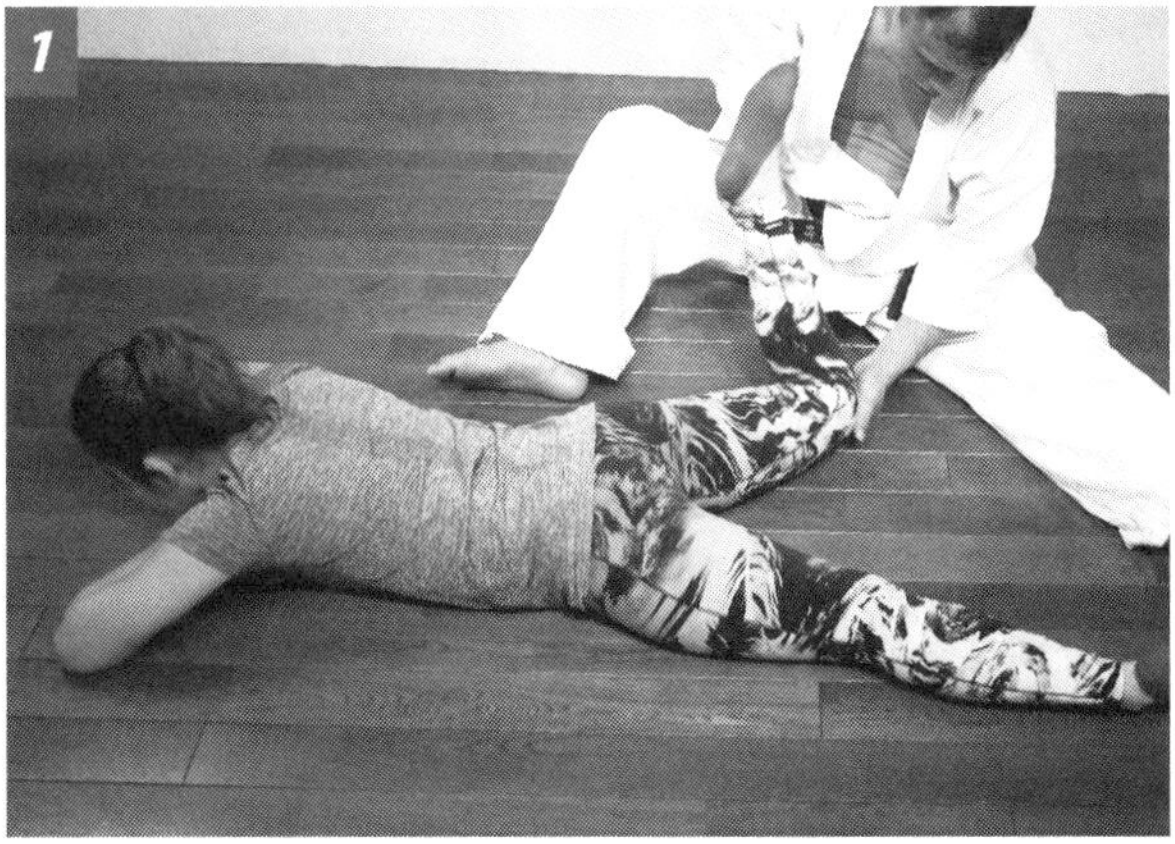

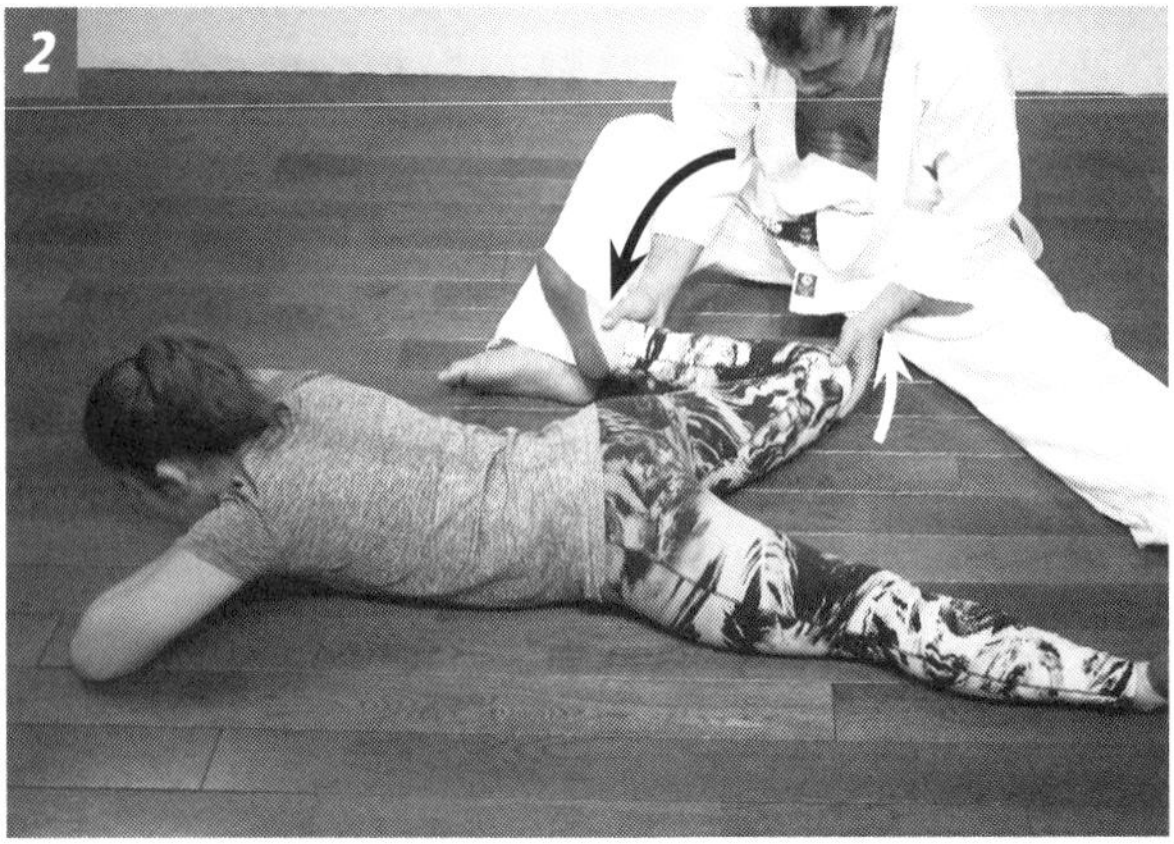

うつ伏せの体勢で、片足の足首の骨と皿（膝蓋骨）を持ち、皿を持った手で全体の動きをリードするように膝関節を曲げさせてやる。

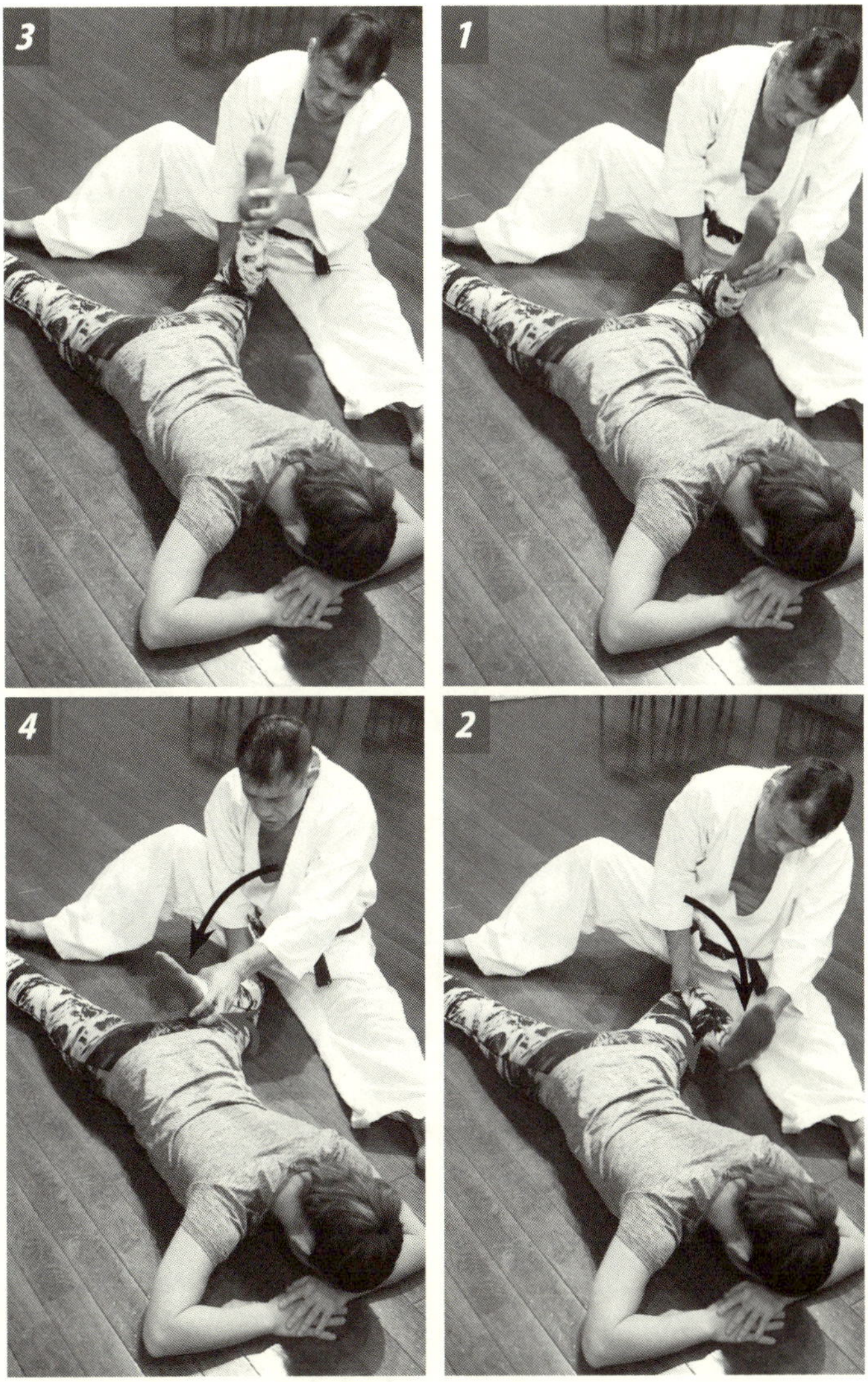

膝を中心とした左右へのずらし屈曲運動と大腿骨の回転運動を併用した動きを、足から股関節〜骨盤〜背骨〜肩甲骨、と全身を貫くように伝え通して行く。膝関節は〝蝶番関節〟と称され、蝶番（ちょうつがい）のように一方向にしか動かないものと思われがちだが、意外に可動範囲が広いことがわかる。それがまさに〝使われていない部分〟なのだ。

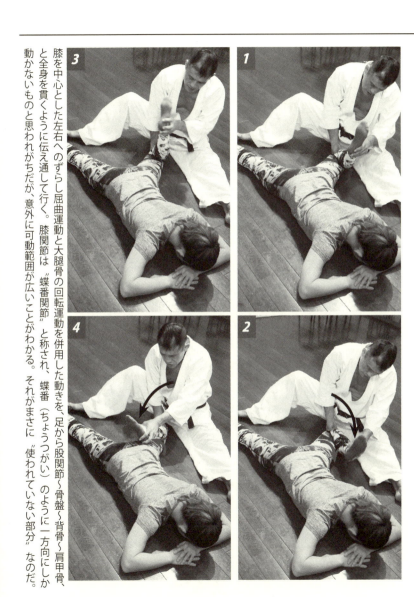

○その６　足首

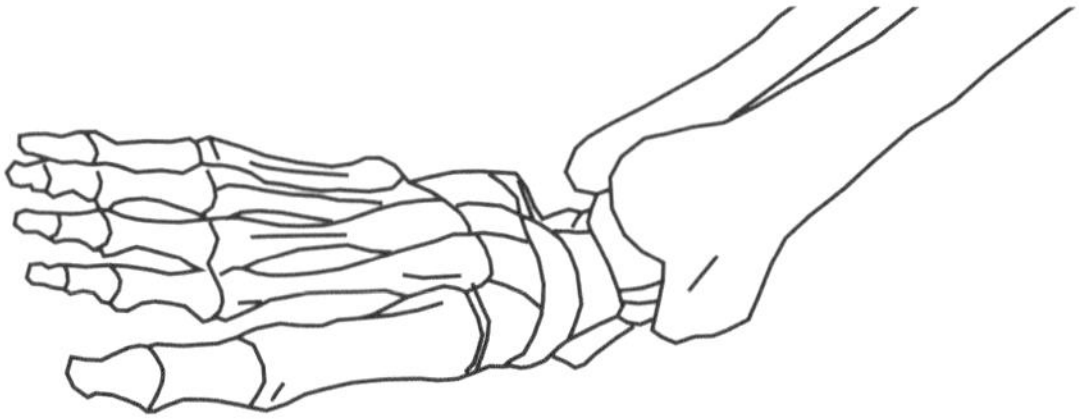

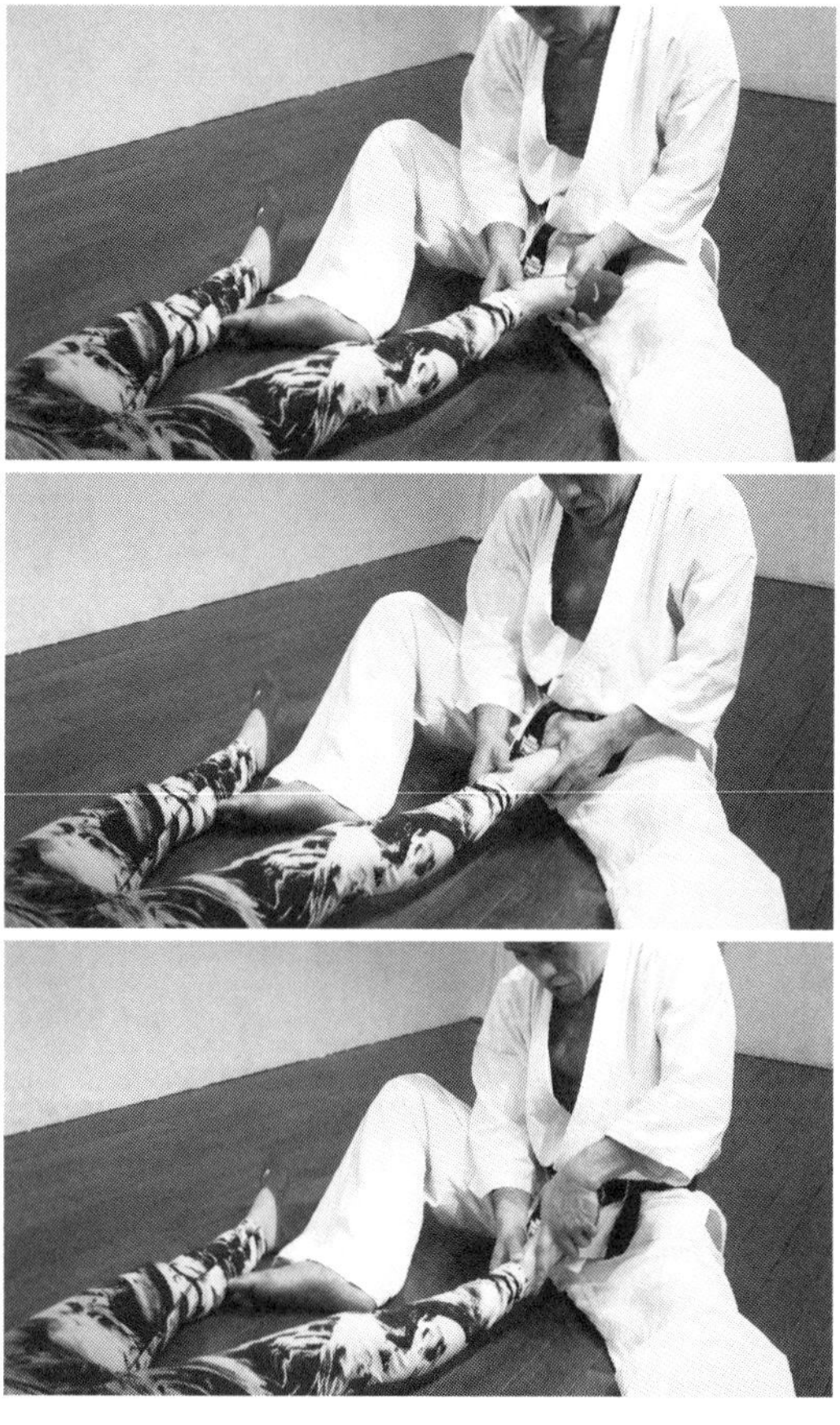

仰向けに寝た体勢で、くるぶしと中足あたりを持ち、ゆっくりと足首関節を動かす。足首の可動範囲も意外に複雑で広い事が感じられてくるはず。

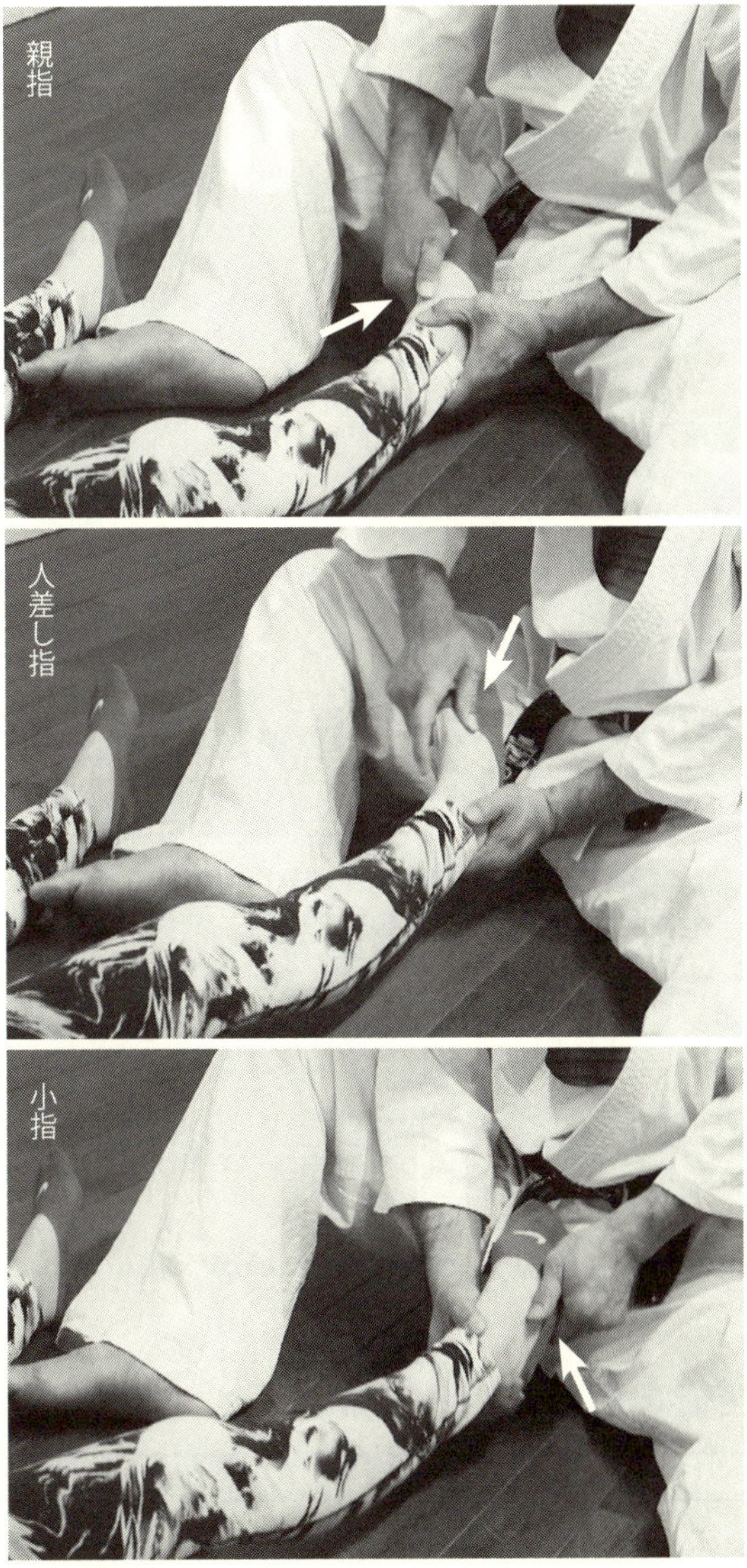

足の甲の中ながら各指ごとに別個の骨として存在している中足骨をそれぞれ別個に動かしてやる。ここは靴を履くという生活習慣によってほとんどの現代人が動かなくなっている部分。

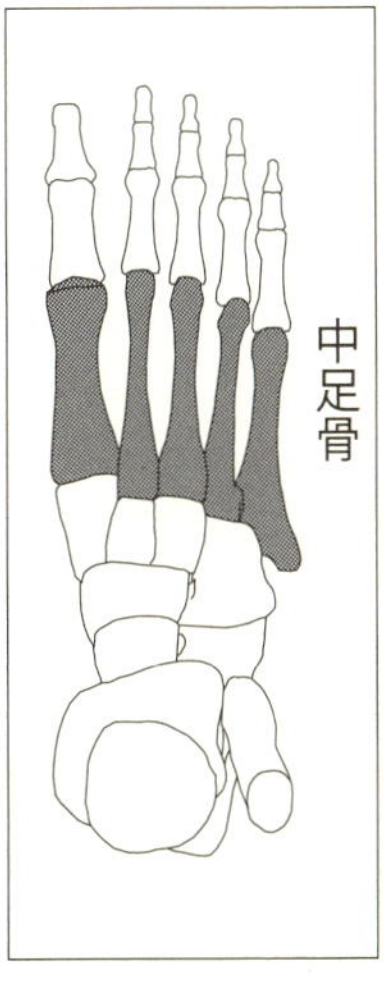

著者プロフィール

平 直行（たいら なおゆき）

1963年、宮城県生まれ。総合格闘技草創期にプロのリングで活躍。漫画『グラップラー刃牙』の主人公、範馬刃牙のモデルとしても知られる。著書：『平直行のリアルファイト柔術』（徳間書店）、『平直行の格闘技のおもちゃ箱』（福昌堂）、『平直行が行く身体感覚の宝島』（BABジャパン）、DVD:『平直行　総合武術入門』（QUEST）、『高機能ボディになる!』（BABジャパン）

撮影協力（モデル）：天田ヒロミ　しなしさとこ

装幀：梅村昇史

本文デザイン：k.k. さん

めざめよカラダ！
“骨《こつ》絡《らく》調整術”
骨を連動させて、体の深部を動かす秘術

2016 年 4 月 30 日　初版第 1 刷発行
2016 年 7 月 20 日　初版第 3 刷発行

著　　者　　平 直行
発 行 者　　東口 敏郎
発 行 所　　株式会社ＢＡＢジャパン
〒 151-0073 東京都渋谷区笹塚 1-30-11 ４・５F
TEL　03-3469-0135　　FAX　03-3469-0162
URL　http://www.bab.co.jp/
E-mail　shop@bab.co.jp
郵便振替 00140-7-116767
印刷・製本　中央精版印刷株式会社

ISBN978-4-86220-977-1　C2075

BOOK Collection

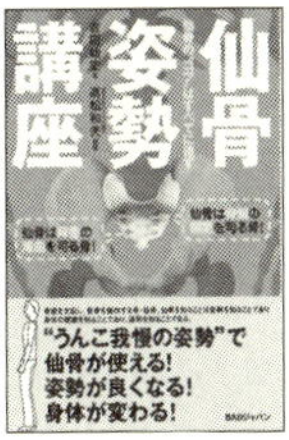

仙骨の「コツ」は全てに通ず

仙骨姿勢講座

背骨の中心にあり、背骨を下から支える骨・仙骨は、まさに人体の要。これをいかに意識し、上手く使えるか。それが姿勢の善し悪しから身体の健康状態、運動能力まで、己の能力を最大限に引き出すためのコツである。

●吉田始史 著　●四六判　●222頁　●本体1,400円+税

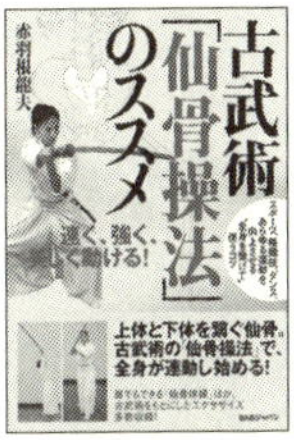

古武術「仙骨操法」のススメ

速く、強く、美しく動ける!

上体と下体を繋ぐ仙骨。古武術の「仙骨操法」で、全身が連動し始める!
　あらゆる運動の正解はひとつ。それは「全身を繋げて使う」こと。古武術がひたすら追究してきたのは、人類本来の理想状態である“繋がった身体”を取り戻すことだった!

●赤羽根龍夫 著　●A5判　●176頁　●本体1,600円+税

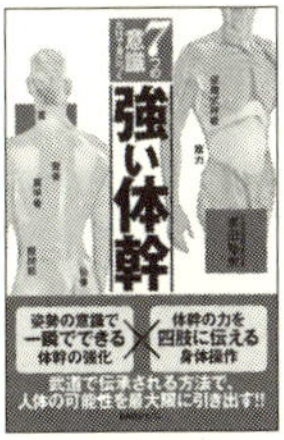

7つの意識だけで身につく **強い体幹**

武道で伝承される方法で、人体の可能性を最大限に引き出す!　姿勢の意識によって体幹を強くする武道で伝承される方法を紹介。姿勢の意識によって得られる体幹は、加齢で衰えない武道の達人の力を発揮します。野球、陸上、テニス、ゴルフ、水泳、空手、相撲、ダンス等すべてのスポーツに応用でき、健康な身体を維持するためにも役立ちます。

●吉田始史 著　●四六判　●184頁　●本体1,300円+税

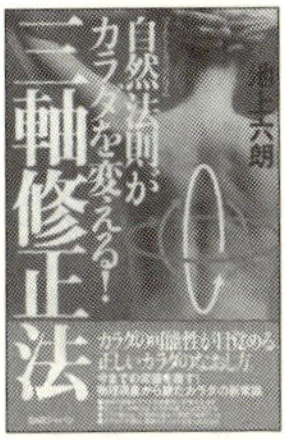

自然法則がカラダを変える!

三軸修正法

「物理現象から観たカラダの新常識」。三軸修正法は、自然法則からヒトのカラダの再認識を目指します。そこから生み出された科学的な治療法は、凝りや歪みを瞬時になおすことが可能です。本書では、やや難解な物理法則を豊富なイラストと図解でわかりやすく紹介。

●池上六朗 著　●四六判　●288頁　●本体2,000円+税

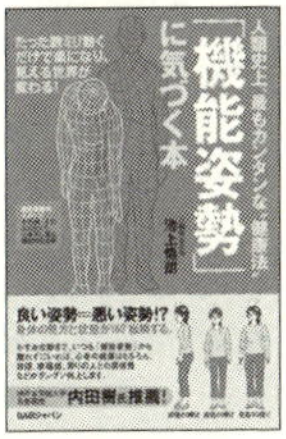

人類史上、最もカンタンな“健康法”

「機能姿勢」に気づく本

機能姿勢とは、その時、その人にとって、心身共に最も機能的な姿勢です。わずかな動きで、いつも「機能姿勢」から離れずにいれば、心身の健康はもちろん、自信、幸福感、周りの人との関係性などがグングン向上します。治療家のバイブル、『三軸修正法』の要点が誰でもわかります。

●池上悟朗 著　●四六判　●200頁　●本体1,300円+税

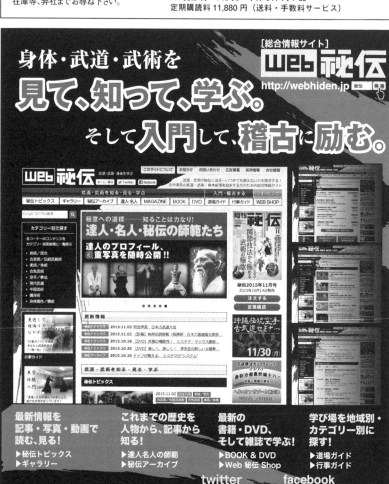